Carl-Auer

Für Gunther und für Mechthild

Martina Gross/Vera Popper

Und die Maus hört ein Rauschen

Hypnosystemisches Erleben in Therapie, Coaching und Beratung

Zweite Auflage, 2022

Themenreihe »Reden reicht nicht!?«
hrsg. von Michael Bohne, Gunther Schmidt und Bernhard Trenkle
Reihengestaltung: Uwe Göbel
Umschlaggestaltung: Heinrich Eiermann
Umschlagfoto: © pixabay
Satz: Verlagsservice Hegele, Heiligkreuzsteinach
Illustrationen: SKIP TO L.A.
Printed in Germany
Druck und Bindung: CPI books GmbH, Leck

MIX
Papier aus verantwortungsvollen Quellen
FSC® C083411

klimaneutral
Mehr Bäume.Weniger CO_2

Zweite Auflage, 2022
ISBN 978-3-8497-0350-9 (Printausgabe)
ISBN 978-3-8497-8242-9 (ePUB)

Bibliografische Information der Deutschen Nationalbibliothek
Die Deutsche Nationalbibliothek verzeichnet diese Publikation in der Deutschen Nationalbibliografie; detaillierte bibliografische Daten sind im Internet über http://dnb.d-nb.de abrufbar.

Zu diesem Buch stehen ergänzende Videos sowie Audiodateien zum kostenpflichtigen Download bereit auf der Website www.hypnosystemischer-erlebnisraum.at

Informationen zu unserem gesamten Programm, unseren Autoren und zum Verlag finden Sie unter: **https://www.carl-auer.de/**.
Dort können Sie auch unseren Newsletter abonnieren.

Carl-Auer Verlag GmbH
Vangerowstraße 14 • 69115 Heidelberg
Tel. +49 6221 6438-0 • Fax +49 6221 6438-22
info@carl-auer.de

Inhalt

Vorwort

Für dieses Buch ein Vorwort zu schreiben, erlebe ich berührend und auch ein bisschen demütig. Denn hier liegt ein Buch vor, wie ich es sehr gerne selbst geschrieben, aber in dieser anregenden, lebendigen und erlebnisaktivierend schönen Art nicht fertigbekommen hätte.

Die Autorinnen beziehen sich als wichtige Basis ihrer Arbeit auf den hypnosystemischen Ansatz, was mich als dessen Begründer ehrt und freut. Eine zentrale Annahme der Hypnosystemik ist es, die enorme Bedeutung unwillkürlicher Prozesse zu berücksichtigen und zu nutzen. Es genügt eben überhaupt nicht, z. B. in Therapie- oder Beratungsprozessen kognitiv orientierte Interventionen anzubieten.

Noch gibt es viele TherapeutInnen und BeraterInnen, auch SystemikerInnen, für die unklar ist, wofür man sich mit hypnotherapeutischen Konzepten beschäftigen sollte – offenbar auch deshalb, weil es so viele ungeprüfte Vorurteile darüber gibt, was unter Hypnotherapie zu verstehen wäre. Für mich machten es die Ergebnisse der modernen Hirnforschung, der Gedächtnisforschung und der Priming-Forschung zur fast zwingenden Notwendigkeit, die Konzepte der Erickson'schen Hypnotherapie mit den systemischen zu integrieren, die wir in der Heidelberger Gruppe um Helm Stierlin ins Deutschsprachige geholt hatten.

Martina Gross und Vera Popper ist es mit diesem Buch in beeindruckend kreativer Weise gelungen, die hypnosystemischen Modelle so plastisch und anrührend zu vermitteln, dass man dieses Buch nicht nur liest, sondern quasi lebt und erlebt. Ich unterscheide in meiner Arbeit und im sonstigen Leben zwischen »deklamiertem Leben« (das, was man so alles sagt) und »gelebtem Leben« (das, was man tatsächlich tut), und das ist eben das Entscheidende dafür, wie wirksame Wirklichkeit erzeugt wird. Das Buch hier stellt eine wunderbare, wohltuende und erhellende Brücke dafür dar, wie man aus deklamiertem Leben (hier das beschriebene Modell) erfüllendes, bereicherndes gelebtes Leben machen kann – Inhalt, Form und dadurch angeregtes Erleben stimmen optimal überein.

Wie die Autorinnen die strukturierenden Unterscheidungen verschiedener Erlebnis-Räume nutzen und zusätzlich viel Hilfsmaterial online zur Verfügung stellen, macht das Buch zu einem echten Anwendungsschatz. Sehr schön finde ich, mit welcher hypnosystemischen Sensibilität sie die eigenen Beratungskonzepte kritisch auf ihre impliziten Auswirkungen hin prüfen, z. B. mit der Taschentuch-Thematik (S. 32 ff.), und wie sie sich damit achtungsvoll würdigend in die mögliche Perspektive der EmpfängerInnen von Botschaften hineindenken – hypnosystemisches Pacing par excellence. Hervorragend finde ich die Offenheit der Autorinnen, das hypnosystemische Konzept mit Lernbereitschaft und ansteckender Neugier anzureichern mit anderen Konzepten, die ihnen nützlich und kompatibel erscheinen. Genau so war Hypnosystemik immer gemeint: als Meta-Modell (keine »Wahrheit«), das alles, was für KlientInnen nützlich sein kann, integrieren und sich so ständig weiterentwickeln kann. Dies verbinden beide mit einer fairen Art zu zitieren, woher sie welche Anregungen haben – was heutzutage leider auch nicht mehr selbstverständlich ist.

Die Metapher, welche die Autorinnen für die Vermittlung ihrer Ideen nutzen (die springende Maus auf ihrem Entwicklungsweg, den sie mit Hilfe des Waschbären und des Frosches geht), ist ideal für ihre Ziele. Es wird deutlich, dass sich, bevor die bewusste kognitive Planung eines Vorhabens auftaucht, meist ein Erahnen (in der Metapher »das Rauschen«) ankündigt, und wie wichtig und wertvoll das ist, auch dann, wenn man es noch nicht kognitiv begründen kann. Und sie ermutigen dazu, diesem inneren Rauschen Achtung zu schenken und ihm nachzugehen – mit Liebe für die Angst, Ambivalenz usw., die damit verbunden sein können, und mit der Freude, angebotene Hilfe annehmen zu dürfen.

Martina Gross und Vera Popper verstehen »hypnosystemisch« nicht nur als Technik, Methode oder therapeutische Haltung, sondern als ein umfassendes Modell des Lebens.

Ich möchte den Autorinnen sehr danken dafür, dass sie mir richtig Lust darauf gemacht haben, Maus, Waschbär und Frosch gleichzeitig in mir leben zu lassen, dabei dankbar zu sein für das Rauschen und erfreut darüber, dass es immer wieder heilige Berge gibt, die wir erreichen können.

Dieses Buch hat große Resonanz verdient!

Heidelberg, im August 2020
Dr. med. Dipl. rer. pol. Gunther Schmidt
Leiter des Milton-Erickson-Instituts Heidelberg
Ärztlicher Direktor der sysTelios-Klinik
für psychosomatische Gesundheitsentwicklung Siedelsbrunn

Wofür schreiben wir dieses Buch?

Wir beide sind mit großer Freude in der Aus- und Weiterbildung von Psychotherapeutinnen[1], Psychologinnen und Coaches tätig und werden immer wieder gefragt, in welchem Buch »man denn das alles nachlesen kann«.

Nun, es gibt sie, solche Bücher, besonders jene von Gunther Schmidt, dem Begründer des Konzepts. Gleichzeitig hatten wir immer mehr den Eindruck, dass ein Buch im Kanon des Geschriebenen fehlt: nämlich eines, welches Konzepte, Haltung und Methoden zum einen darstellt und zum anderen erlebbar macht. Und das den Versuch unternimmt, Form und Inhalt zu verbinden.

Gemäß dem Gleichnis der »Zwerginnen auf den Schultern von Riesen und Riesinnen« haben wir für dieses Buch viel von dem zusammengestellt, was für uns im Erleben des hypnosystemischen Konzeptes hilfreich und erkenntnisreich war und ist. Dafür bedanken wir uns bei all unseren Lehrerinnen und Lehrern für ihre Inputs und dafür, dass wir sie hier weiteren Neugierigen zur Verfügung stellen dürfen.

Vor dir, liebe Leserin, lieber Leser, liegt nunmehr das Ergebnis unseres Ansinnens.

Was erwartet dich in diesem Buch? Eine Reise durch hypnosystemische Konzepte, angereichert um und erlebbar durch Methoden, die du selbst ausprobieren kannst – sowohl direkt im Buch als auch online in Form von Audio-Files und Videos. Und Methoden, die wir dir in Form einer Art didaktischer Skripte zur Verfügung stellen möchten, damit du sie für die Begleitung von Menschen in Entwicklungs- und Veränderungsprozessen auf deine Art, in deinen Kontexten nutzen kannst.

Wir freuen uns auf deine Rückmeldung und sind gespannt, wie und wofür du dieses Buch nutzen wirst. Wie du siehst, erlauben wir uns, dich zu duzen, da uns das hier in diesem Kontext eines Erlebnisbuches stimmig erschien.

Wien, im März 2020
Martina Gross und Vera Popper

1 Wir erlauben uns, aufgrund der vom Verlag gewünschten besseren Lesbarkeit, von unserer gewohnten gendergerechten Schreibweise (»Leser*in«) abzuweichen, und verwenden im Buch neben der direkten Anrede überwiegend die weibliche Schreibweise. Gemäß dem Spruch: »In der Leserin steckt der Leser drin«.

Vorwort zur zweiten Auflage

Liebe Leserin, lieber Leser!

Als wir dieses Buch dem Verlag übergeben haben, am 15. März 2020, war die Welt noch eine andere – und gleichzeitig gerade an einem Wendepunkt. Es war der Vorabend des ersten Lockdowns in Österreich. Ein neues Rauschen war im Raum. Noch ohne dass wir alle wussten, was da auf uns zukommen sollte, war es merkbar. Ein Rauschen, das für jede und jeden eine andere Bedeutung bekommen sollte.

Heute, beim Lesen des Buches in Vorbereitung der zweiten Auflage, haben wir dort einen besonders schönen Satz von Stephen Porges gefunden: „Sicherheit heißt nicht, die Gefahr wegzumachen, sie völlig auszuschließen, sondern das Gefühl für Sicherheit zu erhöhen."

Dieser Satz kommt uns gerade jetzt besonders bedeutsam vor. Für uns als *Waschbären* und als *Mäuse.*

Er lädt uns ein, immer wieder innezuhalten: *Moment einmal, was passiert da in mir? Wer in mir, welche meiner Seiten, ist gerade auf der inneren Bühne? Und wofür setzt sich diese Seite gerade ein? Und wie versucht sie das? Und wie wirkt sich das dann aus für mich – und für andere? Und mit welchem Blick schaue ich dann dadurch in die Welt? Zu welcher Welt wird diese dann? Für welche Welt will ich unterwegs sein? Wie kann ich mich so mit mir und allem in mir verbinden, und mit hilfreichen Quellen außerhalb von mir, so dass ich mich wieder sicher geborgen fühle, selbst wenn im Außen vieles im Ungewissen bleibt?*

Wir haben viele E-Mails von Leserinnen und Lesern dazu bekommen und hören es auch in unseren Seminaren immer wieder, dass die hypnosystemische Haltung als ein so wohltuender Beitrag für den Umgang mit inneren und äußeren Welten empfunden wird – erzählerisch über die Figuren Maus, Waschbär und Frosch getragen.

Wir möchten uns auf diesem Weg für die vielen schönen, sehr persönlichen Rückmeldungen zum Buch und auch zum ergänzenden audiovisuellen Reiseproviant auf der Website bedanken, die uns erreicht haben. Wo Menschen erzählen, wie sie von Maus, Waschbär und Frosch inspiriert wurden und werden. Als Begleiterinnen und als Menschen insgesamt.

Und wir können sagen, dass es uns selbst nach wie vor genauso geht mit den Dreien. Immer wieder Frosch-Momente. Am Mäuse-

Weg. Den Waschbären-Blick auf das gerichtet, was gesehen werden will. Neugierig auf die erstaunlichen Entwicklungen, die dadurch möglich werden. Für uns selbst. Und für die Welt.

Vera Popper und Martina Gross
Wien, November 2021

Zum Aufbau dieses Buches

Wir sind räumliche Wesen, im dreidimensionalen Raum findet unser Erleben statt. Damit es zwischen die Seiten eines zweidimensionalen Buches passt, mit seiner linearen Logik, haben wir die Reise, auf die wir dich gerne mitnehmen möchten, entzerrt. Wir ent-zerren es, um auf etwas Gleichzeitiges schauen zu können.

Dabei sind wir uns der damit verbundenen Komplexitätsreduktion bewusst. Diese Idee würden wir dir gerne auch für die Nutzung der im Buch beschriebenen hypnosystemischen Methoden anbieten: Diese können »Halt« geben, damit Handeln möglich wird. Gleichzeitig bliebe das Arbeiten mit ihnen ohne Konzept und Haltung »halt-los«.

Das Buch enthält verschiedene Räume, die dich einladen, deine Aufmerksamkeit auf unterschiedliche Aspekte zu richten (siehe dazu Abb. 1). Den Begriff der Räume möchten wir von Mechthild Reinhard[2] übernehmen, die uns die essenzielle Notwendigkeit der Gestaltung von Räumen nähergebracht hat, in denen ein gewünschtes Erleben überhaupt erst stattfinden kann.

In diesen Räumen werden wir linear über Erlebensprozesse schreiben, die nicht linear sind, sondern in Wechselwirkungen miteinander verbunden. Daher sind diese Räume auch nicht-linear begehbar. Du kannst für dich entscheiden, ob du zuerst Informationen zu einem Inhalt bekommen möchtest, etwas selbst erleben willst, oder ob du Informationen über das Weitergeben an andere möchtest.

Der WissensRaum: Hier bekommst du, wie Gunther Schmidt[3] es nennt, »Produktinformationen« zu Konzepten, Haltung und Methoden.

Der ErlebnisRaum: Dieser Raum enthält Einladungen, Methoden selbst zu erleben. Du findest hier neben Geschriebenem (wie z. B. Reflexionsfragen) auch Gesprochenes (wie z. B. Trancen) und Bebildertes.

Der BegegnungsRaum: Wenn du Menschen professionell auf ihren Entwicklungsreisen begleitest, dann findest du in diesem Raum Ideen, wie du sie dazu einladen kannst. Diese wiederum bewusst

---

2 Mitbegründerin der sysTelios Klinik: Eine private Akutklinik für Psychotherapie und psychosomatische Gesundheitsentwicklung in Siedelsbrunn (Deutschland). Gegründet und aufgebaut von Gunther Schmidt und Mechthild Reinhard.

3 Wenn wir im Buch immer wieder einmal liebevoll-salopp »Gunther« schreiben, meinen wir Dr. Gunther Schmidt, mit dem wir seit Jahren verbunden sind und durch den wir das hypnosystemische Konzept kennen- und lieben gelernt haben.

komplexitätsreduzierten Anleitungen kannst du nutzen, um Schritt für Schritt für dich zu erfahren, wie du deinen Klientinnen, Coachees und Kundinnen eine Methode anbieten kannst. Diese »didaktischen Skripte« basieren auf unseren jahrelangen Erfahrungen als Begleiterinnen und als Seminarleiterinnen, die sich intensiv mit hypnosystemischer Weiterbildung beschäftigt haben. Verstehe sie dennoch bitte als Anregung, um deine eigenen Versionen zu finden.

ErlebnisRaum und BegegnungsRaum führen dich auch aus den Buchseiten heraus auf die Website zum Buch: Dort möchten wir deine weiteren Sinne ansprechen und laden dich ein, dir Trancen anzuhören, unsere Anregungen zu Methoden anzuschauen, und bieten dir weitere nützliche Ressourcen an, die über das Buch hinausgehen. Diesen zusätzlichen audiovisuellen Reiseproviant kannst du in unserer Mediathek auf der Website erwerben.

www.hypnosystemischer-erlebnisraum.at

Als roten Faden im Buch möchten wir dir die Metapher einer Reise anbieten. Einer Reise, die durch die verschiedenen *Welten* führt, in denen wir hypnosystemisch unterwegs sind, um uns selbst oder andere in Entwicklungsprozessen zu begleiten. Auch dafür werden wir wiederum miteinander Verbundenes entzerren, um es beschreibbar zu machen. Im ersten Kapitel möchten wir dir deine Reisegefährtinnen vorstellen. Ergänzend möchten wir noch dazulegen, dass wir uns in diesem Buch auf die Begleitung im Einzelsetting fokussieren.

Diese Welten[4] möchten wir nennen:

Ich-Welt: Das bewusste Denken, Kognition, Großhirnprozesse oder das, was wir zumeist unter unserer Alltagsrealität verstehen: unsere bewusst-willkürliche Fokussierung von Aufmerksamkeit.

Es-Welt: Die Intuition, Gehirn der Bilder, unser kluges Unbewusstes, also unsere unbewusst-unwillkürliche Fokussierung von Aufmerksamkeit.

Körper-Welt: Die unwillkürlichen und teilweise auch unbewussten Prozesse des Organismus, unser reaktives körperliches System, das die ganze Zeit Informationen verarbeitet und uns Feedback zu unserem Erleben gibt.

Universelle Welt: Eine für uns besonders schöne Ergänzung der inneren Welten – diese meint eine Ebene der Welt, in der wir alle miteinander und mit allem verbunden sind. Diese Welt existiert somit sowohl in uns als auch außerhalb von uns, jedoch nicht getrennt

4 Die Begrifflichkeit der Welten – Ich-Welt, Es-Welt und Körper-Welt, innere und äußere Welten – haben wir bei Reinhold Bartl, die der Universellen Welt bei Mechthild Reinhard kennengelernt und verwenden sie hier für die verschiedenen Möglichkeiten der Aufmerksamkeitsfokussierung im hypnosystemischen Arbeiten.

von uns. Diese inneren Welten stehen in Wechselwirkung mit der äußeren Welt, unseren verschiedenen Kontexten oder Bühnen im Leben. Hier ist unser »Ich« mit einem »Du« verbunden, sodass ein »Wir« entstehen kann.

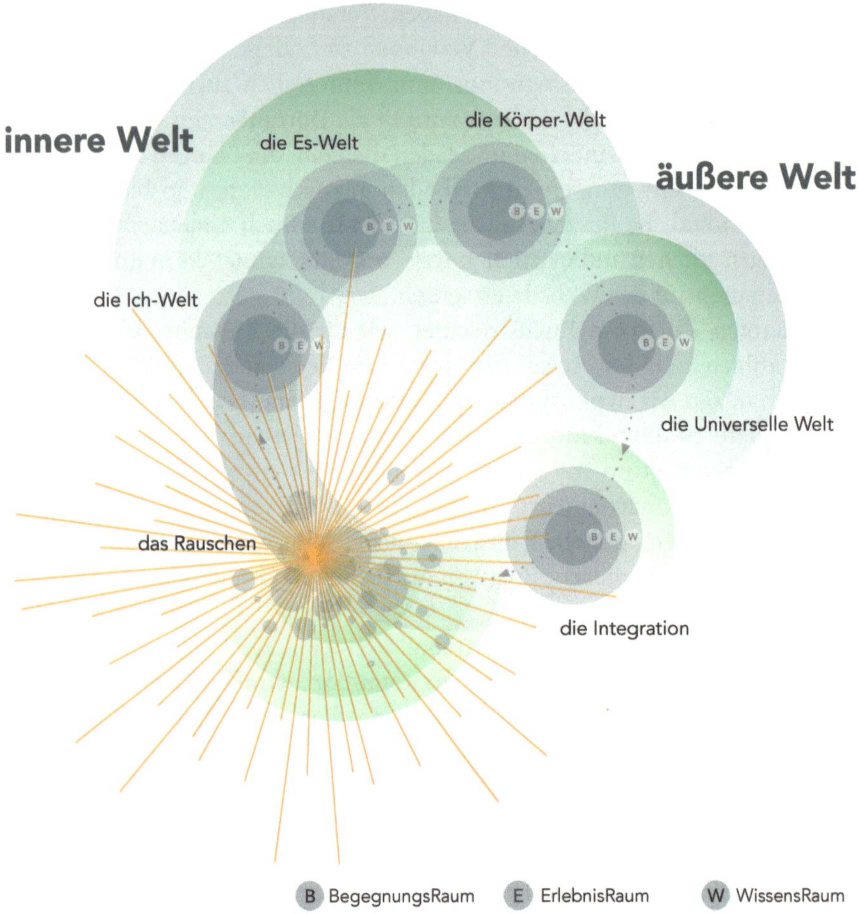

Abb. 1: Der rote Faden durch das Buch

Die Reise beginnt mit einem »Rauschen«, mit einem Be-Merken, und endet mit dem Transfer, der Integration oder Kooperation (aus denen wiederum neues »Rauschen« entstehen kann).

Wir hoffen, dass dieser Einstieg dir eine erste Orientierung ermöglicht hat, und laden dich nun sehr herzlich ein, mit uns auf die Reise zu gehen ...

1 Die Reise beginnt!

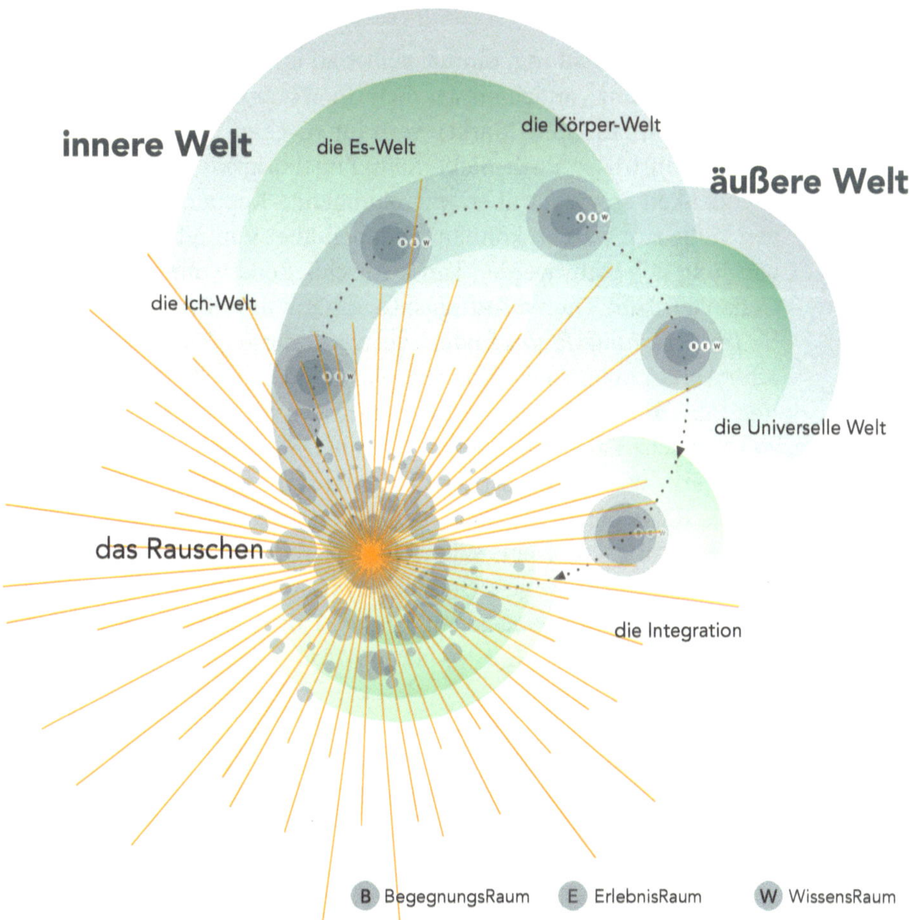

Abb. 2: Die Reise durch das Buch

Am Anfang eines Entwicklungs- oder Veränderungsprozesses macht sich zumeist ein unwillkürliches, kleines, kaum spürbares Mini-Signal bemerkbar. Zu Beginn ist es oft nur schwach spürbar, vielleicht in einem Bauchgrummeln, einem Unbehagen oder einer noch nicht erklärbaren Unruhe. Dieses Signal kann sich zum Gedanken, dass etwas anders werden soll, zum Gedanken, dass es so nicht mehr weitergehen kann, oder auch zu einem sogenannten psychosomatischen Phänomen entwickeln.

An dieser Stelle, am Beginn der Reise durch das Buch, möchten wir nicht mit dem WissensRaum beginnen, wie in allen anderen Welten, sondern mit dem *ErlebnisRaum*. Das macht uns insofern Sinn, als Veränderung und Entwicklung zumeist über ein anderes Erleben beginnt und wir uns dann erst die Frage stellen, was nun zu tun sei.

Nach der Einladung, einmal selbst zu erleben, wie so eine Reise beginnen könnte, möchten wir dich im *WissensRaum* mit dem Konzept der somatischen Marker vertraut machen, über menschliche Grundbedürfnisse nach Sicherheit, Zugehörigkeit und Autonomie nachdenken sowie darüber, wie gelingende Kooperationsbeziehungen aufgebaut werden können, in denen über Veränderung und Entwicklung geforscht werden kann. Abschließend wollen wir ein paar Gedanken zum Thema Auftragsklärung mit dir teilen.

Im *BegegnungsRaum* findest du zu all diesen Themen methodische Anregungen sowie Vorschläge, wie du dich als Begleiterin von Veränderungs- und Entwicklungsprozessen mit dem »Reisebeginn« von Menschen auseinandersetzen kannst. Wobei hier natürlich noch angemerkt werden muss, dass die meisten Menschen sich bereits auf die Reise gemacht haben, bevor sie ins Coaching, zur Therapie oder Beratung kommen. Wir wollen diese Metapher hier dennoch verwenden, da die Reise sich durch hypnosystemische Konzepte unserer Erfahrung doch sehr von anderen unterscheidet. Aber prüfe das selbst …

ErlebnisRaum

Wir möchten dir zu diesem Anfang, wo das unwillkürliche Signal ins bewusste Denken kommt und sich uns dann die Frage stellt, ob und wie wir diesem Hinweis nachgehen wollen, eine Geschichte erzählen. Es ist eine »indianische« Geschichte, eine Erzählung der Native Americans, mit dem Titel »Springende Maus«. Sie handelt von einer kleinen Maus, die eines Tages ein ihr unerklärliches Rauschen hört. Wir möchten diese Geschichte gerne mit dir teilen, da wir sie als sehr stimmige Metapher für den Beginn von Veränderungs- und Entwicklungsprozessen kennengelernt haben. Und weil wir beide als Kinder selbst Indianergeschichten geliebt haben. Wir haben uns erlaubt, die Version, die wir im Buch von Steve Foster und Meredith Little (Foster u. Little 2012, S. 15ff) gefunden haben, ein klein wenig zu verändern (wobei wir davon ausgehen, dass die Fabel bisher schon von jeder Erzählerin ohnehin etwas anders weitererzählt wurde als beim ersten Mal, und auch im Internet verschiedene Varianten zu finden sind).

Die Geschichte von »Springende Maus«

Es war einmal eine Maus.

Sie war eine viel beschäftigte Maus, die unentwegt umhersuchte, das Gras mit ihren Barthaaren abtastete und immer in Bewegung war. Sie war viel beschäftigt wie alle Mäuse, beschäftigt mit Mäusedingen. Doch ab und an hörte sie ein seltsames Geräusch. Dann hob sie ihren Kopf, kniff die Augen fest zusammen, sträubte ihre Barthaare und wunderte sich. Eines Tages eilte sie zu einem benachbarten Mäuserich und fragte ihn: »Hörst du ein Rauschen in deinem Ohr, mein Bruder?«

»Nein«, antwortete der Mäuserich, ohne seine viel beschäftigte Nase vom Boden zu heben. »Ich höre nichts. Ich bin beschäftigt. Sprich später mit mir.«

Sie stellte einer anderen Maus die gleiche Frage, doch diese sah sie ganz seltsam an. »Bist du nicht ganz richtig im Kopf? Was für ein Geräusch?«, fragte sie und schlüpfte in ein Loch im Stamm eines umgestürzten Baumes.

Die Maus zuckte mit den Barthaaren und beschäftigte sich wieder mit Mäusedingen, fest entschlossen, die ganze Sache zu vergessen. Aber da war es schon wieder ... dieses Rauschen. Es war undeutlich, sehr undeutlich. Aber es war da! Beunruhigt ging sie schlafen, geplagt von Träumen. Sie war doch nicht verrückt, sie hörte es wirklich. So ging das eine ganze Zeit ...

Eines Tages reichte es der Maus, und sie entschloss sich, dieses Geräusch ein wenig zu erforschen. Sie verließ die anderen viel beschäftigten Mäuse, lief ein kleines Stück und horchte wieder. Da war es. Sie lief immer weiter und war eifrig am Horchen, als plötzlich jemand sie grüßte.

»Hallo«, sagte die Stimme. Die Maus sprang vor Schreck fast aus der Haut, sie krümmte Rücken und Schwanz und wollte davonlaufen.

»Hallo«, sagte die Stimme wieder. »Ich bin es, Waschbär.« Und tatsächlich, er war es. »Was machst du denn hier ganz alleine?«, fragte der Waschbär. Die Maus errötete und senkte ihre Nase fast bis zum Boden. »Ich ... ich höre ein Rauschen in meinen Ohren und bin dabei es zu erforschen«, antwortete sie verschüchtert.

»Ein Rauschen in deinen Ohren?«, erwiderte der Waschbär, während er sich neben sie setzte. »Was du hörst, ist der Fluss.«

»Der Fluss?«, fragte die Maus neugierig. »Was ist ein Fluss?«

»Komm mit, und ich zeige dir den Fluss«, sagte der Waschbär.

Die Maus hatte furchtbare Angst, aber sie war wild entschlossen, sich ein für alle Mal über das Rauschen Klarheit zu verschaffen. »Ich kann zu meiner Arbeit zurückkehren«, dachte sie, »nachdem diese Sache erledigt ist. Und wer weiß, vielleicht kann dieses Ding mir sogar bei meinen geschäftigen

Du kannst die Geschichte auch auf der Website anhören oder selbst lesen: www.hypnosystemischer-erlebnisraum.at

Mäusesachen behilflich sein. Und meine Schwestern und Brüder sagten alle, es wäre nichts! Ha, ich werde es ihnen zeigen! Ich werde den Waschbären bitten, mit mir zurückzukehren, dann habe ich einen Zeugen.«

»Also gut, Waschbär«, sagte die Maus. »Führe mich bitte zum Fluss, ich werde mit dir gehen.«

Die Maus ging mit, ihr Herz hämmerte in der Brust. Waschbär führte sie auf fremde Pfade, und Maus roch den Duft von Dingen, die an diesem Weg vorbeigegangen waren. Viele Male fürchtete sie sich so sehr, dass sie beinahe umgekehrt wäre. Dann, endlich, kamen sie zum Fluss.

Er war ungeheuer groß und atemberaubend, tief und klar an manchen Stellen und trübe an anderen. Die Maus war außerstande, über den Fluss zu sehen, weil er so groß war. Der Fluss brüllte, sang, schrie und donnerte auf seinem Weg. Die Maus sah große und kleine Stücke der Welt, die auf seiner Oberfläche fortgetragen wurden.

»Er... er ist mächtig ...«, sagte die Maus, nach Worten suchend.

»Er ist eine große Sache«, antwortete der Waschbär, »und hier, lass mich dich einem Freund vorstellen.«

An einer ruhigeren und seichteren Stelle war ein Seerosenpolster, leuchtend und grün. Darauf saß ein Frosch, fast so grün wie das Polster, auf dem er saß. Der weiße Bauch des Frosches stand hervor.

»Hallo«, sagte der Frosch. »Willkommen am Fluss.«

»Ich muss dich jetzt verlassen«, unterbrach der Waschbär, »hab keine Angst, der Frosch wird sich nun um dich kümmern. Und der Waschbär ging seines Weges, am Flussufer entlang, wo er weiter Nahrung suchte, die er waschen und essen konnte.

Die Maus näherte sich vorsichtig dem Fluss und blickte hinein. Sie sah eine verängstigte Maus dort widergespiegelt. »Wer bist du?«, fragte sie das Spiegelbild. »Hast du keine Angst so weit draußen im großen Fluss?«

»Nein«, antwortete der Frosch, »ich habe keine Angst. Mir wurde bei meiner Geburt die Gabe gegeben, sowohl auf dem Fluss als auch in ihm zu leben. Wenn der Wintermann kommt und diese Medizin einfriert, kann ich nicht gesehen werden. Aber während der Zeit, in der der Donnervogel fliegt, bin ich hier. Um mich zu besuchen, muss man kommen, wenn die Welt grün ist. Ich bin der Hüter des Wassers.«

»Erstaunlich«, sagte endlich die Maus, wiederum nach Worten suchend.

»Möchtest du etwas Medizinmacht haben?«, fragte der Frosch.

»Medizinmacht? Ich?«, fragte die Maus. »Ja! Ja, ja! Wenn das möglich ist.«

»Dann duck dich so tief du kannst und spring so hoch wie du dazu imstande bist! Du wirst deine Medizin bekommen!«, sagte der Frosch.

Die Maus tat, was ihr der Frosch geheißen hatte. Sie duckte sich, so tief sie konnte, und sprang. Als sie es tat, sahen ihre Augen die Heiligen Berge. Maus traute ihren Augen kaum. Aber da waren sie. Dann fiel sie zur Erde zurück und landete im Fluss. Es gelang ihr, zum Ufer zu schwimmen, nass, und zu Tode erschrocken. »Du hast mich getäuscht!«, schrie sie den Frosch an.

»Warte«, sagte der Frosch. »Du bist nicht verletzt. Lass dich durch deine Angst und Wut nicht blenden. Was hast du gesehen?«

»Ich«, stotterte die Maus, »ich sah die Heiligen Berge!«

»Und du hast einen neuen Namen!«, sagte der Frosch. »Er ist Springende Maus«.

»Ich danke dir. Ich danke dir«, sagte Springende Maus und dankte ihm abermals. »Ich möchte zu meinem Volk zurückkehren und über das, was ich gesehen habe, berichten ...«

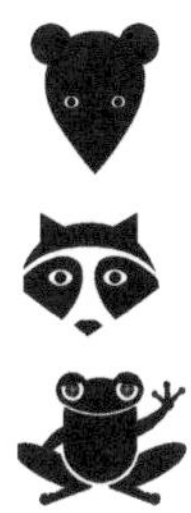

Die Figuren aus der Geschichte möchten wir dir auf der Reise als Gefährtin und Gefährten zur Seite stellen.

Wir alle sind im Laufe unseres Lebens immer wieder einmal Maus oder Frosch, und manche von uns sind auch Waschbär.

Maus folgt dem Rauschen, das sie in den ErlebnisRäumen der verschiedenen Welten erforschen kann. Sie möchte es verstehen (Ich-Welt), es bebildern (Es-Welt), erleben und verkörpern (Körper-Welt) und schließlich alles miteinander verbinden oder, besser gesagt, es verbindet sich alles miteinander (Universelle Welt). Am Ende dieser Reise ist sie, und etwas in ihr, heimgekommen (Integration).

Waschbär erforscht in den BegegnungsRäumen unterschiedliche Möglichkeiten, Mäuse auf ihren Forschungsreisen zu begleiten. Um dorthin zu gelangen, führt ihn sein Weg davor ebenfalls durch die ErlebnisRäume, um das eigene Rauschen noch besser kennenzulernen.

Und wenn wir still lauschen, in uns hinein und um uns herum, dann sind wir auch *Frosch*. Frosch ist verbunden mit allem, sicher geborgen in der Unsicherheit – manchmal nur als Ahnung und auch nur für Sekunden. Er ist das Symbol für das große Ganze und vertraut darauf, dass es genauso sein soll und sein darf, wie es gerade so ist. Ganz prosaisch könnten wir schreiben, dass Frosch die Liebe verkörpert (die auch nach Meinung der Quantenphysik das Universum zusammenhält).

Lass dich überraschen, wie die drei ihren Weg durch die Welten des Buches beschreiten, wie sie dich begleiten und welche Assoziationen sie in dir anregen. Und weil uns die drei beim Schreiben zu Freunden und Freundin geworden sind, werden wir Maus, Waschbär und Frosch wie Namen, ohne Artikel, verwenden.

Einladung zum Erforschen des Rauschens

Kennst du das?

Wie ist das bei dir? Woran bemerkst du, dass »etwas im Busch ist«? Dass »etwas ansteht«? Dass »etwas Neues in die Welt möchte«? »Es nicht mehr passt?«

Wo macht sich das bei dir bemerkbar?

Wie spürst du es? Oder ist es mehr ein Ahnen?

Wie sind deine bisherigen »Reisebeginne« verlaufen? Hast du rasch auf das Rauschen reagiert? Oder eher lange nachgedacht?

Gibt es vielleicht ein bestimmtes Anliegen, für das du dieses Buch liest ... oder lesen möchtest? Spür da mal nach ...

Vielleicht bist du neugierig, was diese »hippo-systematische« Beratung eigentlich ist?

Oder vielleicht möchtest du insbesondere etwas über neue Methoden erfahren?

Vielleicht geht es dir auch darum, als Waschbär zukünftig Mäuse auf eine andere Art zu begleiten?

Oder du bist auf der Suche nach noch mehr Frosch-Momenten?

Was wäre es für dich? Aus welchem Raum heraus möchtest du dich von dem Buch einladen lassen?

Was auch immer dir gerade wichtig ist, sei herzlich dazu eingeladen, dieses »Rauschen« mit einer Reise durch das Buch zu erforschen!

WissensRaum

In diesem WissensRaum möchten wir dir gerne die folgenden Begriffe näherbringen:

- Somatische Marker
- Zwei Bewertungssysteme »hin zu/weg von«
- Neurozeption willkürlich/unwillkürlich – bewusst/unbewusst
- Aufmerksamkeitsfokussierung
- Haltung
- Pacing
- Räume

Zur leichteren Orientierung möchten wir dir den WissensRaum mit Hilfe von sogenannten Statements anbieten. Diese bieten einen Überblick über die Themen, die wir für den Reisebeginn als nützlich erleben.

1) Informationen zu Stimmigkeit-Unstimmigkeit laufen blitzschnell, permanent unwillkürlich und auch oft unbewusst in uns ab.
2) Über somatische Marker greifen wir auf unseren gesamten Erfahrungsschatz zu.
3) Auf der Ebene der somatischen Marker verfügen wir über zwei voneinander unabhängige Bewertungssysteme.
4) Der erste Hinweis auf Veränderungsbedarf zeigt sich oft in somatischen Markern.
5) Es interessiert uns, wir beobachten es – die Aufmerksamkeit wird darauf fokussiert.
6) Das Erforschen des Rauschens braucht BegegnungsRäume mit Haltung.
7) Wir wissen zu schätzen, was auftaucht (Eigenpacing).

Informationen zu Stimmigkeit-Unstimmigkeit laufen blitzschnell, permanent unwillkürlich und auch oft unbewusst in uns ab

Wir alle kennen diese kleinen Signale, die uns unser Organismus zur Orientierung zur Verfügung stellt. Dadurch bekommen wir blitzschnell Rückmeldung, wie das, was uns in der äußeren Welt oder auch in der inneren Welt gerade begegnet, von unserem Organismus eingeschätzt wird. Droht Gefahr für unsere Stabilität, oder dient es unserer Stabilität und Sicherheit? Vielleicht nennst du es »Bauchgefühl« oder auch »Intuition«, manche nennen es »Stimmigkeit« – Gunther Schmidt spricht oft vom »Untrüglichen Wissen des Organismus« (Schmidt 2007). Stephen Porges, der Begründer der Polyvagaltheorie, die wir später noch erläutern werden, schlägt dafür den Begriff der Neurozeption vor (Porges 2019).

Die Entwicklung unseres Gehirns beruht auf all den Erfahrungen, die unser gesamter Organismus in Wechselwirkung mit all den Umwelten macht – von zunächst labilen Verschaltungen im Gehirn hin zu immer komplexeren Schaltkreisen. Viele Teile unseres Gehirns sind bereits weit vor der Geburt ausgereift und speichern jene Vorgänge, die im Inneren des Körpers ablaufen – dies entspricht einem völlig unbewussten Informationsfluss. Hier werden Muster neuronaler Netzwerke und somit der Zustand des Organismus abgebildet, die von Antonio Damasio als »somatische Marker« (Damasio 1997, S. 227–276) bezeichnet werden. Wir erleben diese Signale oft nur recht undifferenziert, und zumeist sind sie schwer oder gar nicht beschreibbar und in Worte zu fassen. Diese Erfahrungen des Organismus dienen uns als Referenzsystem für die Bewertung von eigenen Erfahrungen, die auf der Ebene von Körpersignalen beschrieben, erlebt und auch genützt werden können.

Über somatische Marker greifen wir auf unseren gesamten Erfahrungsschatz zu

Alles, was ein Mensch erlebt und macht, wird nicht nur als Erfahrung gespeichert, sondern immer auch mit einer Bewertung dieser Erfahrung versehen. Diese diffusen Körpersignale können spürbar unterschieden werden in eher angenehme und eher unangenehme Gefühle – sie stellen eine Orientierung für den Organismus dar, um sich in der von ihm vorgefundenen Umwelt bestmöglich im Sinne des Überlebens zurechtzufinden.

Wir möchten hier die Metapher der Wächterin anbieten – lokalisiert im Bereich des Stammhirns –, die ständig und in jeder Sekunde unseres Lebens, auch dann, wenn wir schlafen, über unsere äußere Welt, unsere Umwelt und auch unsere körperlichen Befindlichkeiten und Prozesse wacht. Diese Instanz bemerkt kleinste Veränderungen, kleinste Reize, und gleicht diese blitzschnell mit unseren bisherigen Erfahrungen ab. Sehr schnell und daher auch etwas ungenau bekommen wir eine Einschätzung, ob das, was gerade wahrgenommen wird, eher zu unserer Stabilität beiträgt oder eher eine Gefahr sein könnte. Vor allem auf Gefahr können wir blitzschnell reagieren. Unser Organismus stellt sofort alles zur Verfügung, um für den Umgang mit dieser Gefahr gerüstet zu sein.

Unser gesamter Organismus ist stets um eine gute Balance, eine Homöostase bemüht. Er gleicht aus, fügt hinzu, fährt Prozesse runter oder rauf – immer im Sinne des Überlebens und einer möglichst optimalen Anpassung an die vorgefundenen Umwelten. Und das alles ohne unser willentliches Zutun – diese Prozesse laufen ganz unwillkürlich, zumeist unbewusst ab. Nehmen wir unser Herzkreislaufsystem, wenn wir uns schneller bewegen oder bergauf unterwegs sind: Der Organismus erkennt, dass mit dem derzeitigen Sauerstoffgehalt im Blut und mit der derzeitigen Herzfrequenz die Aufgabe nicht zu lösen ist – es entsteht ein Ungleichgewicht. Und so wird die Atmung verändert, der Herzschlag angepasst, was dem Organismus ermöglicht, auch diese Herausforderung zu meistern.

Hier möchten wir auf die Begriffe »unwillkürlich – willkürlich – unbewusst – bewusst« eingehen: Unwillkürliche Prozesse können unbewusst ablaufen, so wie z. B. die vielen kleinen, permanent ablaufenden Erneuerungsprozesse unserer Haut oder in unseren Zellen uns nicht bewusst sind und auch von uns willentlich nicht beeinflusst werden können. Andere unwillkürliche Prozesse, beispielsweise unsere Atmung, können wir uns bewusst machen und sie auch willentlich beeinflussen (jedoch nicht willentlich beenden). Man könnte sagen, unser Körper ist die ganze Zeit dabei, so gut für uns zu sorgen, dass wir uns um viele Details bewusst-willentlich nicht kümmern müssen.

Mehr dazu findest du im WissensRaum der Körper-Welt (S. 102).

Diese Signale, die der Organismus zur Verfügung stellt, müssen, vor allem beim Entdecken von Gefahren, nicht unbedingt immer richtig liegen. Das heißt, wenn unser Organismus sich auf die Abwehr von Gefahren oder auch den Schutz vor Gefahren einrichtet, so müssen diese in der gerade erlebten Situation nicht als tatsächliche Gefahren bewertet werden. Unser intuitives Wissen greift zurück auf das durch Erfahrung erworbene Referenzsystem.

Auf der Ebene der somatischen Marker verfügen wir über zwei voneinander unabhängige Bewertungssysteme

Anders als lange Zeit angenommen, sind hier keine Pole eines Kontinuums zu entdecken, sondern vielmehr zwei Bewertungssysteme zu lokalisieren, die unabhängig voneinander arbeiten und auch unterschiedlichen neuronalen Schaltkreisen zugeordnet werden können. Aber es zeigen sich nicht nur diese beiden Systeme, sondern sie können auch noch in ihrer Intensität unterschieden werden. Von einem leicht mulmigen Gefühl im Bauch bis hin zu einer massiven Abwehr- bzw. Fluchtreaktion genauso wie auf der angenehmen Seite von einem kaum merklichen Lächeln oder warmen Gefühl bis hin zu einem explodierenden Hochreißen der Arme und einem Jubelschrei. Die extremsten Ausprägungen sind zumeist leichter spür- und einordbar als die zarten Hinweise, und es braucht bewusstes Beobachten und auch Neugier für die eigene innere Welt, um Zugang zu diesen zarten Empfindungen zu bekommen.

Die in der Schweiz tätige Psychologin und Autorin Maja Storch schlägt den Begriff »somato-emotionale Marker« (Storch u. Krause 2005, S. 48) vor, da die Signale sowohl auf körperlicher Ebene spürbar werden können, z. B. über ein kribbelndes Gefühl im Bauch oder eine Enge in der Brust, aber auch auf emotionaler Ebene im Sinne von gefühlter Freude, Wut oder Trauer. Daher kann niemals von einem sogenannten richtigen oder falschen Erleben eines Menschen gesprochen werden – aufgrund seiner individuellen Lebensgeschichte sind die unbewussten Bewertungen des Organismus immer stimmig. Menschen haben über somatische Marker zu jedem Zeitpunkt ihres Lebens Zugriff auf ihre gesamte Lebenserfahrung.

So oder ähnlich können wir uns das System der somatischen Marker vorstellen: Unsere Wächterin wacht nicht nur über unsere äußeren Umwelten, um sie aufgrund der bisherigen Lebenserfahrungen zu bewerten und es dem Organismus zu erleichtern, darauf zu reagieren. Es werden auch innere Prozesse, körperliche Prozesse,

Mehr dazu findest du im WissensRaum der Es-Welt unter dem Begriff der bezogenen Individuation (S. 82).

innere Anliegen, Bedürfnisse gescannt und bewertet, um dann die entsprechenden Signale zu setzen, um uns Hinweise darauf zu geben, dass hier ein inneres Ungleichgewicht wahrgenommen, entdeckt wurde.

Der erste Hinweis auf Veränderungsbedarf zeigt sich oft in somatischen Markern

Wir können uns voll Vertrauen darauf verlassen, dass uns unser Organismus permanent Hinweise darauf gibt, wie derzeitige innere, äußere Situationen und die Wechselwirkungsräume dazwischen gerade »bewertet« werden. Manchmal spürbar wie bei unserer Maus durch ein kleines Rauschen, oder etwas kribbelt im Bauch, etwas zieht, und wir spüren einen Sog oder ein Unstimmigkeitsgefühl – irgendetwas passt hier nicht. Wie wir dann damit umgehen, wie wir diese Signale aufnehmen, bewerten und welchen Rahmen und Raum wir ihnen geben, hat wieder mit unseren bisherigen Erfahrungen zu tun – auch das läuft zunächst unwillkürlich oder sogar unbewusst ab. Wir können aber auch, und manchmal geschieht das gleichzeitig, ganz bewusst willentlich, je nach Lebenssituation und Kontext, unseren Umgang mit diesen Signalen gestalten. Dies stellt eine ganz wichtige Prämisse des hypnosystemischen Arbeitens dar.

Aus der Geschichte mit unserer Maus wissen wir: Dieses Rauschen wird zunächst von ihr nur als Rauschen wahrgenommen – ein Rauschen, noch nicht eingebettet, noch nicht eingeordnet, zunächst nur ein Rauschen. Sobald wir diesem Rauschen unsere Aufmerksamkeit zuwenden, können wir neugierig beobachten, was uns innerlich gerade bewegt. Welche Bilder – visuell, akustisch, körperlich empfunden[5] – gerade auftauchen, wie unser Körper reagiert, welches Erleben er gerade unterstützt und anbietet. Wir können dem Rauschen unsere Aufmerksamkeit bewusst zuwenden, es kann aber auch unwillkürlich geschehen, weil das Rauschen so laut und schrill geworden ist oder weil es einfach nicht mehr aufhört und trotz Bemühungen nicht mehr weg geht.

Vergleiche dazu im WissensRaum der Ich-Welt das dreiteilige Gehirn (S. 46).

Vergleiche dazu im ErlebnisRaum der Ich-Welt den Aufbau einer Beobachtungsposition (S. 62).

Wir nehmen eine Beobachterinnenposition ein und schauen, horchen und spüren in uns hinein.

---

5 VAKOG: visuell – akustisch – kinästhetisch – olfaktorisch – gustatorisch; das »K« im Akronym meint üblicherweise »Kinästhetik«, was eigentlich so viel bedeutet wie »Bewegungssinn«. Wir haben hier im Buch die Beschreibung »körperlich-empfunden« gewählt, weil dieser mehr umfasst als nur Bewegung.

Es interessiert uns, wir beobachten es – die Aufmerksamkeit wird darauf fokussiert

Wir interessieren uns für diese Prozesse, die da erlebbar werden. Unsere inneren Welten sind spannende Orte. Die Signale, die auftauchen, seien sie noch so diffus und mit unserem gerade vorherrschendem bewussten Wissen um uns vielleicht nicht sofort versteh- und einordbar, bewerten wir als Bemühen unseres Organismus, unserer unwillkürlichen, intuitiven Weisheit, uns Orientierung zu geben, uns Informationen und Hinweise über Anliegen und Bedürfnisse zu geben, die unserer bewussten Ich-Welt (noch) nicht erschlossen sind.

Und so wie unsere Maus zunächst allein mit dem Rauschen ist und dann auf ihrem Weg zur Erforschung des Rauschens Wegbegleiter findet, so bemerken auch wir, dass wir manchmal Begleiterinnen, Waschbären, also Coaches, Beraterinnen oder Therapeutinnen auf unserem Weg gut gebrauchen können. Dass es manchmal gar nicht möglich ist, ganz für sich alleine die Beobachtungsposition einzunehmen und zu halten. Dass es Sinn macht, sich von anderen, deren Blick, deren Anderssein, deren Weisheit aus deren Welten zur Unterstützung der eigenen Prozesse zu gönnen. Einladungen, gemeinsam das Rauschen zu beobachten und ihm einen Raum zu geben, gemeinsam neugierig zu lauschen, gemeinsam die nächsten Schritte zu erahnen und die intuitiv vorhandenen Erfahrungen zu nützen.

Das Erforschen des Rauschens braucht BegegnungsRäume mit Haltung

Hier möchten wir uns jenem Beziehungsraum, Begegnungsraum, Kooperationsraum, diesem ganz besonderen Kontext widmen, der zwischen Mäusen und Waschbären, zwischen Menschen, die in herausfordernden Situationen Unterstützung suchen, und Begleiterinnen dieser Reisen, hilfreich gestaltet wird und entstehen kann. Dieser Raum findet sowohl in der äußeren Welt als auch zwischen den Beteiligten eine Entsprechung und kann auf beiden Ebenen so gestaltet werden, dass Wahrscheinlichkeiten auf hilfreiche Prozesse erhöht werden.

So wie der äußere Raum – z. B. der jeweilige Raum, wo die Begleitung stattfindet – Wohlbefinden und Stimmigkeit für die Begleiterin repräsentieren kann (In welchem Umfeld fühlt sich Waschbär zu Hause? Was erlebt er als artgerecht und seinen Bedürfnissen gerecht werdend?), so können Aussagen, Gesten, Haltungen, Wortwahl u. v. m. einen Blick auf die innere Welt der Begleiterin freilegen. Die Beziehungsräume, in denen wir uns begegnen – Reisende, Mäuse, Waschbären –, werden zumeist unwillkürlich und oft sogar unbewusst gestaltet, laden Menschen implizit in diese Welt ein und können ganz bewusst genutzt und gestaltet werden. Nicht im Sinne eines linear-kausalen, einseitigen Prozesses, sondern vielmehr als ein gemeinsames Gestalten.

Diese Prozesse, die in und zwischen Menschen sekündlich ablaufen, sind vielschichtig und komplex, und wir möchten hier wieder darauf hinweisen, dass wir darum bemüht sind, zum leichteren Verständnis, diese Prozesse wie linear zu beschreiben (mit der Gewissheit, dass es so etwas wie Linearität im Bereich lebender Systeme gar nicht geben kann).

Wir möchten nun Begrifflichkeiten aus der bereits erwähnten Polyvagaltheorie einführen, die uns relevant erscheinen, den Begegnungsraum zwischen Mäusen und Waschbären zu gestalten. Um gut mit Menschen in Kontakt zu gehen, brauchen wir Sicherheit – nur dann ist es auch möglich, Nähe zuzulassen und herzustellen. Um einen hilfreichen gemeinsamen Begegnungsraum zu gestalten macht es daher Sinn – das ist unsere Erfahrung –, für diese Sicherheit zu sorgen. Da wir keinen direkten Einfluss auf unsere Klientinnen haben, haben wir zunächst vor allem die Möglichkeit, uns selbst in äußere und innere sichere Räume zu begeben. Intuitiv machen wir das, wenn wir unsere äußeren Räume so einrichten, dass wir uns wohlfühlen. Dass das Sein in unseren Räumen innere Stimmigkeit ermöglicht. Wir richten uns ein. Da sind Farben, Formen und Gegenstände, die mit uns im Einklang sind, die auf einer bestimmten Ebene uns zeigen. Ähnlich kann auch unsere innere Welt gestaltet werden – was brauchen wir, um uns sicher zu fühlen?

Schau dir dazu die Taschentuch-Trance im BegegnungsRaum des Reisebeginns an (S. 35).

Ohne dass es uns bewusst sein muss und ohne unser Zutun signalisiert unser Organismus unentwegt unseren eigenen emotionalen Zustand. Dieser zeigt sich laut Stephen Porges in unserem Gesicht, vor allem im oberen Gesichtsbereich (der Augenringmuskel spielt dabei eine zentrale Rolle – durch ihn zeigen wir besonders sichtbar für andere Freude und Zuneigung), in der Intonation unserer Stimme (Prosodie) und auch durch unsere Gesten und Körperspannung.

Um unsere BegegnungsRäume für uns selbst möglichst sicher zu gestalten und um die Wahrscheinlichkeit für Sicherheitsgefühle unserer Gegenüber zu erhöhen, können wir auf diese Basis achten. Und gleichzeitig, so sehr auch »die Chemie« zwischen zwei Menschen stimmen mag, sind es immer noch zwei Menschen, die sich aus verschiedenen inneren und äußeren Welten annähern und die Bezug, Kommunikation und Entwicklung ermöglichen möchten. Begleiterinnen bringen in den beratenden, therapeutischen Kontext nicht nur ihre gelernten Methoden und ihre diesbezüglichen Erfahrungen mit, sie bringen sich als ganze Menschen selbst ein. Ihre Lebenserfahrungen, ihre Bindungserfahrungen, ihre Beziehungserfahrungen, all ihre Erfahrungen auf allen Gebieten ihres Lebens. Wenn also zwischen Begleiterin und jenen Menschen, die gerade auf dem Weg sind, ihr Rauschen kennenzulernen, »die Chemie stimmt« – und das entscheidet sich zumeist in wenigen Sekunden –, dann stimmt die Chemie mit dem ganzen Menschen und nicht nur mit der von ihr eingebrachten Methoden oder den angebotenen Interventionen.

Menschen begeben sich dann in Beratung oder Psychotherapie und gehen dann auf ihre Reise, wenn sie mit den ihnen derzeit zur Verfügung stehenden Möglichkeiten keine für sie befriedigenden Ideen für die Herausforderungen ihres Lebens mehr finden können, wenn sie spüren, dass die Reise mit Begleitung für sie unterstützend und hilfreich sein kann.

Das Erleben der Maus in diesen ersten Zeiten der gemeinsamen Reise kann manchmal gekennzeichnet sein von einem Verlust an Vertrauen in die eigenen Fähigkeiten und Kompetenzen. Dabei hinderliche Zugriffe auf Erfahrungen sind oft lange gebahnt und laufen zumeist unbewusst ab – Unsicherheiten, Angst, können im Vordergrund des Erlebens stehen, und der Organismus kann auf Schutz- oder Abwehrhaltung schalten. Die bisherigen Lösungsversuche zeigen sich oft als Teil des Problems – so wie die Maus von sich aus gar nicht auf die Idee käme zu springen, weil sie bis zu diesem Zeitpunkt gar nicht weiß, dass das Springen sie Dinge sehen lässt, die sie noch gar nicht kennt. Um zu verstehen, dass Springen bisher aus guten Gründen keine Option war, braucht es unserer Erfahrung nach Verständnis für die Kultur und Lebenswelt des Menschen, der dem Rauschen folgen möchte.

Auch wenn wir gemeinsam auf das Rauschen hören – wie schon oben erwähnt, kann sich das Rauschen ja auch als sogenanntes Symptom bemerkbar machen –, dann können wir uns in diesem gemeinsamen Beziehungsraum darauf einigen, mit welchem Ohr wir hinhören möchten, mit welchem Blick, welcher Haltung wir dem Rauschen gemeinsam begegnen möchten.

Schau dir dazu die Pacing-Übung im BegegnungsRaum der Ich-Welt an (S. 67).

Diese Herangehensweise kann hier verstanden werden als eine Option, möglichst im Dienste von Sicherheit für Mäuse und Waschbären in diesem gemeinsamen Kontext. Jede Frage, jede Bemerkung, jede Begegnung und Interaktion – verbal oder nonverbal – kann dann erlebt, erfahren werden und gehört und gesehen werden und überhaupt wahrgenommen werden, wenn die Basis des Begegnungsraums auf Sicherheit aufbaut, bzw. wenn, bei bleibender erlebter

Unsicherheit, neue andere Erfahrungen gemeinsam in den Fokus gestellt werden können. Dies stellt aus unserer Sicht keine Technik dar – es entspricht vielmehr unserer Haltung.

In therapeutischen und beratenden Räumen begegnen sich zunächst zwei Menschen, die sich scheinbar auf den ersten Blick in einem Ungleichgewicht befinden. Mäuse, die ein Rauschen hören und dadurch vielleicht irritiert sind, nicht wissend, scheinbar noch keine Ideen dazu haben, oder denen der Zugriff auf ihre diesbezüglichen Kompetenzen noch nicht (alleine) möglich ist. Eine Situation, in der Klientinnen mit dem Erleben von Scheitern, Misserfolg und auch Ohnmacht reagieren können – wo sie ein deutliches Rauschen zumeist schon seit längerer Zeit begleitet.

Die Begegnung mit einem anderen Menschen, mit seinen Kompetenzen und Fähigkeiten, die Möglichkeit, sich in einer schwierigen Situation begleiten zu lassen, birgt oft eine große Hoffnung – Hoffnung auf Linderung, auf ein anderes Leben. Gleichzeitig und blitzschnell werden da manchmal auch andere Erfahrungen aus Beziehungen, aus Situationen aktiviert, wo sich Menschen zu anderen Zeiten schon als unterstützungssuchend erlebt haben. Erfahrungen, die ihren Erwartungen nicht gerecht wurden und ihnen Lösungen abverlangt haben, die in diesem Kontext jetzt als hinderlich beschrieben werden können. Zum Beispiel Erfahrungen, die zu Unsicherheit und Misstrauen führen, so, wie die Maus zunächst davon ausgeht, dass der Frosch sie hereingelegt hat, als sie bei ihrem ersten Sprung im Wasser landete und gerade noch mit letzter Kraft ans Ufer schwimmen konnte.

Wir wissen zu schätzen, was auftaucht (Eigenpacing)

In zahlreichen Untersuchungen aus der neurobiologischen Welt wird darauf verwiesen, dass der Mensch ein auf gelungene soziale Beziehungen orientiertes Wesen ist. Alle Begegnungen und all unsere Erfahrungen werden bereits sehr früh auf impliziter Ebene gespeichert. Schon im ersten Lebensjahr kann ein Mensch aus sich wiederholenden interaktiven Erfahrungen Regelmäßigkeiten ermitteln. Was sich daraus entwickeln kann, ist ein sogenanntes implizites Beziehungswissen auf präverbaler Ebene, wie BegegnungsRäume gestaltet sind, wie mit anderen Menschen umzugehen ist, wie am besten Kontakt herstellbar ist, wie gemeinsame Freude und Vergnügen möglich ist und wie Aufmerksamkeit erlangt werden kann (Storch, Cantieni, Hüther u. Tschacher 2010, S. 88).

Unser implizites Gedächtnis speichert dabei die jeweiligen Interaktionen des gesamten Organismus mit den anderen und nicht nur die anderen als Personen. Dieses Beziehungsgedächtnis, sowohl bei Menschen, die auf dem Weg sind, ihr Rauschen zu erforschen, als auch bei den Begleiterinnen, ist immer mit im Raum. Und alle Einladungen, die gegenseitig erfolgen (und seien sie auch noch so mit guten Gründen hinterlegt), werden in dieser derzeit möglichen Wahrnehmungsspanne erlebt. Dies kann sowohl einiges eröffnen und ermöglichen, kann aber auch zu Schutz- und Verteidigungsreaktionen führen.

Um sich vor weiteren Enttäuschungen und Verletzungen zu schützen, haben Menschen oft unwillkürlich und implizit ganz unterschiedliche Strategien entwickelt, die die Hilfe anderer scheinbar verzichtbar erscheinen lassen, wobei dennoch stets die Sehnsucht nach gelingenden und vertrauens- und sicherheitsspendenden Beziehungsräumen, nach Nähe, Körperkontakt und Bindung auf unwillkürlich impliziter Ebene weiterlebt. Diese Ambivalenz deutlich zu machen und die guten Gründe dafür aus der eigenen Lerngeschichte kennenzulernen, kann ein hilfreicher Beitrag zur Raumgestaltung sein. Wir alle haben sowohl das Bedürfnis nach Autonomie (»Ich für mich«) als auch das Bedürfnis nach Zugehörigkeit (»Ich für und mit anderen«), oszillieren immer wieder zwischen beiden hin und her.

Vergleiche dazu das Konzept der Bezogenen Individuation im WissensRaum der Es-Welt (S. 82).

Im sicheren Raum kann es gelingen, neue Balancen zu erforschen, das eigene Erleben zu verstehen und wertzuschätzen und ganz zart kleine Schritte in die gewünschte Zukunft zu gehen. Neben Sicherheit ist ein liebevoller, im ersten Schritt zumindest wohlmeinender Umgang mit sich selbst ein weiterer Gelingensfaktor für den Aufbau von BegegnungsRäumen. Und das sowohl für Mäuse als auch für Waschbären. Für letztere wird Gunther Schmidt nicht müde, immer wieder die wertvolle Erinnerung »Eigenpacing vor Fremdpacing« (Schmidt 2014) auszusprechen: Nur wenn wir als Begleiterinnen liebevoll und wertschätzend mit uns umgehen, können wir eine hilfreiche Ressource für andere sein.

Was verstehen wir aus hypnosystemischer Sicht unter dem Begriff »Pacing«? Eingeführt wurde er von Richard Bandler und John Grinder als eine Beschreibung und Benennung dessen, was ihnen bei der Beobachtung Milton Ericksons, des Begründers der modernen Hypnotherapie, im Umgang mit Klientinnen aufgefallen war. Erickson selbst verwendet hierfür »Establishment of a yes-set«. Dabei ging Erickson davon aus, dass Menschen sich dann sicher und wohlfühlen, wenn sie merken und spüren, dass sie in ihrem So-Sein da sein dürfen und einem Raum begegnen, der keine Gefahren birgt – Gefahren wie Abwertung, etwas stimmt nicht mir dir, du solltest anders sein ... (Grinder u. Bandler 2016). Dennoch würden

Wie uns dies am ehesten gelingen kann und wie wir, wenn wir die Haltung gerade »verloren« haben, wieder hineinfinden können, kannst du mit der Haltung-Halten-Trance hier in dieser Welt im Begegnungs-Raum für dich herausfinden (S. 40).

wir Pacing nicht als eine Intervention bzw. Methode beschreiben. Vor allem dann, wenn wir als Begleiterinnen mit unserem ganzen Erleben einen Blick von Wertschätzung, Würdigung und Wohlwollen auf Klientinnen und all ihr Tun, Denken, Fühlen und Erleben richten können, kann in unserem gemeinsamen Begegnungsraum auch eine für beide Seiten erlebbare Sicherheit spürbar werden.

BegegnungsRaum

In diesem Raum richten wir den Fokus auf die Begleitung von Mäusen durch Waschbären in der Phase der Erforschung des Rauschens – ihres Reisebeginns. Dafür laden wir dich ein, über unsere Gedanken zur Haltung für diese Begleitung zu reflektieren, die wir dir gerne in der »Taschentuch-Trance« sowie unter dem Begriff »Auftragsklärung« näherbringen möchten.

Du findest die »Taschentuch-Trance« auch zum Anhören auf der Website: www.hypnosystemischer-erlebnisraum.at

Den Begriff »Auftragsklärung« möchten wir gerne differenzieren in »Auftragsklärung für die Begleitung« (diese findest du hier) und in »Auftragsklärung für Anliegen und Ziel«, also das »Wofür der Begleitung«. Hier geht es um das gewünschte Reiseziel, um das Benennen von damit verbundenen Ambivalenzen, um Produktinformationen zu unseren Angeboten und Einladungen und letztendlich um Zustimmung unseres Gegenübers zu diesem Blick auf das Anliegen sowie um Pacing für das momentane Erleben.

Mehr zum Thema Pacing findest du im BegegnungsRaum der Ich-Welt (S. 66).

Die Taschentuch-Trance

In dieser Trance möchten wir dich einladen, dir zum einen über die Gestaltung des Raumes Gedanken zu machen. Was braucht der Raum, in dem sich Maus und Waschbär begegnen? Was braucht es von beiden bei der Gestaltung des Raumes? Und damit ist dies zum anderen auch eine Einladung, dir Gedanken darüber zu machen, was du als Begleiterin, als Begleiter, brauchst.

Der Raum kann ein Begegnungsraum werden, wenn wir auf ein paar wichtige Dinge (sysTelios Akademie 2017) achten. Bei der Gestaltung dieses Raums vertrauen wir darauf, ...

- ... dass es gute Gründe für ein gezeigtes Verhalten oder ein Erleben gibt.
- ... dass eine wertschätzende, forschende Haltung beim Entdecken dieser guten Gründe unterstützt.
- ... dass die Beiträge beider Beteiligten relevant für eine gelingende Kooperation auf Augenhöhe sind.

- ... dass es keine Wahrheiten gibt, sondern lediglich Wirklichkeitskonstruktionen.
- ... dass beide Beteiligten Expertinnen für ihre eigenen Prozesse sind.
- ... dass ein Anbieten alternativer Sichtweisen hilfreich ist (gemäß der Metapher des »Realitätenkellners« von Gunther Schmidt).

Und woran könnte man so etwas festmachen? Woran würde es spürbar werden? Und welches Bild wäre dafür ein hilfreiches Symbol?

Wir möchten dir gerne eine Metapher anbieten, die für uns sehr viel deutlich gemacht hat: In jeder psychotherapeutischen Praxis und in beinahe jedem Coaching- und Beratungsraum steht eine Taschentuchbox. Manchmal direkt am Tisch, gleich neben den Wassergläsern. Manchmal etwas weiter weg, auf einem Regal vielleicht, aber meistens in Griffnähe und fast immer deutlich sichtbar. Sichtbar für Mäuse und Waschbären. Und wir können uns fragen, für welchen Raum dieses Zeichen ein Beitrag sein könnte? Welche Auswirkungen könnte es für Waschbären haben, und welche innere Bedeutung? Und wofür stellen sie diese Box auf? Welche Fragen und Assoziationen könnten dadurch in Mäusen eher auftauchen?

- »Oh, muss ich hier weinen? Heißt das, dass Weinen dazugehören muss?«
- »Nein, ich will nicht schon wieder weinen, es ist genug!«
- »Aha, Taschentücher – hier kümmert man sich um mich.«
- »Was ist, wenn ich nicht weine? Was denkt die dann von mir, wenn ich nicht weine?«
- »Ich werde hier sicher nicht weinen – *die* bringt mich nicht zum Weinen!«

Das alles und noch mehr kann im Raum sein, gemeinsam mit der Taschentuchbox, noch bevor ein einziger Satz gesagt oder eine Frage gestellt wurde.

Wir können sagen, dass alleine durch das sichtbare Aufstellen einer Taschentuchbox implizit eine Hierarchie in der Begegnung im Raum auftauchen kann: Hier wird es vermutlich eine geben, die der anderen ein Taschentuch reicht, weil diese eines brauchen wird. Und was tun wir tatsächlich meistens als Begleiterin, wenn jemand weint? Wir reichen unaufgefordert, ohne Auftrag, ein Taschentuch. Zum Trocknen – in anderen Worten: zum Wegmachen der Tränen. Und was bringen wir mit dieser gut gemeinten Geste, aus guten Gründen, wiederum in den Raum? Welche Form von Begegnung, von Beziehungsgestaltung laden wir dadurch ein?

Erstens, wir greifen hinüber, ohne zu wissen, weil wir nicht gefragt haben, ob unser Gegenüber ein Taschentuch möchte. Vielleicht hätte sie eine Sekunde später in die Tasche gegriffen, weil sie für sich entschieden hat, dass sie gerne ihre Tränen trocknen möchte. Vielleicht hätte sie entschieden, ihre Tränen endlich einmal fließen zu lassen – und das selbst zu entscheiden. Und, davon können wir ausgehen, diese zweite Variante wird nie passieren, wenn wir zuerst ungefragt das Taschentuch reichen. Kein Gegenüber wird diese sich kümmernde Geste ausschlagen. Dadurch signalisieren wir möglicherweise zweitens, dass Tränen weggewischt gehören – dass die Traurigkeit nicht so sein darf, wie sie gerade da ist.

Gleichzeitig kann es sein, dass wir durch diese Geste auf einmal die Verantwortung für das Befinden des Gegenübers, wie es ihm oder ihr geht oder gehen soll, an uns ziehen. Und stellen implizit in Abrede, dass wir es diesem Menschen zutrauen, selber zu wissen, was gebraucht wird, und auch dafür sorgen zu können.

Und es kann sein, dass durch die sichtbare Anwesenheit der Taschentuchbox im Gegenüber so etwas entstehen kann wie Unverständnis, vielleicht sogar Wut, wieso ihr nicht geholfen wird – wieso ihr unaufgefordert kein Taschentuch gereicht wird. Wo die Begleiterin doch offensichtlich eines hat (und dafür zuständig ist). Das kann sich insbesondere bei Menschen zeigen, die leidvoll und immer wieder erleben mussten, dass sie ganz allein auf sich gestellt waren. Hier kann dann der berechtigte und gleichzeitig unerfüllbare Wunsch nach »Du musst sehen, was ich brauche, und es mir unaufgefordert geben« den Zugriff auf die eigenen vorhandenen Kompetenzen erschweren.

Nun kann es sein, dass wir auch Waschbären geworden sind, weil es eine Seite in uns gibt, die Traurigkeit oder Schmerz lindern möchte. Und die dafür viele hilfreiche Kompetenzen erworben hat – viele davon oftmals schon recht früh im Leben. Und wenn wir das über uns wissen, dann kann es hilfreich sein, mit dieser Seite und mit dieser großen Sehnsucht liebevoll umzugehen. Und sie nicht die Begleitung alleine übernehmen lassen. Und da macht es Sinn, uns immer wieder selbst zu fragen, was wir gerade brauchen, um den Begegnungsraum zu gestalten. Sodass wir immer wieder und immer mehr lernen darauf zu vertrauen, dass unser Gegenüber und auch wir selbst am besten wissen und spüren, was wir gerade brauchen, und auch dafür sorgen können. Ausgehend von diesen Gedanken möchten wir dich nun einladen, dir ein bisschen Zeit für dich zu nehmen.

Taschentuch-Trance

Wenn du dir so deinen Raum vorstellst, in dem du Menschen begleitest, wo ist da der Platz, von dem aus du jetzt gerne auf deine inneren Seiten, auf deine Haltung als Begleiterin, auf deine Werte oder Ziele für die Begleitung schauen möchtest?

Ist das der Platz, wo du immer sitzt? Oder ist das jetzt gerade ein anderer?

Vielleicht ist es heute gut zu stehen? Ganz anders als sonst? Schau einfach, was da heute gut für dich passt ...

Und wie fühlst du dich in dem Raum, in dem du Menschen begegnest? Ist er für dich so, wie du ihn gerne hättest? Unterstützt er die Art der Begleitung, die du gerne anbieten möchtest?

Und wenn dieser äußere Raum noch nicht so ist oder vielleicht auch nie so sein wird, wie du es gerne hättest, dann schau mal, ob du dir diesen Raum im Inneren umbauen kannst. Nimm dir dafür ein bisschen Zeit ...

Wie ist das Licht in deinem Raum ... heller ... dunkler ... Und welche Farben hat er? Hat er Fenster? Mehr ... oder weniger? Welchen Duft kannst du hier riechen? Vielleicht einen ganz bestimmten? Vielleicht einfach frische Luft? Und was hörst du? Welche Geräusche ... Töne, Melodien ...

Und was wäre noch gut in diesem, deinem inneren Raum, so, dass er immer mehr zu dem Raum wird, der dein Raum ist und der ein stimmiger Begegnungsraum für dich mit anderen ist. Schau mal, was da noch auftaucht ...

Und wie spürt es sich jetzt an, in diesem Raum zu sein? Wie stehst oder sitzt du jetzt da?

Und schau mal, was da so in dir unwillkürlich auftaucht, in dir, wenn du jetzt noch einmal an unsere kleine Geschichte zur Taschentuchbox denkst ... An unsere Fragen und Gedanken zu Werten, zur Haltung? Was taucht da in dir auf? Wie findest du das? Was ist der erste Impuls, den du hattest, als du diese Gedanken zum Reichen oder Nicht-Reichen von Taschentüchern gehört oder gelesen hast?

Wann findest du selbst, dass du eine gute Begleiterin – Coach, Beraterin, Psychotherapeutin – bist?

Und was darf dir auf keinen Fall passieren? Was wäre sogar ein Versagen?

Und wer in dir bewertet das? Taucht da vielleicht eine Seite, ein Anteil, eine Figur in dir auf, die da eine ganz klare Meinung hat? Und die auch mit in diesem Begegnungsraum ist. Wozu würde sie dir raten?

Wann bist du eine gute Begleiterin? Was sollst du tun, und wie ... zum Beispiel, wenn jemand weint, wenn Trauer und Schmerz im Raum sind, wenn sich jemand hilflos zeigt und scheinbar gerade nicht weiter weiß ...

Was rät sie dir zu tun?

Und schau mal, was du gut brauchen könntest, um darauf zu vertrauen, dass Entwicklung passiert, dass Veränderungen ihr eigenes Tempo haben ... Dass Menschen ihre Wege gehen, wieder aufstehen ... Dass Tränen fließen und irgendwann wieder trocknen ... bei deinem Gegenüber ... und auch bei dir selbst ...

Was taucht da auf in dir? Wenn du so nachspürst ... Wo hast du das schon einmal erlebt ... wo hast du dieses Vertrauen schon mal gespürt ... Nimm dir auch wieder ein bisschen Zeit für das, was da vielleicht jetzt gerade aus deinem reichen Erfahrungsschatz auftaucht ... Hilfreiche Erinnerungen, Momente, Situationen ... Vielleicht nur für Sekunden, vielleicht länger, und öfter ... Alles, was auftaucht, ist genau richtig und gehört zu dir ... Und macht dich aus, als Begleiterin, die anderen auf ihrer Reise zur Seite steht ... voller Vertrauen ... und Zuversicht ... Mit dem, wie es gerade ist ... Vielleicht gerade schwer ... Und dann wieder Entwicklung ... Schritt für Schrittchen ... Im ganz eigenen Tempo ... in deinem ... und in dem des Menschen, den du begleitest ...

Und wie spürt sich dein Raum jetzt an? Jetzt, wo das Vertrauen da ist, für Entwicklung, und auch die Seite, die dir rät, wie du es »richtig« machen kannst. Und die es auch so gut meint, für dich, und auch für die anderen.

Wie sitzt du jetzt da, oder stehst du da? Spür da mal nach ... Nimm dir auch dafür wieder ein bisschen Zeit ... deine Position in diesem Begegnungsraum, deine Haltung, zu erforschen ... zu kräftigen ... noch sicherer zu gestalten ...

Das ist ein ganz einzigartiger Raum ... Weil du gerade da drinnen bist ... auf deine einzigartige Art und Weise ... mit deinen einzigartigen Kompetenzen ... und deinem Vertrauen ...

Und schau mal, und spür mal nach, jetzt zum Abschluss, ob irgendein Symbol aus diesem inneren Raum, ein Gegenstand, eine Metapher für dein Gefühl, für deine Haltung, für das, was du gerade erlebt hast, in dir auftaucht.

Irgendetwas, dem du dann einen Platz in deinem äußeren Raum geben kannst. Sodass es dich immer wieder neu erinnert an die vielen Möglichkeiten deines inneren Raumes ... und an das Vertrauen ... Was zeigt sich da? Was taucht auf? Was möchte mitgenommen werden? Von dir? Sei neugierig.

Und es könnte sein, dass dir heute etwas begegnet ... oder schon jetzt ... oder später ... wenn du wo unterwegs bist ... Halt deine Augen offen ... und schau, was dich findet.

Auftragsklärung für die Begleitung

Als unsere Maus dem Waschbären begegnet, formuliert sie zunächst nur das, was sie gerade erlebt. »Ich höre ein Rauschen und bin dabei, es zu erforschen.« Wie dieses Erforschen gelingen kann und möglich ist, ist ihr da noch nicht klar. Unser Waschbär, mit Erfahrungen im Forschen, hat Ideen und Hypnothesen, die er der Maus zur Verfügung stellt: »Was du hörst, ist der Fluss.« Der Waschbär nimmt die Maus nicht sofort mit dorthin – er bietet ihr an, ihr den Fluss zu zeigen. Und erst als die Maus sagt: »Führ mich bitte zum Fluss – ich werde mit dir gehen«, erst dann gehen sie gemeinsam los.

Auf unseren Forschungsreisen kann es manchmal zunächst wichtig sein, uns auf den Weg zu machen, ohne noch genau zu wissen, wie die konkreten Schritte sein werden. Manchmal, so wie bei unserer Maus, auch ohne ein Ziel ganz konkret vor Augen zu haben oder es gar benennen zu können. Was wir als Waschbär jedoch immer brauchen und ganz genau nachfragen sollten, ist unser Auftrag.

Auftragsklärung im hypnosystemischen Begegnungsraum fokussiert daher auf die Aufgaben der Waschbären im Forschungsprozess. Waschbär stellt dabei insbesondere Fragen, die seiner Orientierung über die Form der Reisebegleitung dienen: »Auf deiner Reise, wie kann ich dich da gut begleiten? Auf dem Weg, auf dem du bist, dein Rauschen zu erkunden, was können meine für dich hilfreichen und zieldienlichen Beiträge sein?«

Und da so eine Reise ganz schön aufregend sein kann und wir gemeinsam in unbekannte Gebiete vordringen können, stellen wir immer wieder diese Frage: »Sind wir hier für dich noch gut unterwegs? Sind meine Beiträge noch passend, oder könnten andere Beiträge hilfreicher sein?«

Produktinformation

Nützlich ist es unserer Erfahrung nach, dafür folgende Fragen so oder so ähnlich zu stellen:

- »Ich würde Ihnen gerne meine guten Gründe transparent machen, wofür ich jetzt recht genau nachfrage. Ich brauche diese Orientierung, um Ihnen eine passgenaue Begleiterin sein zu können. Wann und wie wäre ich für Sie besonders hilfreich?«
- »Auf was kann ich achten, wenn Sie erzählen?«
- »Ich möchte Sie jetzt kurz unterbrechen, damit wir klären können, wie ich hier in Ihrem Sinne wirksam werden könnte. Meiner Erfahrung nach kann es manchmal hilfreich sein, eine Geschichte immer wieder zu erzählen, weil man dann immer neue Aspekte für sich entdeckt. Manchmal kommen Menschen hierher, um etwas zu erzählen, was sie so noch nie erzählt haben. Wie ist das bei Ihnen, bei Ihrem Anliegen? Mit welchem

Ohr sollte ich Ihnen denn zuhören, damit es einen Unterschied für Sie macht?«

- »Wäre es für Sie in Ordnung, wenn ich einmal zusammenfasse, was ich schon gehört habe, und Sie schauen mal, ob es das ist, wofür Sie hier sind?«
- »Und falls Sie das schon öfter erzählt haben – was würde denn hier einen Unterschied machen, wenn Sie es jetzt mir erzählen, der für Sie nützlich sein könnte?«

Gute Gründe

Manchmal kommen Menschen zu uns, die gleich anfangen wollen, und die uns gerne »alles« erzählen wollen. Dieses Bedürfnis ist total verständlich, und dafür soll und kann ja auch Raum sein. Gleichzeitig kann es schwierig sein zu arbeiten – und auch Zuhören gehört zu unserer Arbeit als Waschbär –, ohne einen explizit gemachten Auftrag[6] zu bekommen. Wenn wir nicht fragen und einfach mitmachen oder es geschehen lassen, dann verpassen wir die Chance, unsere Begleitung passend für die individuellen Bedürfnisse anzubieten.

Wenn wir keinen bewussten Fokus haben, dann fokussiert *es* in uns, und wir reagieren auf bestimmte Inhalte der Erzählung auf unsere Art und Weise – unabhängig davon, ob das gerade für unser Gegenüber brauchbar ist. Das Ergebnis kann dann zufällig hilfreich sein, kann unser Gegenüber aber auch verärgern, da der Eindruck entstehen kann, wir »machen« zu wenig. Denn was unterscheidet uns dann von einem Gespräch im Kaffeehaus mit einer verständnisvollen Freundin, die richtig gut zuhören kann.

Wieso das keine Methode ist (und es deswegen hier kein Skript geben kann)

In der Geschichte geht Maus mit, nachdem sie innerlich zwischen Angst und Hoffnung gependelt ist, und dann die Hoffnung siegt, weil dieses Ding nützlich für sie sein könnte und weil sie damit die anderen Mäuse beeindrucken möchte. Und sie vertraut Waschbär, dass er sie gut begleiten wird.

Diesen Prozess machen wir bei der Auftragsklärung für die Art der Begleitung explizit. Wie soll diese Begleitung gestaltet sein, damit sich unser Gegenüber trotz vorhandener Unsicherheit, vielleicht sogar Angst, vertrauensvoll in der Hoffnung auf hilfreiche Erkenntnisse und Erfahrungen mit uns auf den Weg machen kann?

---

6 Für diese Regel gibt es eine wichtige Ausnahme: Unsere Haltung bieten wir immer an, ungefragt, und ohne Auftrag. ☺

Die Beschreibung dieser Zugänge macht für uns noch einmal sehr deutlich, dass es sich hier nicht um Methoden handelt, die man »anwendet«, um den Reisebeginn zu gestalten. Vielmehr wird dieser ganz spezielle, hypnosystemische Kooperationsraum durch unsere Haltung aufgeladen. Die sich auch in der Art unserer Fragen, Kommentare und im Fokus-Setzen zeigt – genauso wie in unserer wertschätzenden Haltung, in der wir dem Gegenüber und allen Seiten, die sich da zeigen, sowie uns selbst immer gute Gründe unterstellen, die wir vielleicht nicht immer gleich verstehen. Aber wir vertrauen darauf, dass es sie immer gibt. Und wir gehen immer davon aus, dass Ressourcen und Kompetenzen bereits im Gegenüber vorhanden sind – und in uns. Und diese Haltung zeigt sich auch in unserem Blick, in der Art, wie wir sprechen, in den Worten und in der Tonalität. All das kann im Gegenüber Stückchen für Stückchen Sicherheit und Vertrauen wachsen lassen, dass die gemeinsame Reise ins noch Unbekannte gelingen könnte oder zumindest sehr spannend werden kann.

Die Haltung-Halten-Trance

Du findest die »Haltung-Halten-Trance« auch zum Anhören auf der Website: www.hypnosystemischer-erlebnisraum.at

Und was, wenn wir merken, wenn spürbar wird, dass wir Gefahr laufen, Haltung nicht mehr halten zu können? Wenn wir es gerade nicht mehr aus-halten? Für diese Momente möchten wir dir gerne folgende Sichtweise auf Haltung anbieten:

Hören wir etwas zur hypnosystemischen Haltung, dann klingt das oft nach einem Zustand, einer Art des Im-Raum-Seins. So, als ob es möglich wäre, diese Haltung immer und überall zu erleben und zu leben. In herausfordernden Kontexten wird jedoch oftmals deutlich, dass Haltung keine stabile Struktur ist und hat. Vielmehr verstehen wir aus hypnosystemischer Sicht Haltung als einen Prozess – ein Erlebnismuster, das in Co-Kreation mit dem Gegenüber in jedem Moment neu er- und gefunden werden kann. In Wechselwirkungsprozessen – im Miteinander-in-Resonanz-Gehen, unwillkürlich, oft auch unbewusst – oder auch willentlich, ganz bewusst.

Und nun, mit diesen Ideen darüber, dass Haltung etwas Prozesshaftes ist, dass es um Wechselwirkungen geht und um Co-Kreation im Begegnungsraum, die mit jedem Gegenüber einzigartig gestaltet wird, möchten wir dich einladen, einmal neugierig darauf zu sein, wie das bei dir so ist. Nimm dir ein bisschen Zeit für dieses Erforschen.

Haltung-Halten-Trance

Wie klingt das für dich überhaupt: sich die Erlaubnis zu geben, beim Haltung-Halten zu scheitern? Vielleicht sogar Abweichungen vom Gewünschten und Gelernten zu erwarten? Es dir vielleicht sogar zu erlauben? Möglicherweise neugierig zu sein, wann es passiert, bei und mit wem, und wie du es bemerken würdest?

Auch in dem Wissen darum, dass du, wenn du Haltung niemals verlieren würdest, du ja gar nicht wüsstest, dass du sie hast – wenn du sie immer hättest.

Vielleicht hast du einen Platz, von dem aus du Menschen begleitest, vielleicht einen bestimmten Sessel oder eine Couch. Spür mal die Sitzfläche unter dir, wie du da so sitzt. Bist du zurückgelehnt, angelehnt? Berühren deine Füße den Boden? Sitzt du aufrecht oder mit den Beinen überschlagen? Vielleicht stehst du auch? Wie ist so deine Art, auf deinem Platz zu sein und Menschen zu begleiten?

Und wo sitzt dein Gegenüber? Wie nah bei dir, wie weit weg von dir? Eher links, eher rechts, oder frontal, genau gegenüber von dir?

Und ist da etwas zwischen euch? Ein kleiner Tisch vielleicht? Auf dem möglicherweise (noch[7]) eine Taschentuchbox steht?

Und es könnte sein, dass da vielleicht jetzt gerade schon ein Gesicht auftaucht.

Ein Gegenüber, ganz unwillkürlich. Sei doch mal neugierig, wer dir da nun gegenüber sitzt ... für jetzt gerade, wenn wir gemeinsam über Haltung forschen. Wie man sie hält, und nicht mehr hält und nicht mehr halten kann, und wieder hält, und wieder nicht mehr ... und wieder hält.

Welche Gesten deines Gegenübers, welcher Gesichtsausdruck, welche Worte, Haltungen, Werte ... Was lädt dich ein, Haltung nicht mehr zu halten, nicht mehr halten zu können?

Wo und wie bemerkst du es überhaupt? Kennst du das überhaupt? Bist du überrascht? Erschrocken? Wirst du vielleicht ungeduldig? Oder auf einmal sehr »wissend« für das, was dein Gegenüber gerade brauchen könnte?

Was spürst du im Körper? Vielleicht Druck? Oder Spannung? Wie ist dann deine Atmung?

Und wenn du das bemerkst, was machst du dann? Schau mal, was da auftaucht in dir, wenn du da in deinem Sessel sitzt, mit dem Menschen, der dir gerade gegenübersitzt. Ignorierst du es eher? Ist es dir peinlich? Verunsichert es dich? Setzt es dich unter Druck? Oder wirst du schneller? Wie ist das bei dir?

---

7 Sollte auf deinem Tischchen eine Taschentuchbox stehen, und du hast dir die »Taschentuch-Trance« noch nicht angehört, dann laden wir dich hier an dieser Stelle sehr herzlich dazu ein. Solltest du diese gerade wegen der Trance ganz bewusst willentlich dorthin gestellt haben, sind wir sehr beeindruckt von der Kraft deiner autonomen Seite ... ☺

Und wie gehst du dann mit dir um? Wie bewertest du dich?

Darf dir so etwas passieren? Bist du dann noch eine kompetente Begleiterin?

Und wie siehst du dann dein Gegenüber?

Wie müsstest du auf dich selbst schauen, dass du es bemerken darfst, dass du Haltung gerade verlierst? Dass du es dir überhaupt erlauben darfst?

So, dass das Haltung-nicht-mehr-Halten einen Platz bekommen darf? Einen Bemerk-Platz. Es merk-würdig werden darf. Gewürdigt sogar. Vielleicht sogar einen Platz in deiner inneren Welt, den du immer genau dafür freihalten darfst.

Wie wirkt sich das aus?

Wie reagiert dein Organismus, wenn er diese Erlaubnis hat?

Schau mal, wie sich das anspürt ... Wie sitzt du jetzt in deinem Sessel? Mit dieser Erlaubnis, Haltung zu halten, und nicht mehr zu halten ... und wieder zu halten ...

Sei mal neugierig, welches Bild zu diesem Prozess in dir ganz unwillkürlich, vielleicht jetzt schon, auftaucht ... Haltung halten, und nicht mehr halten ... und wieder halten ...

Und all das darf sein ...

Und zu diesem, deinem stimmigen Bild, das jetzt gerade heute dazu bei dir auftaucht ... welche Töne, Klänge, Musik, welcher Sound, welche Worte, Sätze gehören da mit dazu? Und wie benennst du dieses Erleben?

Und welches Körpergefühl, oder Impuls, Geste, Bewegung ... und wo im Körper spürst du es? Wie macht es sich bemerkbar? Und wie übersetzt dein Körper dieses ... Haltung halten, und nicht mehr halten ...? In welche Bewegung? Schau mal, was sich da ganz unwillkürlich zeigen mag ...

Es können Handbewegungen sein ... oder ein Aufrichten ... Eine kleine Bewegung im Körper, vielleicht ein Schwingen ... Vielleicht wie ein Im-Fluss-Sein ... Vielleicht etwas Rhythmisches ...

Wie ist das bei dir?

Wie sitzt du jetzt auf deinem Sessel, mit deinem Gegenüber? Wie wirkt sich dieses Erleben ... Haltung halten, und nicht mehr halten ... und wieder halten ... auf den Prozess zwischen dir und deinem Gegenüber aus?

Prüf mal für dich, wohin dich diese Ideen, diese Worte, deine Bilder und Bewegungen ... wohin sie dich geführt haben.

Und was davon du dir mitnehmen möchtest ... mit in deinen Raum, auf deinen Sessel, in der äußeren Welt ... so, dass es sich günstig auswirkt auf dein Halten von Haltung ...

2 Ich-Welt

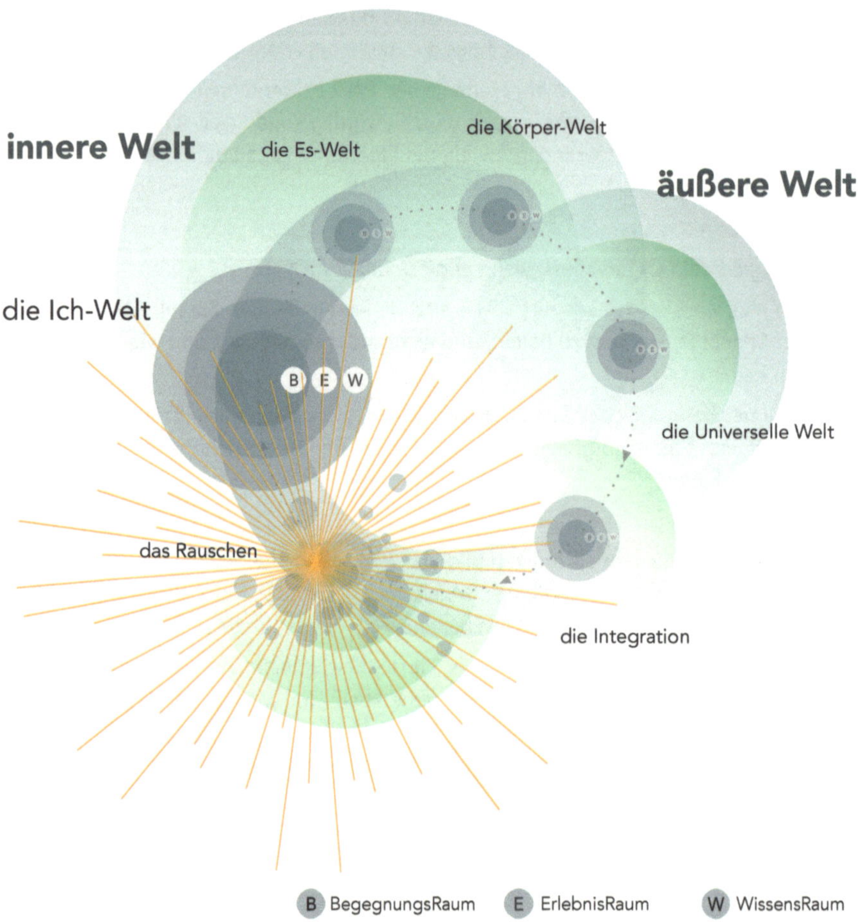

Abb. 3: Die Reise durch das Buch: Ich-Welt

In dieser Welt wollen wir uns dem bewussten Denken, der Kognition, unseren Großhirnprozessen (insbesondere jenen im präfrontalen Cortex) nähern, oder dem, was wir zumeist unter unserer Alltagsrealität verstehen: unserer bewusst-willkürlichen Fokussierung von Aufmerksamkeit.

Als Angebot für das Bedürfnis nach Verstehen, für deinen Verstand, dein bewusstes Denken, möchten wir hier nun ein paar Grundgedanken des hypnosystemischen Konzepts beschreiben. Was wir darunter verstehen und wie es handlungsleitend werden kann. Dabei wollen wir über innere und äußere Welten schreiben, über die Bedeutung von Kontexten und über Trancephänomene. Weiter wollen wir uns in dieser Welt noch etwas detaillierter mit der Frage der Auftragsklärung und -gestaltung beschäftigen, also damit, wie wir uns hypnosystemisch einem Anliegen nähern können.

Ideen zur Auftragsklärung und -gestaltung für die Begleitung findest du im BegegnungsRaum des Kapitels Reisebeginn (S. 36).

Dabei möchten wir dir die Idee einer Beobachtungsposition näherbringen. Und hier in der Ich-Welt soll insbesondere auch von Sprache die Rede sein.

WissensRaum

Im WissensRaum dieser Welt möchten wir dir gerne die folgenden Begriffe näherbringen:

- Erlebnisnetzwerke
- Innere und äußere Welt
- Trance
- Dreiteiliges Gehirn
- Sprache
- Kontext gibt Bedeutung
- Systemische Prämissen
- Beobachtungsposition
- Hier-und-Jetzt-Trance/Erleben wird immer im Hier und Jetzt erzeugt
- Aufmerksamkeitsfokussierung

Mit den folgenden Statements möchten wir dir wieder einen Überblick über den WissensRaum zur Ich-Welt anbieten:

1) Wir bewegen uns in inneren und äußeren Welten.
2) Wir sind autopoietische Wesen.
3) Die Bedeutung von Phänomenen entsteht erst durch den Kontext.
4) Wir haben ein dreiteiliges Gehirn, das auf Hochrechnungen spezialisiert ist.
5) Sprache als Verbindung in und zwischen inneren und äußeren Welten.
6) Erleben kann als Trancephänomen verstanden werden.
7) Wir haben mehrere Vergangenheiten und Zukünfte.
8) Systemisches Arbeiten für die innere Welt.
9) Wir beobachten uns – bewusste Aufmerksamkeitsfokussierung.

Wir bewegen uns in inneren und äußeren Welten

Die Begriffe der »inneren und äußeren Welten« möchten wir hier als Orientierungsmöglichkeiten anbieten. Wir sind nie einfach nur so in unseren unterschiedlichen Kontexten unterwegs – sondern immer mit bestimmten inneren Haltungen, Ausrichtungen, emotionalen, körperlichen Befindlichkeiten und Fokussierungen. Und wir bewegen uns in kontinuierlichen Wechselwirkungsprozessen – innerlich und äußerlich. Nehmen wir wieder unsere Maus: Zunächst erlebt sie ihr Rauschen als ungewöhnlich, anders, fremd in ihrem bisherigen Kontext. Niemand kennt es, alle anderen Mäuse sind in ihren gewohnten Kontexten mit ihrem gewohnten Tun unterwegs. Ihre äußere Welt und das Tun in ihren äußeren Welten, in ihren gewohnten Kontexten, sind von außen betrachtet so wie immer – wie es immer schon war und wie es jetzt gerade ist. Das Rauschen, das unsere Maus vernimmt, passt nicht in diesen Kontext, nicht in diese gerade vorgefundene äußere Welt. In der inneren Welt unserer Maus wird es aber immer deutlicher, lauter, dringlicher. So dringlich, dass es ins Bewusstsein kommt, auffällt, stört und vielleicht neugierig macht. Es tritt von der inneren Welt in die äußere und führt in der äußeren Welt zu einer Handlung: Die Maus fragt die anderen Mäuse, ob sie das denn kennen.

Wir möchten in der inneren Welt jene Prozesse verorten, die unser ganz individuelles Erleben beschreiben. Und wir meinen in der äußeren Welt jene Prozesse, die auf unsere Interaktionen mit unserer jeweiligen Umgebung, der Umwelt und den Menschen, unseren Aufgaben und Herausforderungen fokussieren, die damit im Zusammenhang stehen. Die Wechselwirkungen zwischen inneren und äußeren Welten beschäftigen uns tagtäglich, ohne dass uns das zumeist bewusst wird. Nicht nur ein Rauschen kann uns aus unserer inneren Welt den Weg in unser Bewusstsein – und damit im besten Fall in eine Handlung in der äußeren Welt – zeigen. Auch äußere Herausforderungen und Einladungen können in unserer inneren Welt bestimmte Haltungen, Muster, Verhaltens-, Erlebens- oder Denkweisen anregen, die wieder bewusst willkürlich oder unwillkürlich ablaufen, oder unbewusst.

Manchmal begegnen uns als Begleiterinnen Menschen, die mit der berechtigten Frage »Was soll ich tun?« auf uns zukommen. Diese Frage bezieht sich zumeist auf den Wunsch, ganz konkrete Handlungsvorschläge und Ideen zu bekommen, wie eine Situation gut gemeistert werden kann. Das Besondere des hypnosystemischen Ansatzes ist nicht nur, dass er systemische Prämissen und hypnotherapeutischen Ideen miteinander verbindet und anbietet, sondern auch eine neue, andere Form des Umgangs mit »dem Rauschen« in den Mittelpunkt stellt.

Grundsätzlich gehen wir davon aus, dass Menschen alle Kompetenzen, die sie für einen für sie stimmigen Umgang mit inneren und äußeren Fragestellungen, Anliegen und Herausforderungen brauchen, bereits in sich tragen und nicht einfach nur nicht wissen, was sie tun sollen, sondern dass sie in schwierigen Situationen oft nicht den Zugriff haben zu all ihren Fähigkeiten, Kompetenzen und Ressourcen. Die innere Welt, aus der heraus sie den Situationen begegnen, ermöglicht ihnen derzeit – und nur gerade jetzt – keine anderen Ideen als jene, die sie bereits ausprobiert haben und die jedoch nicht zum gewünschten Ergebnis geführt haben.

Wir können uns die inneren und äußeren Welten wie Tanzende vorstellen: Aufeinander eingespielt, unwillkürlich reagieren sie wechselseitig aufeinander, immer im Sinne dessen, dass der Tanz weiter getanzt wird. Diese Bewegung geschieht unwillkürlich ununterbrochen – selbst im Schlaf.

Wir sind autopoietische Wesen

Und wovon wir auch grundsätzlich ausgehen ist – dazu kannst du auch weiter unten noch genauer nachlesen –, dass wir niemals wissen können, was für jemanden anderen jetzt gerade die sogenannte richtige Handlungsweise sein kann.

Über die Rolle von Sprache kannst du im WissensRaum der Ich-Welt nachlesen (S. 49).

Und noch weniger, was wir von außen tun, anbieten, sagen könnten, um die Wahrnehmung, das Verhalten, die Gefühle, das Erleben unseres Gegenübers direkt zu beeinflussen. Auch Waschbär weiß nicht, ob das, was er gerade anbietet, für Maus brauchbar sein könnte. »Das, was du hörst, ist der Fluss. Komm mit, ich zeige dir den Fluss«, sagt Waschbär. Einzig Maus kann entscheiden – und das passiert ganz unwillkürlich, mit Hilfe von somatischen Markern, der Neurozeption –, ob etwas für sie passend, stimmig, richtig ist. Stimmig und passend für ihren Gesamtorganismus, aufgrund ihrer individuellen Hochrechnung und des Vergleichs mit all ihren bisherigen Erfahrungen: ob etwas eher zu einer Stabilisierung oder zu einer Destabilisierung führen kann. Hier gehen wir von der Hypothese aus, dass unsere Gehirne – so wie wir als ganze Menschen und übrigens Mäuse auch – autopoietische Wesen, Systeme sind. Die Ziele dieser Systeme sind Selbsterhaltung, Überleben, Homöostase und Selbstorganisation. Sie sind weder von innen noch von außen direkt veränderbar. Es besteht jedoch die Möglichkeit, die innere Stabilität und Instabilität durch die Veränderung der Kontextbedingungen zu beeinflussen, wobei hier innere Kontexte und äußere Kontexte gleichermaßen gemeint sind. Ohne zu wissen, welche Veränderung zu welcher Entwicklung, zu welchen weiteren Schritten und zu welchem konkreten Ziel führen kann. Was wird passieren, wenn Maus beim Fluss ist, wenn sie, erstmalig im Leben, den Fluss sieht, ihn kennenlernt?

Die Bedeutung von Phänomenen entsteht erst durch den Kontext

Welche Bedeutung einem Phänomen, einer Frage, einer Idee oder auch nur einem Wort gegeben wird, kann erst im jeweiligen Kontextbezug verstanden werden. Kein einziges Phänomen an sich, keine einzige Frage und auch keine Antwort, auch kein Verhalten ist ohne den Kontext, in dem es auftritt, erklär- oder verstehbar. Selbst dann, wenn eine Gruppe von Menschen scheinbar dasselbe erlebt, wird jedes Individuum das Geschehen anhand der eigenen Erfahrungen und anhand der Details beschreiben, auf die die eigene Aufmerksamkeit gerichtet war.

Gunther Schmidt war und ist es ein Anliegen, Erkenntnisse der Hypnotherapie von Milton H. Erickson (»Innere Welt – unsere internalen Prozesse«) und systemische Ansätze (»Äußere Welt – unsere interaktionellen Prozesse in unseren verschiedenen Kontexten«) zieldienlich zusammenzufügen. Die Grundidee ist dabei, Unterschiede in bisherige, als unangenehm erlebte Muster einzuführen und den Blick konsequent immer wieder auf das gewünschte Erleben in der Zukunft zu richten (Prior 2004). Wir könnten auch sagen, dass das Ziel des hypnosystemischen Ansatzes ist, eine optimale Kooperation zwischen inneren, teilweise unbewussten und unwillkürlichen Prozessen (»Innere Welt«) und den Anforderungen und Auswirkungen im Außen (»Äußere Welt«) zu erreichen. Eine wertschätzende und kompetenzorientierte Begleitung von Menschen ist zentraler Bestandteil der hypnosystemischen Haltung.

Mehr dazu findest du im WissensRaum des Reisebeginns (S. 22).

Wir haben ein dreiteiliges Gehirn, das auf Hochrechnungen spezialisiert ist

Damit du das hypnosystemische Konzept noch besser nachvollziehen kannst und in weiterer Folge auch die in unserer »kopflastigen« Welt manchmal etwas unorthodox anmutenden Methoden, möchten wir dir gerne die Funktionsweisen und »Logiken« unseres Gehirns ein bisschen näherbringen.

Man könnte sagen, dass wir ein dreiteiliges Gehirn haben (siehe Abb. 4): Stammhirn, Mittelhirn und Großhirn (Cortex), wobei in diesen Teilen jeweils unterschiedliche Prozesse vorherrschen. Diese Abbildungen und Beschreibungen sind das Ergebnis eines längeren Prozesses der Auseinandersetzung mit der Funktionsweise unseres Gehirns. Wir haben dabei nicht den Anspruch, alle Bücher und Veröffentlichungen bis zum heutigen Zeitpunkt zum Thema Gehirn gelesen zu haben, und wir möchten hier auch sehr deutlich darauf hinweisen, dass die Wissenschaft rund um unser Gehirn derzeit noch nicht in der Lage ist, alle Phänomene zu erklären. Wir stützen uns vielmehr auf etwas, was wir hier Konstrukt nennen wollen: eine Art der Auseinandersetzung mit unserem Gehirn, eine bestimmte Art des Blickes darauf. Wir haben hier diesen Blick gewählt, weil er uns hilfreich und sinnvoll erscheint im Umgang mit dem Rauschen – dem von Mäusen und dem von Waschbären.

Wir freuen uns gleichzeitig schon jetzt darauf, auch diesen Blick wieder zu hinterfragen, zu erweitern und kritisch zu beleuchten – und Neues, das uns auf diesem Gebiet begegnet, einzufügen und zu integrieren. Alles in den WissensRäumen des Buches ist das Wissen von heute, wie es uns im Moment zur Verfügung steht. Konstrukte, keine Wahrheiten. Wenn wir bei der Beschreibung unseres »dreiteiligen Gehirns« jetzt also so tun, als wären das klar voneinander trennbare Bereiche, dann ist das unser Versuch, hier in der Ich-Welt, in der es um Verstehen geht, einen Überblick zu schaffen – ein Bild zu kreieren, um komplexe Prozesse einzuordnen.

Wofür das Sinn macht? Ein wichtiges Grundbedürfnis von uns Menschen ist unser Bedürfnis nach Orientierung. Die Komplexität zu reduzieren ermöglicht uns einzuordnen, wo wir gerade innerlich unterwegs sind, wie wir unser Denken, Handeln und Erleben möglichst gut verstehen und nachvollziehen können. Wenn das deine Neugier erweckt, dich mit diesem Thema vertiefend zu beschäftigen, dann empfehlen wir dir die folgenden Autoren und Autorinnen[8].

Eine Hauptfunktion unseres Gehirns ist die Reduktion der Komplexität, im Dienste von Überleben und der möglichst zieldienlichen Anpassung an vorgefundene äußere Welten. Unsere äußeren Welten und auch unser Organismus mit all seinen Prozessen sind so komplex, dass sogar das menschliche Gehirn überfordert wäre, immer alles gleichzeitig im Blick zu behalten bzw. jedes Erleben neu zu bewerten und einzuordnen. Was unser Gehirn daher besonders gut kann, ist das Erkennen von Mustern. Haben wir so etwas schon einmal gesehen, gehört, erlebt, gespürt? Kommt es uns bzw. unserem Gehirn bekannt vor? Kann daraus ein Muster, eine Folge, hergeleitet werden? Etwas, auf das wir uns beziehen können? Wenn ja, dann werden die neuen Erfahrungen in ähnlichen Bereichen eingeordnet, um leichter den Zugriff zu ermöglichen, wenn wieder einmal etwas Ähnliches auftaucht.

Unsere Wahrnehmung – oder viel besser passt hier der Begriff der Wahr*gebung*, den Gunter Schmidt eingeführt hat – baut daher immer auf unseren Erfahrungen auf, die wir bisher in den unterschiedlichen Welten gemacht haben. Und darauf, wie wichtig Dif-

8 Bauer, Joachim; Damasio, Antonio; Hüther, Gerald; Porges, Stephen; Spitzer, Manfred; Storch, Maja; Taylor, Jill Bolte.

ferenzierungen oder eben auch Nichtdifferenzierungen in unseren vorgefundenen Umwelten fürs Überleben und für die Kooperation sinnvoll waren – und sind. Sehr schön beschrieben wird dies oft mit Hilfe von Differenzierungen in der Sprache. Für Menschen, die in Gebieten leben, die über eine lange Zeit des Jahres schneebedeckt sind, ist es wichtig, die unterschiedlichen Facetten von Schnee zu kennen, um sich gut auf die äußere Welt einstellen und an sie anpassen zu können. Lebe ich in einer Großstadt, wo es fast nie schneit, dann wird diese Differenzierung für mein Leben, mein Überleben in diesem Kontext keinen Sinn machen.

Mehr zu somatischen Markern findest du im WissensRaum zu Beginn der Reise (S. 24).

Jeder unserer Gehirnbereiche basiert also auf Erfahrungen und auch auf einer Bewertung dieser jeweiligen Erfahrungen – und somit auch aller Hochrechnungen, die auf diesen Erfahrungen basieren.

Wir haben uns hier entschieden, die Gehirnbereiche, denen wir unsere Aufmerksamkeit schenken wollen, in Anführungszeichen zu setzen – mit der Idee, dadurch dem Festlegen von Bereichen, die nicht festlegbar sind, möglichst gerecht zu werden.

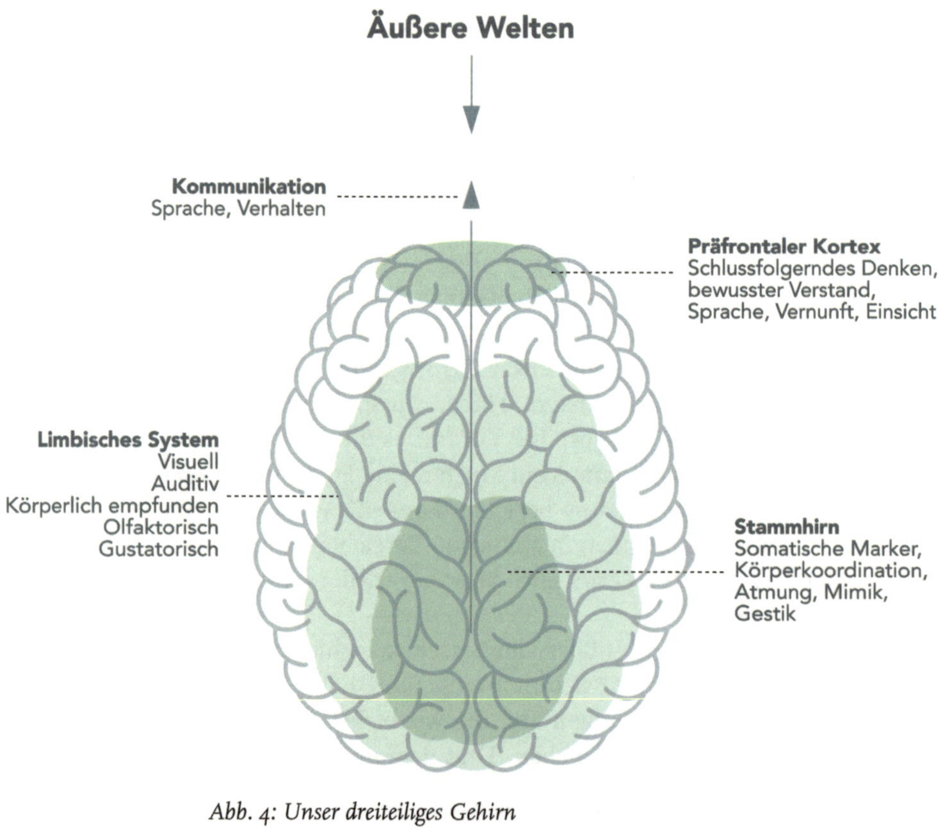

Abb. 4: Unser dreiteiliges Gehirn

Beginnen wir mit unserem »Großhirn« und hier besonders mit der »Großhirnrinde«: Hier können wir uns den Ort von bewusstem Denken, von Sprache, Entweder-oder-Logik und auch Zeit vorstellen. Wir können die Welt beschreiben und bewerten sowie Schlussfolgerungen ziehen, Hochrechnungen machen und unsere Handlungen planen, wobei uns insbesondere der sogenannte präfrontale Cortex unterstützt. Gerne verorten wir hier den Ort unseres bewussten Verstandes, der Vernunft, und den Bereich, der Erkenntnis möglich macht. Hier befinden wir uns in der Ich-Welt. Hier wird mit Wissen ganz anders umgegangen – unter ganz anderen Prämissen. Unser »Großhirn« kann gut sortieren, ordnen, speichern, in Struktur bringen, sich einen Überblick verschaffen, Metaebenen einbeziehen, über etwas reden und etwas beobachten – in der inneren Welt und auch in der äußeren Welt.

Über unsere Mittel- und Stammhirnprozesse erfährst du mehr in dieser Welt unter »Erleben kann als Trancephänomen verstanden werden« (S. 52).

Sprache als Verbindung innerhalb und zwischen inneren und äußeren Welten

Unsere Ich-Welt verständigt sich mit Worten, mit Sprache in der Kommunikation mit unseren unterschiedlichen Umwelten, in unseren Kontexten. Wir sprechen mit anderen, wir beschreiben und benennen Dinge, Situationen und unsere Erfahrungen mit Sprache. Diese Kommunikation stellt eine Interaktion dar – wir gestalten interaktionelle Prozesse –, und ein Teil der Gestaltung gelingt uns über Sprache. Unsere Worte können die Vielfalt, die Intensität und auch die Differenziertheit unserer Wahrnehmung und unserer Erfahrungen nur sehr ungenau beschreiben und benennen (Grinder u. Bandler 2016). Einzelnen Worten wird – je nachdem, welche Erfahrungen wir damit gemacht haben – ganz individuell Bedeutung gegeben und zugeschrieben. Wenn daher Menschen von etwas erzählen, dann reden sie immer über sich: ihre Erfahrungen, ihre Erlebnisse, ihre inneren Welten – ganz egal, um welchen Inhalt es gerade geht.

Die Begründer des Neurolinguistischen Programmierens (NLP), Richard Bandler und John Grinder, sprechen daher davon, dass Sprache vor allem als Beschreibung sogenannter Landkarten unserer Welt verstanden werden, aber keine objektive Beschreibung der Welt sein kann: »Nicht der Welt fehlt es an Wahlmöglichkeiten, sondern dem Modell, welches das Individuum von der Welt hat« (Grinder u. Bandler 2016). Wenn also Frosch Maus fragt, ob sie Medizinmacht haben möchte, dann haben wir zunächst keine Idee, wovon er sprechen könnte. Was meint er? Was versteht Frosch – aus seiner Welt, aus dem Raum heraus, in dem er gerade unterwegs ist – unter Medizinmacht?

Wir möchten hier eine Metapher einführen, die uns hilfreich erscheint, die Bedeutung innerer Welten und auch körperlicher Prozesse für die Verwendung von Sprache zu verstehen: Wenn wir uns einen Eisberg vorstellen – so wie er klassischer Weise dargestellt wird –, dann sehen wir einen kleinen Teil aus dem Wasser herausragen – zumeist wirklich nur einen Bruchteil dessen, was sich noch unter der Oberfläche befindet. Bleibe ich über der Oberfläche, dann sehe ich, bemerke ich zwar schemenhaft, dass hier Eis im Wasser ist. Ich könnte auf die Idee kommen, dass es sich um einen Eisberg handelt, es könnte aber auch nur eine Eisscholle sein …

So ähnlich können wir uns das bei Verwenden und Verstehen von Sprache vorstellen. Wenn wir etwas sagen, dann transportieren wir mit einem Wort eine Unzahl an Informationen mit. Bilder – visuelle, akustische, körperlich-empfundene –, unser Körper schwingt auf eine ganz besondere, individuelle Art mit dem Wort mit, unsere Atmung, unsere Gestik und Mimik, unsere gesamte Körperhaltung. Alles drückt aus, welche Bedeutung dieses Wort für uns hat (Storch u. Tschacher 2014).

Mehr dazu findest du im WissensRaum der Es-Welt (S. 78).

Wenn wir uns vorstellen, dass ein gesprochener Satz – mit vielen Worten – so viele Informationen trägt, dann wird deutlich, dass Missverständnisse vorprogrammiert sind.

Gehen wir wieder zu unserer Maus. Sie hört, dass Frosch »Medizinmacht« erwähnt und sie einlädt zu springen. Aber weiß sie, was er meint? Wovon er spricht? Das Wort »Medizinmacht«, die Worte »Möchtest du Medizinmacht bekommen?«, treffen auf die innere Welt – die Erfahrungen, Wahrnehmungen unserer Maus. Vielleicht kennt sie Medizinmacht schon – und sofort, wenn sie das Wort hört, werden ihr alle Erfahrungen zu diesem Wort, die sie je in ihrem Leben gemacht hat, als Information zur Verfügung gestellt.

Weiter unten möchten wir näher darauf eingehen, was da in unserem Organismus passiert und wofür diese Informationen so wichtig sind. Hier schon vorweg: Wir brauchen diese Kompetenzen, um Reize und Einladungen aus der äußeren Welt leichter einordnen zu können. Diese haben möglicherweise mit den Erfahrungen, die Frosch zum Thema »Medizinmacht« hat, gar nichts zu tun. Wie leicht kann es passieren, dass wir aneinander vorbeireden – dass Frosch und Maus zwar beide von Medizinmacht sprechen, dennoch auf vielerlei Hinsicht ganz etwas anderes damit meinen.

Wenn Menschen zu uns in Therapie, Beratung oder Coaching kommen und beim Erforschen ihres Rauschens Begleitung suchen, dann beschreiben sie ihre Anliegen mit Hilfe verschiedener Sprachmuster. Sie erschaffen sich dadurch ihre ganz eigene, individuelle

Realität immer wieder neu und immer wieder auf die gleiche Art und Weise. Diese Sprachmuster laden dann aber auch die Begleiterin zu sogenannten Problemtrancen[9] ein – und das Einnehmen einer zieldienlicheren Sichtweise wird dadurch erschwert oder gar verunmöglicht. Um unseren Klientinnen einen alternativen Blick auf ihre Anliegen anbieten zu können, scheint es uns wichtig, diese Sprachmuster zu erkennen und durch Nachfragen klarer für uns und unser Gegenüber verstehbar zu machen. Im besten Fall kann es dann gelingen, nicht sofort in die beschriebenen Bilder der Klientin mit einzutauchen, und auch nicht sofort unsere eigenen auftauchenden Bilder als die sogenannte Wahrheit zu erleben.

Schau dir dazu die Übung »Pacing« im BegegnungsRaum der Ich-Welt an (S. 67).

Diese Prozesse können wir auch dann erwarten, wenn wir unsere Worte an unser Gegenüber richten. Jedes Wort, jeder Satz, jede Frage trägt uns in sich, alles was uns wichtig ist, und hat mit uns und unserer Wahrnehmung der Welt zu tun. Und zeugt von dem Raum, aus dem heraus wir gerade auf die Phänomene blicken. Und wir können nie wissen, in welche inneren Räume und in welche Welten unser Gegenüber diese Worte gerade einordnet, versteht und interpretiert. Diese Abläufe sind bei Mäusen und Waschbären völlig unwillkürlich. Wir haben auf dieses Erleben keinen direkten Einfluss. Dennoch kann es uns in diesen Situationen immer besser gelingen, die äußeren Hinweise und Signale wahr- und ernst zu nehmen. Die Mimik – hier wieder besonders der obere Bereich des Gesichts –, unsere Gestik und auch die Spannung des Körpers, die Tonlage der Stimme. Diese können Anhaltspunkte sein, um nachvollziehen zu können, wie unsere Gegenüber die Frage gerade gehört und angenommen haben.

Ob und was genau bemerkt, gespeichert wird und worauf wir bei Bedarf dann Zugriff haben, ob gerade Metaebene möglich ist oder Überblick erlangt werden kann, diese Fähigkeit ist mit bewusstem Denken allein jedoch nicht steuerbar. Das bewusste Denken, das bewusste Fokussieren unserer Aufmerksamkeit ist mit einer der energieaufwändigsten Prozesse des Organismus. Zumeist wird die Richtung unserer Aufmerksamkeit – das, was wir jetzt gerade aus dieser unendlichen Auswahl an Reizen und Angeboten aus unserer Umwelt oder auch Signalen und Impulsen aus unserer inneren Welt auswählen und somit wahrnehmen – unwillkürlich und oft auch unbewusst gesteuert. Damit meinen wir, dass andere Gehirnstrukturen diese Auswahl treffen und ihren eigenen guten Gründen, den derzeit dringlichsten Anliegen und Bedürfnissen, folgen.

9 Dieser Ausdruck wurde von Stephen Gilligan und Gunther Schmidt eingeführt.

Erleben kann als Trancephänomen verstanden werden

Und hier möchten wir uns jetzt mit den unwillkürlichen Prozessen beschäftigen. Jenen Bereich des Gehirns, auf den wir hier jetzt unsere Aufmerksamkeit richten möchten, nennen wir hier für dieses Buch limbisches System – »Mittelhirn« (im Wissen darum, dass auch das aus neurophysiologischer Sicht keine korrekte und schon gar keine exakte Bezeichnung ist).

Das »Mittelhirn« ist ein stammesgeschichtlich älterer Teil unseres Gehirns (siehe Abb. 4). Wie schon beschrieben, wird hier nicht mit Sprache kommuniziert – jedes einzelne Wort wird aber »gefüllt«: mit Bedeutung, mit Emotion, mit dem, was den einzelnen Menschen gerade aus- und speziell macht. Die meisten Prozesse unserer älteren Hirnteile sind unwillkürlich und uns nicht bewusst. Das »Mittelhirn« – Gunther Schmidt nennt es auch das »Säugetiergehirn« (Schmidt 2014) – ist das Gehirn der Bilder, unserer inneren Bilder, wobei wir hier sowohl visuelle Bilder als auch akustische und körperlich-empfundene Bilder meinen – all das, was an Wahrnehmung in unserer inneren Welt auftaucht. Was vor unserem inneren Auge entsteht, welche inneren Dialoge, welcher innere Ansporn. Und auch welche abwertenden Anklagen, aber auch Klänge, Töne und sogar Lieder hörbar werden, und wie leicht, wie schwer wir uns gerade fühlen. Ob der Druck uns gerade die Luft nimmt oder wir uns gut verwurzelt und geerdet fühlen.

Diese inneren Bilder und Prozesse sind immer schneller als die bewussten Bewertungsprozesse des Cortex und ermöglichen so erst unseren Umgang mit der vorgefundenen äußeren Welt und auch unsere Entscheidungsprozesse – basierend auf unseren bisherigen Erfahrungen.

Vertiefendes dazu findest du im WissensRaum der Es-Welt (S. 78).

Beispielsweise gibt es eine direkte Verbindung vom sensorischen Thalamus zur Amygdala ohne »Umweg« über den Cortex, damit wir bei drohender Gefahr schnell reagieren können. Deswegen sind jedoch auch posttraumatische Stressreaktionen durch Sprache allein nicht direkt beeinflussbar. Wenn wir hypnosystemisch arbeiten, nutzen wir die verschiedenen Möglichkeiten unseres Gehirns systematisch. Die Funktionsweise des »Mittelhirns«, nämlich anstelle der Entweder-oder-Logik des »Großhirns« über innere Bilder über eine Sowohl-als-auch-Logik zu verfügen, ermöglicht es uns, Menschen mit Ambivalenzen einen anderen Blick auf ihr Anliegen und mögliche Lösungen anbieten zu können.

Hier möchten wir den Begriff der Trance einführen. Was eine sogenannte Trance ist, dazu gibt es viele Definitionen in der hypnotherapeutischen Szene. Gunther Schmidt hat unserer Ansicht nach eine der offensten Beschreibungen von Trance: Tranceprozesse zeichnen sich demnach dadurch aus, dass unwillkürliches Erleben vorherrscht. Wir erleben den Ablauf dieser Prozesse als »wie von selbst«, automatisch und ohne unser bewusstes Zutun. Nicht nur unerwünschtes Erleben, im Sinne einer Problemtrance, kann so beschrieben werden, sondern auch Erwünschtes, beobachtbar z. B. im Sport oder in anderen Performance-Kontexten.

Manche Trancephänomene können, auch wenn sie ohne unser bewusstes Zutun ablaufen, dennoch bewusst wahrgenommen werden, wie beispielsweise viele körperliche Phänomene, die als Symptome erlebt und beschrieben werden (Schmidt 2005, S. 11-21). Denken wir daran, wenn wir in bestimmten Situationen erröten oder zu schwitzen beginnen. Ganz bewusst nehmen wir diese unwillkürlichen Prozesse wahr – und dennoch laufen sie ohne unser Zutun blitzschnell ab.

Andere Trancephänomene laufen unwillkürlich und auch unbewusst ab. Das führt dazu, dass wir gar nicht bemerken, welche Prozesse gerade in uns wirken und wir diese daher auch nicht beobachten können. Hier möchten wir ein Beispiel bringen, das du vielleicht auch schon erlebt hast: Wenn wir gewohnte Strecken mit dem Auto fahren, dann fahren wir nicht mehr bewusst – unser Organismus kennt die Strecke und bemüht das bewusste Denken nicht mehr, dabei zu sein. Wir können über andere Dinge nachdenken und uns mit anderen Dingen beschäftigen – während *es* in uns fährt. Wurde dann über Nacht die Ampelregelung verändert oder eine Einbahnstraße umgedreht – dann fällt uns das oft zunächst gar nicht auf – erst dann wird es uns bewusst, wenn etwas im gewohnten Ablauf nicht stimmt. Wenn uns beispielsweise ein anderes Auto entgegenkommt oder eine Ampel auf Rot steht, und wir es erst bemerken, wenn wir schon mitten in der Kreuzung sind.

Wie wir oben bereits ausführlich beschrieben haben, gehen Wahrnehmungs- und Beobachtungsprozesse, die bewusst ablaufen, mit einem hohen Energieaufwand einher – das Bestreben des Organismus ist es daher, diese Prozesse zu optimieren – und auf »automatisch« oder »Autopilot« zu schalten. Unsere Maus muss nicht darüber nachdenken, wie sie ihre Mäusedinge macht, wie sie mit ihrer kleinen Nase den Boden absucht – das macht sie ganz automatisch, diese Prozesse laufen ganz intuitiv und unwillkürlich ab. In diesem Sinne ist sie in einer Trance. Und solange alles so abläuft wie immer, wie schon hunderte Male zuvor, ohne besondere Ereignisse, braucht der Organismus keinerlei Aufmerksamkeit dafür. Es läuft wie von selbst, und der Energieaufwand für das Tun ist minimal. Erst als das Rauschen auftaucht – hier ein akustisches inneres Bild – wird die

Alltagstrance, die Gewohnheitswirklichkeit[10] unserer Maus, unterbrochen. Etwas stört, etwas ist anders als sonst. Etwas passt nicht in das bereits bekannte Geschehen, dafür sind noch keine Erfahrungen vorhanden. Daher ist nun bewusste Aufmerksamkeit gefragt – ein unwillkürlicher Umgang mit dem Phänomen Rauschen ist hier nicht möglich.

Innere Bilder werden im hypnosystemischen Ansatz verstanden als Signale des Organismus – die Sprache des Organismus –, und wie Gunther Schmidt oft sagt: »In diesem Teil des Gehirns – dem Gehirn der Säugetiere – da wird nicht so viel geschwätzt, da wird gebildert«.

Auch wenn hier kein Zugang zu Sprache im Sinne einer gesprochenen Sprache besteht: Die Signale unseres Organismus sind sehr deutlich in uns, und wir haben die Hypnothese, dass jedes Bild, egal in welchem Sinnesbereich, immer richtig ist – im Sinne von guten Gründen. Gerade dass diese Bilder nicht gleich mit Untertiteln versehen auftauchen, verunsichert uns manchmal und lässt uns uns selbst und andere nicht verstehen und vielleicht sogar als komisch erleben. Nicht selten werden diese Signale des Organismus auf der Ebene der Bilder dann abgewertet und sogar auch bekämpft. Eine der wichtigsten Informationsquellen über den inneren Zustand unseres Organismus kann dann weniger genutzt werden.

Wenn wir wieder zu unserer Maus blicken: Die Maus hört das Rauschen – ein akustisches Signal aus ihrem Organismus: Zunächst versuchte sie, es zu überhören, auf die Seite zu schieben, gar nicht ernst zu nehmen, weil es nicht passt, nicht stimmt, nicht erklär- und verstehbar ist für die Maus. Je mehr sie diesem Rauschen mit Neugier begegnet, um herauszufinden, wofür es auftaucht – um Untertitel zu schreiben und es zu übersetzen –, desto interessanter wird ihre Reise, werden ihre Begegnungen. Sie erfährt und erlebt Neues, erweitert ihren Horizont – und sei es durch einen Sprung – und entwickelt sich weiter.

Unser sogenanntes limbisches System – unser »Mittelhirn« –, unsere inneren Bilder sind immer da. Jedes Erleben ist ohne unsere inneren, damit im Zusammenhang stehenden Bilder gar nicht möglich. Auch wenn uns gerade nicht bewusst ist, welche Bilder uns hier leiten, sie sind da. Taucht eines auf – ein Rauschen oder in einer anderen Form –, dann werden wir darauf aufmerksam. Taucht gerade keines auf, dann können wir neugierig unsere Aufmerksamkeit nach innen einladen und uns in unserer inneren Welt umschauen. Oft können wir hier erstaunliche Antworten, Ideen und auch soge-

10 Diesen Begriff hat Bernd Schmid geprägt.

nannte Lösungen finden, die uns unser Organismus zur Verfügung stellt – die wir durch bewusstes Nachdenken und Analysieren nicht gefunden hätten.

Jetzt könnte unser limbisches System nicht (so gut) arbeiten, wären da nicht permanente Wechselwirkungsprozesse zwischen all unseren Gehirnarealen, unseren inneren Bildern und unserem Körper. Wir möchten hier jetzt unseren Fokus auf das sogenannte »Stammhirn« richten. Dieser Bereich des Gehirns wird auch als »Reptiliengehirn« bezeichnet, weil es der stammesgeschichtlich ältesten Hirnstruktur entspricht und uns all jene Kompetenzen zur Verfügung stellt, die schon sehr lange Überleben gesichert haben. Dieser Bereich des Gehirns hat sehr viele Aufgaben. Nicht alle sind für uns hier in diesem Buch relevant – wir fokussieren deshalb vor allem auf jene Bereiche, die aus unserer derzeitigen Sicht für das Nachvollziehen des hypnosystemischen Konzepts sinnvoll sind. Das »Stammhirn« steuert lebenswichtige Körperfunktionen wie Atmung, Blutdruck, Herzfrequenz und Körperkoordination. Auch unsere somatischen Marker können in diesem Bereich verortet werden.

Vergleiche dazu auch unser Kapitel zu den somatischen Markern zu Reisebeginn (S. 24).

Jede Erfahrung, die wir in unserem Leben gemacht haben, ist immer auch körperlich begleitet und wird auch körperlich gespeichert. Mit dem dazugehörenden Atemmuster, mit der Körperhaltung, mit der Mimik, der Gestik und mit dem Blick, als Gesamtmuster. Diese Muster, Gunther Schmidt hat dafür den Begriff der »Erlebnisnetzwerke« (Schmidt 2005, S. 58-67) geprägt, setzen sich aus verschiedenen Elementen zusammen, die miteinander verknüpft, verbunden sind. Als unsere Maus hört, dass sie Medizinmacht bekommen könnte, wird in ihrem Gehirn möglicherweise folgendes Erlebnisnetzwerk aktiviert (siehe Abb. 5): Ein Bild von der Medizinmacht taucht auf (vielleicht ein Gegenstand – vielleicht so etwas wie ein Knochen? Vielleicht ganz etwas anderes), sie fühlt sich größer, ihr Körper richtet sich unwillkürlich auf, der Muskeltonus verändert

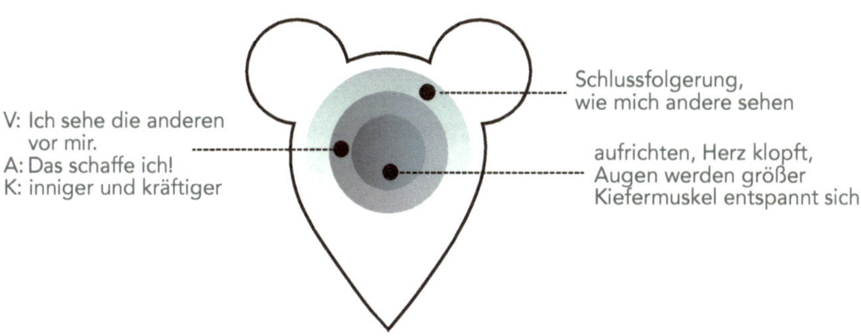

Abb. 5: Erlebnisnetzwerke

sich, ihr Herz klopft, der Gedanke an die anderen Mäuse und wie sie anders gesehen würde, kommt ihr in den Sinn, sie hört den Fluss undeutlicher, der Satz »du schaffst das« wird innerlich hörbar, und vielleicht fühlt sie sich etwas jünger als sie eigentlich ist, weil sie sich gerade besonders kräftig erlebt.

Diese Muster, sowohl die inneren Bilder als auch die körperlichen Begleitungen und die Wechselwirkungen dazwischen, laufen unwillkürlich ständig ab. Nur so kann unser Alltag gelingen, nur so können wir uns in unseren Umwelten bewegen. Unser Organismus als Gesamtkunstwerk sorgt für Balance und Homöostase sowohl auf der Ebene der körperlichen Prozesse, der inneren Umwelten, als auch in der Interaktion mit den jeweiligen äußeren Umwelten. Jeden Beitrag zu dieser Homöostase können wir als Regulationsprozess verstehen, um Gleichgewicht zu halten.

Beiträge, wenn wir sie beobachten, ohne die innere oder äußere Kontextbedingungen einzubeziehen, sind oft Prozesse, die auf den ersten Blick nicht günstig und passend wirken. Wenn wir z. B. wieder auf unser Herz-Kreislauf-System schauen, so ist ein Außer-Atem-Geraten beim Laufen oder Treppensteigen zunächst ein Beitrag des Organismus, um in Balance zu bleiben. Unser Organismus nimmt wahr, bemerkt, dass bei gleichbleibendem Herzschlag und Atmung der Körper den Herausforderungen nicht gewachsen sein wird. Für diese Herausforderungen kennt der Organismus Lösungen, die ohne unser bewusstes Zutun erfolgen und ablaufen. Ähnliches können wir uns vorstellen bei psychischen Herausforderungen. Aufgrund seiner Erfahrungen kann unser Organismus auf einen Schatz an sogenannten Lösungen zurückgreifen. Diese laufen, auf körperlicher Ebene, ebenso ohne unser bewusstes Zutun ab, und erst dann, wenn wir innere oder äußere Kontextbedingungen mit einbeziehen, wird es möglich, nachzuvollziehen, wofür diese Reaktion des Organismus sinnvoll sein kann.

Wir haben mehrere Vergangenheiten und Zukünfte

Unwillkürlich auftretende Prozesse werden in Begegnungen mit Menschen beobachtet, erlebt und je nach Therapieschule unterschiedlich erklärt und genutzt. Hypnosystemische Konzepte beschreiben unwillkürliche Prozesse als Trancephänomene. Diese zeichnen sich besonders dadurch aus, dass unwillkürliches Erleben vorherrscht, das unbewusst oder auch bewusst ausgelöst werden kann und abläuft. Unser Organismus greift im Umgang mit den Herausforderungen des Lebens zumeist auf frühere Erfahrungen und auch damit in Zusammenhang stehende Lösungsversuche zurück. Diese Prozesse werden hier als inneres Erleben der Wirklichkeit einer anderen Zeit verstanden. Alles Erleben muss im Hier und Jetzt immer wieder erzeugt werden (»Hier-und-Jetzt- Trance«), jedes Mal ein aktuell stattfindender Konstruktionsprozess im Gehirn. Wir erinnern das letzte Erinnern, nicht das ursprüngliche Geschehen (Bohne 2019).

Milton Erickson war in vielerlei Hinsicht seiner Zeit weit voraus. Einiges, was heute durch intensive Forschung belegt wird, hat er bereits in den 50iger- bis 80iger-Jahren des 20. Jahrhunderts intuitiv erfasst und für seine Patientinnen nutzbar gemacht. Sein Konzept des sogenannten Unbewussten unterschied sich sehr deutlich von dem, was damals dem üblichen Blick auf menschliches Verhalten, Fühlen und Denken entsprach. Milton Erickson bezeichnet das sogenannte Unbewusste als den Ort aller Lebenserfahrungen und somit auch aller Ressourcen und Kompetenzen. Hiermit sind alle internalen Prozesse gemeint, die intuitiv und ohne unser bewusstes Zutun unsere innere Welt ausmachen. Diese innere Welt birgt sowohl stärkende, hilfreiche und angenehme Erfahrungen als auch sogenannte Muster, die unsere angstvollen und unangenehmen Erlebnisse und die bisher dafür hilfreichen Lösungsversuche widerspiegeln. Das intuitive Zurückgreifen auf all diese Erfahrungen ermöglicht uns ein schnelles und stimmigeres Einstellen und einen unmittelbareren Umgang mit den auftretenden Anforderungen. Das hypnosystemische Konzept eröffnet uns dadurch zwei Ebenen (siehe Abb. 6), wie unwillkürliche Prozesse in Psychotherapie, Coaching und Beratung utilisiert werden können:

Zum einen ein Wiederaufspüren hilfreicher Kompetenzen aus der Vergangenheit: Wir alle haben in unserem Leben Erfahrungen gemacht, die als Ressource, als Kompetenz in uns gespeichert sind. Unser bewusster Zugriff dazu ist nicht immer zugänglich, oft ist uns auf bewusster Ebene nicht einmal ganz klar, welche unserer Kompetenzen hier die hilfreichste wäre. Über die intensive Fokussierung der Aufmerksamkeit auf das Finden unterstützender Ressourcen kann jene, die für das Meistern und den Umgang mit einer Situation in der Gegenwart unterstützend ist, wieder bewusst werden und so wieder ins Erleben eingebracht werden. Zum anderen können einer immer wiederkehrenden Erinnerung, die uns in unserem gelebten Leben viel Kraft kostet, Kompetenzen und Ressourcen hinzugefügt werden. Die Erfahrung, die wir damals gemacht haben, können wir nicht mehr rückgängig machen, aber die Erinnerung, die immer wieder auftaucht, können wir ergänzen und mit Kompetenzen, die wir im Laufe unseres Lebens erlangt haben, ausstatten.

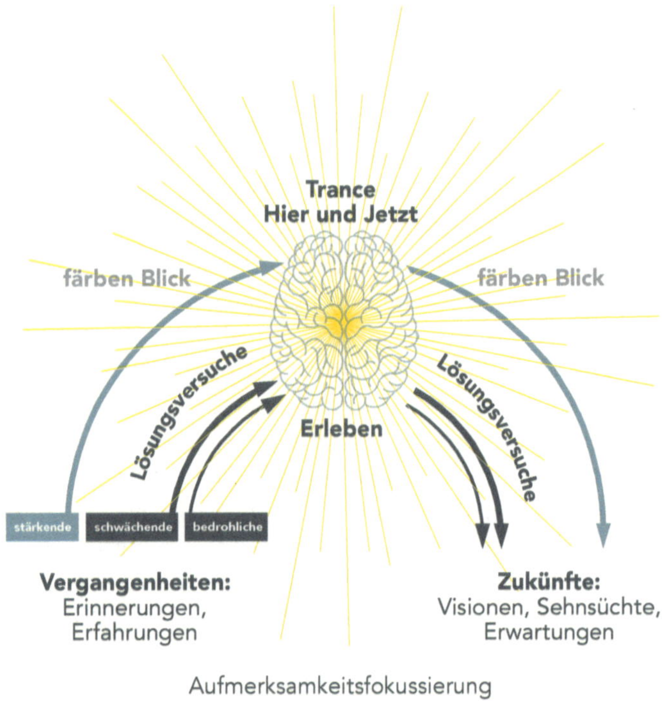

Abb. 6: Vergangenheiten, Gegenwart und Zukünfte

Für unseren Blick in die Zukunft rechnen wir zumeist Erleben aus der Vergangenheit hoch. Je nachdem, in welcher Vergangenheit wir uns also befinden, mit welchem Blick wir in unsere Geschichte(n) blicken, konstruieren wir eine andere Zukunft. Unser Blick auf die Vergangenheit färbt also unseren Blick in die Zukunft und bestimmt unser Erleben – den Konstruktionsprozess – im Hier und Jetzt. Und dieser Blick in unsere Vergangenheiten kann entweder bewusst-willkürlich erfolgen, zum Beispiel dann, wenn wir als Begleiterinnen einladen, auf stärkende Erfahrungen, auf »Muster des Gelingens«[11] zu fokussieren. Diese Prozesse der Aufmerksamkeitsfokussierung laufen aber zumeist unwillkürlich ab. Manchmal bemerken wir sie bewusst, und manchmal bleibt dieser Blick ganz unbewusst und unbemerkt von uns. Wir könnten daher auch sagen, wenn etwas vorstellbar ist, dann muss es ein Erleben in der Vergangenheit dazu geben. Dies ist insofern bedeutsam für die Begleitung von Menschen, als es selbst unter schwierigsten Bedingungen verdeutlicht, dass dieser Mensch eine Vorstellung und somit Erfahrung in sich trägt, wie eine wünschenswerte Zukunft sich anfühlen oder aussehen würde.

11 Diesen Begriff kennen wir von Gunther Schmidt.

Hier fällt uns gleich auch eines jener Zitate ein, die Milton Ericksons Vertrauen in die menschliche Entwicklung und in das jeweilige Entwicklungspotenzial so schön verdeutlichen: »Die Ressourcen, die du brauchst, findest du in deiner eigenen Geschichte«.

Systemisches Arbeiten mit der Inneren Welt

Viele Prämissen psychotherapeutischer Schulen basieren auf den Erkenntnissen und Entwicklungen der Hypnotherapie nach Milton Erickson, und die Konzepte werden immer mehr miteinander verwoben und zum Teil neu benannt.

Wir gehen heute davon aus, dass systemische und hypnotherapeutische Konzepte beide auf den Annahmen basieren, dass Erleben ein Ergebnis von Aufmerksamkeitsfokussierung ist und dass Erleben, Verhalten, Denken und Fühlen als Muster beschrieben werden können. Beide Konzepte gehen – auch wenn das zu Zeiten Ericksons noch nicht so dokumentiert wurde – davon aus, dass Menschen autopoietische Wesen sind, die weder von außen noch von innen direkt veränderbar sind. Die Weiterentwicklung der Hypnotherapie nach Milton Erickson um die systemischen Prämissen kann fast als logische Konsequenz der im Hintergrund laufenden gesellschaftlichen Veränderungen interpretiert werden und lehnt sich auch immer mehr an die Erkenntnisse der modernen Gehirnforschung an (Stierlin, 2003). Auf zwei Begriffe aus der systemischen Welt möchten wir näher eingehen: Interaktionen und Allparteilichkeit.

Interaktionen, so wie sie derzeit im Systemischen beschrieben werden, sind all jene Prozesse, die wir in unterschiedlichen Kontexten – unseren äußeren Welten – erleben und mit denen wir tagtäglich umgehen. Wir sind in Interaktion mit anderen Menschen, uns nahen Beziehungen und mit Kolleginnen und Nachbarinnen, Bekannten, mit Aufgaben, mit Umweltbedingungen von politischen und gesellschaftlichen Entwicklungen bis hin zum Wetter und zur Natur im weitesten Sinn. Und alle diese unterschiedlichen Prozesse sind miteinander verbunden und in Wechselwirkung miteinander verwoben. Alles mit allem im Austausch. Im systemischen Denken fließen diese Kontextbedingungen als wichtige Information in die Prozesse ein.

Die Allparteilichkeit stellt für uns eine Haltung dar, die meint, dass wir allen Phänomenen, egal ob bei uns selbst oder bei anderen beobachtet, mit gleicher Wertschätzung begegnen und keinem Phänomen, keiner Handlung, keinem Gedanken, Gefühl oder Erleben von uns aus eine höhere Bedeutsamkeit zusprechen als einem anderen. Diese fast »emotionslos-neutrale« Anforderung aus dem systemischen Denken ist insofern für uns spannend, als es uns gar nicht möglich ist, Phänomene *nicht* zu bewerten. Das macht unser kluger Organismus die ganze Zeit und lässt sich von uns im besten Fall wahrnehmen, jedoch nicht abschalten. Wir würden dich daher gerne einladen, den Begriff der Allparteilichkeit mit unseren Überlegungen zur hypnosystemischen Haltung zu verbinden. Dazu möchten wir hier, obwohl das Wort leider in den letzten Jahren schon sehr inflationär verwendet wird, auf den Begriff der Augenhöhe fokussieren. Jetzt wirst du vielleicht sagen: »Ja, klar, ist doch logisch«. Uns ist es ein Anliegen, hier auf jenen Aspekt des Themas Augenhöhe zu fokussieren, der uns ein wichtiger Halt sein kann, wenn die Begegnungen oder Beziehungen herausfordernder werden.

Wie wir zu Reisebeginn und in der Ich-Welt schon gesehen haben: Wir können gar nicht *nicht* einordnen, *nicht* kategorisieren, *nicht* unsere Hypnothesen haben – das ist eine der besonderen Fähigkeiten unseres Gehirns, unseres Organismus (Stichwort: Neurozeption, somatische Marker). Deshalb ist es eine Illusion zu glauben, dass wir anderen Menschen oder auch Aufgaben und Herausforderungen neutral gegenüberstehen können – das wird uns kaum gelingen, v. a. dann nicht, wenn diese Menschen, unser Tun im Sinne von Aufgaben oder unsere eigenen Zugänge wichtig und bedeutsam für uns sind.

Wir Waschbären haben – genauso wie Mäuse – immer gute Gründe, etwas zu erleben, zu denken und zu tun, und wenn wir die Augenhöhe mit unserem Gegenüber verlassen, dann zieht uns manchmal ein inneres Thema weg davon. Dann leiten uns unsere eigenen Motive und Ziele – unsere eigenen guten Gründe –, und wir stellen unsere eigenen Werte in den Fokus unseres Umgangs mit den Anliegen unserer Gegenüber. Vielleicht, wenn wir an unsere Maus denken, läuft sie dann zurück zu den anderen Mäusen, weil sie von ihren Erfahrungen berichten möchte. Wofür tut sie das? Möchte sie einfach nur ihre spannende Geschichte erzählen? Oder möchte sie die anderen einladen, überzeugen, überreden, ebenfalls diese Erfahrung zu machen – einfach nur deshalb, weil sie ihr selbst so gutgetan hat? Manchmal können wir uns auch eingeladen fühlen, Augenhöhe zu verlassen, wenn Klientinnen sich selbst als hilflos, ausgeliefert und vielleicht ganz machtlos erleben – so als könnten sie nichts selbst zur Besserung und Lösung ihrer Situation beitragen. Genau das kann in uns eine Resonanz erzeugen, die von Wissen und Übernehmen von Verantwortung für Andere geprägt ist.

Mehr zur Haltung findest du im BegegnungsRaum des Reisebeginns (Taschentuch-Trance, Haltung-Halten-Trance) sowie im BegegnungsRaum hier in der Ich-Welt unter »Pacing: Aus welcher Welt berichtet jemand?« (S. 66).

Wir beobachten uns – bewusste Aufmerksamkeitsfokussierung

Es muss etwas bewusst werden, damit wir es erforschen können. Wenn wir unsere Aufmerksamkeit nicht im Blick haben, macht sie, was sie will. Mal fokussiert sie ganz unwillkürlich dahin, mal dorthin. Mit immer guten Gründen. Und oftmals beeinflusst oder gar gesteuert von dem, was uns gerade innerlich beschäftigt, wofür wir gerade unterwegs sind. Ein dir wahrscheinlich gut bekanntes Alltagsbeispiel für diese Phänomene wäre, dass du eine Reise in ein exotisches Land wie beispielsweise nach Palau planst. Und ganz plötzlich siehst du Plakate von Reiseveranstaltern oder Anzeigen über Palau in deinem Blickfeld auftauchen, oder du begegnest Menschen, die etwas zu Palau erzählen. Der Fokus passiert unwillkürlich, deine Aufmerksamkeit fokussiert, weil du intensiv mit dem Plan dieser Reise assoziiert bist.

Und diese Phänomene können sich auch in der Begleitung von Menschen zeigen: Wenn unser Gegenüber intensiv assoziiert ist mit einem Erleben von Zurückweisung, wird sie die Phänomene in der äußeren Welt mit einer höheren Wahrscheinlichkeit als zurückweisend wahrnehmen und bewerten. In dem Moment, wo sie die Welt auf diese Weise wahrnimmt und bewertet, also mit Zurückweisung assoziiert ist, sind alle anderen Deutungsmöglichkeiten und »Wahrgebungen« dissoziiert.

Mehr dazu, wie das auf der unwillkürlichen Ebene unseres autonomen Nervensystems funktioniert, findest du in der Körper-Welt unter dem Begriff der Neurozeption aus der Polyvagaltheorie (S. 106).

Wenn wir unser Gegenüber auf eine Beobachtungsposition einladen, dann laden wir ein, diese unwillkürliche und oftmals nicht gewünschte Assoziation zu unterbrechen, die wir als Trancephänomen beschreiben können. Auf dem Platz der Beobachterin kann wieder alles ins Blickfeld kommen, das bisher Assoziierte und das momentan Dissoziierte, nicht zugängliche oder gar nicht bemerkte.

Wie klingt das für dich? Im ErlebnisRaum der Ich-Welt kannst du weiter zu der Idee der Beobachtungsposition forschen (S. 62).

ErlebnisRaum

Hier im ErlebnisRaum dieser Welt möchten wir dich gerne einladen, dich mit den vorgestellten Konzepten zu beschäftigen. Wie kommen sie bei dir an? Du findest dazu Reflexionsfragen sowie eine metaphorische Beschreibung der für hypnosystemisches Arbeiten zentralen Idee der Beobachtungsposition. Viel Freude beim Erleben!

Reflexionsfragen zu den Konzepten

- Wie kommt das bei dir an?
- Was zieht dich rein, was irritiert dich vielleicht?
- Wie klingt es für deinen bewussten Verstand, wenn du unsere Gedanken zum Konzept liest?
- Was hat das mit dir zu tun? Und mit deinem Anliegen, für das du dieses Buch vielleicht liest?

Beobachtungsposition

Wir möchten dir nun, hier in der Ich-Welt, wo es um das Verstehen der Konzepte geht, unsere Ideen zur sogenannten Beobachtungsposition näherbringen. Wofür wir sie brauchen, in der Begleitung und auch für uns ganz persönlich als Menschen. Wir laden dich ein, unsere Gedanken dazu nachzuvollziehen – und zu beobachten, was dabei in dir in Resonanz geht.

Vielleicht kennst du das auch: Manchmal gibt es in der Begegnung zwischen Menschen Situationen, wo es wie steckenbleibt. Wo der Prozess stagniert, wo ein Gespräch nicht weitergeht, wo wir einander nicht mehr verstehen oder aneinander vorbeireden. Wo jeder Versuch, sich noch verständlicher zu machen, noch mehr Argumente zu bringen, vielleicht noch deutlicher, noch vehementer zu erklären, was wir meinen, ins Leere geht. Kennst du so etwas? Was passiert hier? Wie kommt es dazu? Lass uns einen Blick auf unsere Maus werfen, um hier ein wenig Licht in die Sache zu bringen.

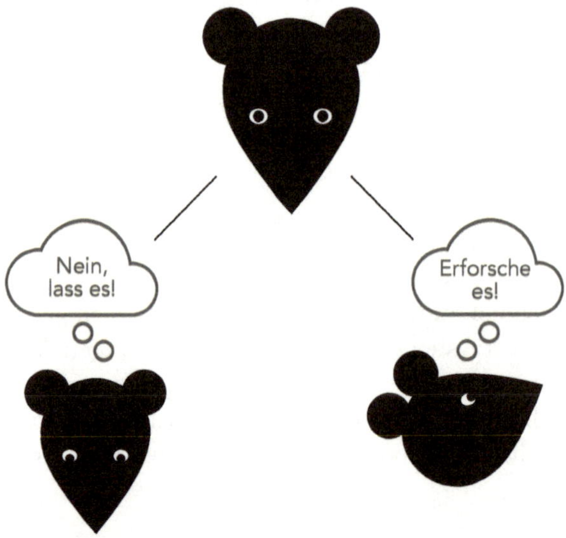

Abb. 7: Die Seiten von Maus

Maus überlegt, ob sie Waschbär zum Fluss folgen soll. Wahrscheinlich sagt eine innere Stimme in ihr »Erforsche – geh mit zum Fluss, finde heraus, was das Rauschen ist!« Und vermutlich meldet sich in derselben Sekunde eine andere Stimme, die sagt: »Lass es bleiben – mach es nicht, es ist zu gefährlich« (siehe Abb. 7). Und zwischen diesen inneren Ratschlägen ist sie hin- und hergerissen.

Und nun lass uns einmal annehmen, im Waschbären sieht es ähnlich aus. Da sagt eine Seite vermutlich so etwas wie: »Bring die Maus zum Fluss – das ist deine Aufgabe, das kannst du, du bist schließlich Waschbär«. Und diese Stimme hätte wohl am liebsten, dass er nicht lang fragt, sondern sie gleich an der Hand nimmt und losgeht. Um ihr den Fluss zu zeigen, weil das will sie ja. Ihr Rauschen erforschen. Eine andere Seite weiß, dass man eine erwachsene Maus nicht einfach an der Hand hinter sich herziehen kann. Selbst dann nicht, wenn sie zu sagen scheint, dass sie wissen will, was dieses Rauschen ist. Diese Stimme sagt: »Sei neugierig auf ihre eigene Art – wie stellt *sie* sich ihren Weg vor? Wie die nächsten Schritte? Und wie möchte *sie*, dass du sie begleitest? Frag sie!« (siehe Abb. 8).

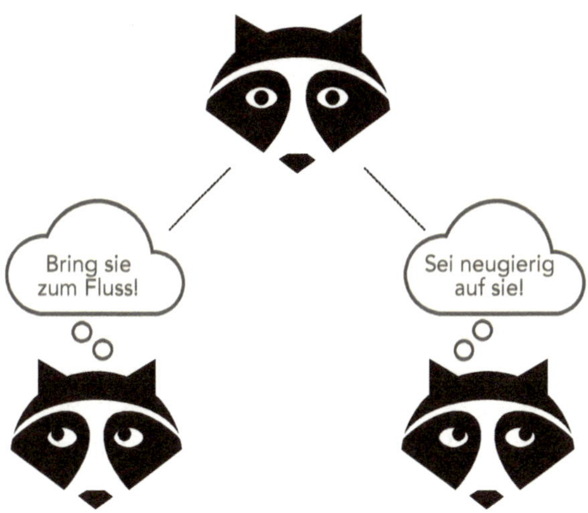

Abb. 8: Die Seiten von Waschbär

Würden die beiden jetzt einfach so der einen Stimme sofort folgen, die ein bisschen lauter ruft, wäre es ziemlich wahrscheinlich, dass sich ihre inneren Ambivalenzen im Außen zeigen. Möglicherweise würde Waschbär sagen: »Los geht's, wir machen's!« Und Maus würde sagen: »Ja, aber …«. Und das könnte eine ganze Weile so hin und her gehen. Und es würden Bewertungen auftauchen, in der inneren Welt, die in der äußeren Welt spürbar würden, z. B. Ungeduld im

Schau dir dazu die Auftragsklärung zur Begleitung im BegegnungsRaum des Reisebeginns an (S. 36).

Waschbären, weil sie zögert. Und je nachdem, was er für ein Waschbär ist, würde er dem Zögern die Bedeutung von Inkompetenz bei der Maus (»Die ist einfach noch nicht so weit – und wahrscheinlich sagt sie nur, dass sie will, und will gar nicht«) oder bei sich geben (»Was bin ich für ein schlechter Waschbär, dass die Maus mir nicht vertraut – ich muss mich noch mehr anstrengen, sie zu überzeugen – oder ich brauche doch noch eine Weiterbildung für noch bessere Methoden«).

Zum Thema Haltung kannst du dir auch die »Taschentuch-Trance« im BegegnungsRaum zu Beginn der Reise anhören (S. 32).

Wenn es stattdessen dem Waschbären aber gelingt, seine eigene auftauchende Ambivalenz zwischen Machen und Fragen (und Pacing) in dieser Begegnung, mit dieser Maus, zu beobachten, sie kennenzulernen und einen guten Umgang damit zu finden, dann kann diese Begegnung auf eine andere Ebene kommen.

Waschbär würde dann zu sich sagen: »Das ist ja mal interessant. Da gibt es eine Seite, meine Checker-Seite, die will was machen. Und die mag ich, ich bin froh, dass ich sie habe. Und ich finde es gut, dass sich die andere auch meldet. Und ich ihre Ratschläge auch beachten kann. Die macht mich ja auch aus – mit ihrer Bedachtsamkeit. Und ihren vielen Fragen, die sie der Maus stellen mag. Ohne sie könnte ich den Weg – alleine nur mit dem Checker – nicht so gut gestalten.« Waschbär beobachtet sich und hat einen wertschätzenden, wohlwollenden Blick auf die eigene innere Welt. Aus diesem heraus kann er Maus gut einladen, bei sich dasselbe zu versuchen.

Waschbär macht dann seine Ambivalenzen, seine innere Welt, transparent: »Ich habe da jetzt eine Zwickmühle. Einerseits könnten wir gleich losgehen. Und andererseits könnte es sehr gut sein, dich zuerst zu fragen, wie du losgehen möchtest. Und ob überhaupt schon jetzt, oder ob es davor noch etwas braucht. Wie ist es denn gerade so für dich? Wer in dir möchte denn schon gleich mitgehen – und wer zögert noch? Und was könntest du da gut gebrauchen, jetzt, in diesem Moment? Vielleicht sogar von mir im Umgang mit deinen möglicherweise auch vorhandenen Ambivalenzen?«

Waschbär lädt Maus immer wieder ein, auf die verschiedenen auftauchenden Seiten in der inneren Welt zu blicken. Und macht seine auch immer wieder transparent. Wenn das gelingt, dann entsteht ein anderer Blick auf Ambivalenzen in diesem Begegnungsraum. Beide beobachten sich und tauschen sich über ihre Beobachtungen aus, insbesondere über die der Maus. Wenn es nun dazu kommt, dass Maus ihre zögernde, ängstliche Seite abschätzig beurteilt, sie vielleicht am liebsten weghaben möchte, um endlich loszugehen, dann kann Waschbär sie auch hier wieder einladen, auch diese Bewertung zu beobachten. Und sich nicht dafür abzuwerten, dass es gerade nicht gelingt, auf diese Bewertung wertschätzend zu schauen. Und das vor allem dann, wenn es gerade ganz schwer ist, scheinbar unmöglich, sich selbst für die Art der Beobachtung wertzuschätzen.

Dann kann Waschbär Maus und sich selbst an Frosch erinnern. Frosch beobachtet die Welt, so wie sie gerade ist, immer. Und weiß, dass alles so ist, wie es ist. Und dass es ist, was es ist. Und vertraut. Im Ungewissen (siehe Abb. 9). Und dann lädt Waschbär sich selbst und Maus ein, diese Verbundenheit zu erforschen. Und für sich erlebbar zu machen.

Wie das gelingen könnte, kannst du mit der All-Eins-Sein-Trance im ErlebnisRaum der Universellen Welt für dich erkunden (S. 156).

Wir könnten sagen, dass wir in der Haltung von Frosch (2. Ordnung: Beobachtung der Beobachtung) mit dem Blick, mit dem Wissen, auf uns Beobachterinnen (1. Ordnung: Beobachtung unserer Seiten, unseres Handelns, unserer Gedanken, der Welt) schauen, dem klar ist, dass jede Beobachtung Sinn macht. Es ist, was es ist. Und wir können ausatmen.

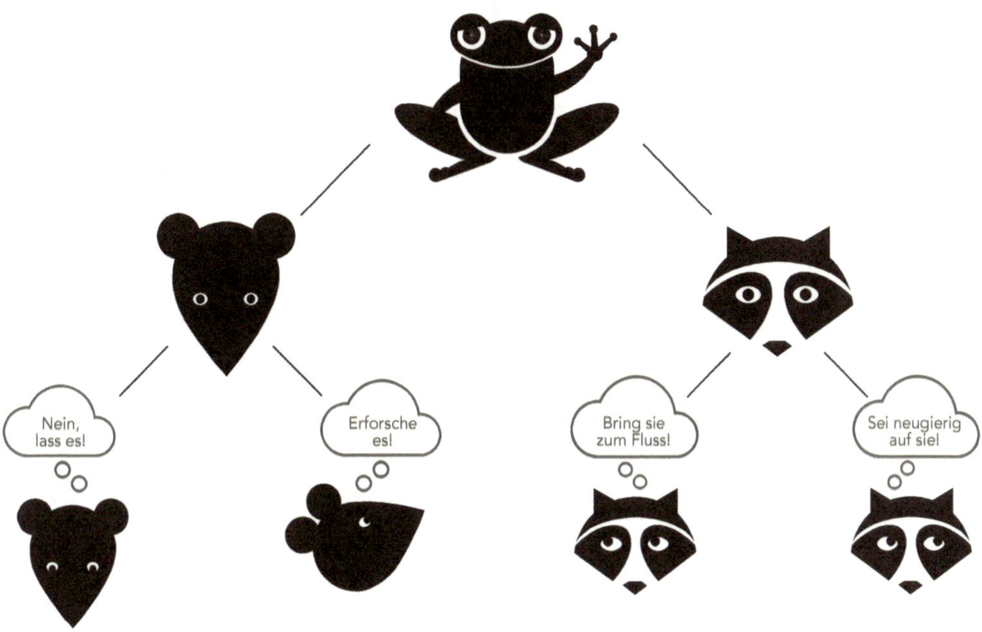

Abb. 9: Beobachtungsposition

BegegnungsRaum

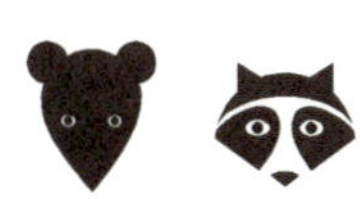

Um hypnosystemische Interventionen anzubieten, brauchen wir die Kooperationsbereitschaft des bewussten Verstandes, der verstehen möchte, wofür wir etwas anbieten. Dabei hilft uns unsere Haltung, die das Gegenüber als gleichberechtigt in unserer Co-Kreations-Beziehung ansieht und jedes Angebot durch sie auf Stimmigkeit prüfen lässt. Nur wenn es dem Gegenüber Sinn macht, kann es sinnstiftend und wirksam werden. Wir möchten dich daher in diesem Raum anregen, über Pacing und eine eigene Art der Auftragsklärung diese Brücke zu schlagen. Als »Brücke« zur Ich-Welt können unserer Erfahrung nach insbesonders metaphorische Interventionen hilfreich sein.

Und dann möchten wir gerne noch ein paar Gedanken zur Selbstähnlichkeit von Prozessen mit dir teilen, die uns gerade am Beginn wichtig scheinen – und immer dann, wenn es vielleicht »hakt«, oder es scheinbar nicht weitergeht im Prozess, sich im Kreis zu drehen scheint.

Pacing: Aus welcher Welt berichtet jemand?

Unsere Aufgabe als Begleiterinnen ist es, einen Raum aufzubauen und immer wieder in so einen Raum einzuladen, in dem bestimmte Prämissen gelten (siehe »Taschentuch-Trance«, S. 35): die Annahme guter Gründe für alles, was auftaucht. Das Vertrauen, dass unser Gegenüber über all die Kompetenzen und Ressourcen in der inneren Welt verfügt, um auch dieses Anliegen zu bewältigen. Und dass wir, wie Mechthild Reinhard es so wunderbar formuliert hat, konsequent und immer wieder »das Gegenüber im eigenen Inneren gut aussehen lassen«.

In diesem Raum sind beide, Waschbär und Maus, Expertinnen für die eigenen Prozesse und erschaffen gemeinsam, co-kreativ, etwas Neues. Am Beginn erzählen Mäuse oft einmal alles, auch in sich wiederholenden Schleifen, wie sie ihre Welt jetzt gerade erleben. Und da ist zu Beginn oft ein Sich-Beklagen dabei. Wenn wir uns als Waschbär innerlich auf eine Beobachtungsposition begeben, von der aus uns deutlich werden kann, dass Menschen und Mäuse immer über sich selbst berichten, über das, was ihnen wichtig ist, über ihre Werte, Sehnsüchte etc. – egal, worüber sie inhaltlich erzählen. Deswegen macht es viel Sinn, sich als Waschbär genau darauf zu fokussieren, sozusagen auf die Meta-Ebene des Gesagten, und nicht auf die konkreten Inhalte. In denen Waschbären übrigens nach kurzer Zeit, wie die erzählenden Mäuse, versinken würden ... Und dann zur Rettung Zuschreibungen erfolgen können wie »dieser Maus kann man wirklich nicht helfen«, »die will ja gar nichts ändern« oder »ich brauche zuerst eine Trauma-Ausbildung, bevor ich mit dieser frühkindlich-gestörten Maus arbeiten kann«. Und dann könnte es sein, dass der Waschbär sagt: »Das schaffe ich niemals.« Bei Inkompetenzerleben haben wir meist nur diese drei Möglichkeiten zur Verfügung: Selbstabwertung, Fremdabwertung oder Methodenabwertung.

Im Unterschied zu Methoden, die wir unserem Gegenüber beschreiben und explizit dazu einladen, um dadurch immer wieder den Prozess transparent zu machen, geschieht dieser Raum-Aufbau ungefragt, ohne Auftrag, und implizit. Er ist sozusagen aus unserer Sicht die grundlegende Gelingensbedingung für Kooperation und wird mit der Sitzgelegenheit im Raum mitgeliefert.

Gute Gründe

Wenn wir als Waschbär daher aus der oben beschriebenen Haltung und von diesen Prämissen aus den Raum gestalten, erhöht sich ein Gefühl von Sicherheit für beide. Wenn es sicherer wird für uns, dann kann sich auch unser autonomes Nervensystem entspannen und es werden überhaupt erst wieder andere Sichtweisen und Verhaltensoptionen möglich.

Schau dazu auch in den WissensRaum der Körper-Welt, in der du mehr zur Funktionsweise unseres autonomen Nervensystems findest (Polyvagaltheorie) (S. 106).

Damit bauen wir auch die Brücke zu unserem bewussten Verstand, der nun eingeladen ist, neue Lösungen zu suchen, und bisherige sogenannte Widerstände loslassen kann, weil sie nicht mehr verteidigt werden müssen. Der Raum an sich kann dann »Spielwiese« werden für neue, zieldienliche Erfahrungen. Und wir fühlen uns wieder eher zugehörig und in diesem Raum miteinander verbunden. Und können miteinander auf die Reise gehen. Dies ist unserer Erfahrung nach eine der wichtigsten hypnosystemischen Interventionen. Auch wenn es scheinbar »nur« um Haltung geht.

Didaktisches Skript – Pacing

1) Maus sagt: »Ich bin zu klein und ganz alleine, und die Berge sind viel zu weit weg, ich kann das niemals schaffen!«
2) Waschbär fragt sich aus einer neugierigen, wertschätzenden, forschenden Beobachtungsposition zunächst mal selbst: Was steckt in dem Satz von Maus »Ich kann das niemals schaffen«?
3) Wofür setzt sich diese Maus jetzt gerade ein?
4) Welche Werte sind ihr wichtig? Wofür kämpft sie?
5) Wohin geht ihre Sehnsucht? Was erhofft und erträumt sie sich?
6) Durch diese Brille geschaut, bekommt Waschbär einen gänzlich anderen Blick auf Maus – einen Blick, der auf ein »Wohin« und »Wofür« fokussiert und der Kompetenzen aufspüren kann. Und der ihn neugierig macht, welche Maus da gerade ihm gegenübersitzt.
7) Und dann kann Waschbär zu Maus so etwas sagen wie: »Da scheint es eine Kraft in dir zu geben, der das richtig, richtig wichtig ist. Die auch unbedingt will, dass du dieses Ziel erreichst. Und eine Sehnsucht

in dir steckt, dass dann, wenn du das erreichst, sich endlich etwas erfüllt für dich. Und vielleicht klingt da auch in dir so etwas an wie ein großes Bedürfnis, erfolgreich zu sein. Die Dinge richtig und gut zu machen. So kommt mir das vor. Wie klingt das für dich, wenn du das so hörst?«

8) Maus lauscht …
9) Und Waschbär fährt fort: »Und es kommt mir so vor, wie wenn du glauben würdest, dass du die Dinge immer und gleich beim ersten Versuch richtig machen müsstest. Weil du es scheinbar nur einmal probieren darfst.«
10) Durch dieses Pacing kann es sein, dass sich Maus ein klein wenig entspannen und beruhigen kann. Und sie kann sich angeregt fühlen, auch auf diese besondere Beobachtungsebene zu wechseln. Dorthin, wo freundliches Hinschauen auf die guten Gründe möglicher wird.
11) Waschbär sagt auch noch: »Und mir kommt es so vor, als ob es da etwas in dir gäbe, das dich vielleicht auch beschützen möchte. Vor dem Scheitern … Denn wenn du nicht losgehst, dann kannst du keine Fehler machen … Möglicherweise ist sogar also ein Prozess in dir, der es sehr gut meint mit dir und für dich …«
12) Maus schaut von dieser neuen Beobachtungsposition auf ihre innere Welt, und in ihr macht sich so etwas wie ein »Ja, genau …« breit.
13) Und von diesem neuen Punkt können beide nun beginnen, mit einem anderen, kompetenzen- und ressourcenfokussierten Blick auf das Anliegen von Maus zu schauen und gemeinsam zu forschen …

Auftragsklärung für Anliegen und Ziel

Keine Reise ohne Reiseziel! Es macht einen Unterschied, ob wir nach Spanien reisen wollen oder nach Island. Und es kann am Beginn in Ordnung sein, wenn ich noch nicht genau weiß, ob ich eher nach Valencia oder nach Barcelona will. Aber es hilft, auch fürs Packen, wenn ich mir im Klaren darüber bin, ob es eher warm dort sein soll oder es Chancen auf Eisberge gibt. Wir brauchen zu Beginn also eine Ausrichtung auf ein gewünschtes Erleben in der Zukunft. Und das, noch bevor es um konkretes Tun geht (Maja Storch würde das auch ein »Haltungsziel« nennen – das oberste Ziel in der Zielepyramide der Motivationspsychologie. Wir brauchen ein »Wofür« vor einem »Was« und lange vor einem »Wie«).

Die Auftragsklärung für die Begleitung findest du im Begegnungs-Raum des Reisebeginns *(S. 36).*

Das Ziel, das Menschen in Coaching, Beratung oder Therapie als erstes nennen, ist oftmals kein Annäherungsziel und selten ein gewünschtes Erleben. Vielfach geht es darum, dass etwas Bestimmtes nicht mehr erlebt werden soll, etwas »weg« muss, dass endlich eine Entscheidung – und zwar für immer – getroffen wird oder dass eine

Situation nicht mehr aushaltbar ist. Manchmal geht es auch zuerst darum, dass sich andere Menschen oder ein Kontext ändern sollten, damit es endlich gut werden würde.

Insoo Kim Berg und ihr Mann Steve de Shazer haben dafür die sogenannten Auftragstypen geprägt:

1) *Kundinnen,* die bereits ein Anliegen formulieren, das sie selbst erreichen können, oder zumindest Beiträge leisten wollen – sich als Beteiligte und Handelnde erleben.
2) *Sich-Beklagende,* die sich ausgeliefert fühlen und andere ändern möchten – wobei diese anderen auch der eigene Organismus sein kann (wie Gunther Schmidt ergänzt hat).
3) *Besucherinnen,* die geschickt werden oder für jemanden anderen kommen (für die Familie, da ansonsten Scheidung im Raum steht, oder weil es von der Organisation angeordnet wird).
4) *Co-Beraterinnen*[12], die die ganze Zeit auf einer Meta-Ebene bleiben, als ob das Anliegen nichts mit ihnen persönlich zu tun hätte.

Wir fokussieren daher in der Auftragsklärung für das Anliegen auf die dahinter vermutete Sehnsucht. Auf die mit der Erreichung des Ziels verbundenen Hoffnungen. Bei unserer Maus geht es zum Beispiel anfangs eher darum, dass sie endlich Klarheit hat über das Rauschen, und dass sie sich erhofft, dass dieser Fluss ihr nützlich sein könnte. Als weiteres Ziel vermutet sie auch, dass ihr dann endlich die anderen glauben würden – was als Beitrag für Zugehörigkeit gewertet werden können.

Gute Gründe

Auch hier können wir sagen, dass es wiederum um Orientierung geht (so wie schon am Reisebeginn bei der Klärung der Art der Reisebegleitung). Für den Raum, in dem Maus und Waschbär miteinander unterwegs sein wollen, braucht es einen expliziten, geteilten Fokus. Aus einer genauen Auftragsklärung heraus gelingt zum einen die Auswahl der geeigneten Methoden leichter und wird für Maus nachvollziehbar und stimmig. Und zum anderen wird immer wieder überprüfbar, ob wir noch am Ziel arbeiten – ob Weg und Richtung stimmig sind. Wir stellen so auch unmittelbar fest, ob das Ziel in Eigenregie erreichbar ist und bleibt.

12 Diesen 4. Auftragstyp hat Gunther Schmidt ergänzt.

Bei der Formulierung des Reiseziels laden wir ein, Erleben zu beschreiben – die konkreten Musterelemente des »Sog-Gefühls« zu erforschen und zu beschreiben. Durch diesen Sog in eine gewünschte Zukunft werden dann in Maus auch eher Netzwerke aktiv, in denen die erforderlichen Kompetenzen zur Erreichung des Ziels vorhanden sind. Und spürbar, erlebbar werden. Manchmal kann es sein, dass unser Gegenüber ein so verständliches »Herzensziel« hat, das aber gänzlich außerhalb des direkten eigenen Einflussbereichs liegt. Dann kann es notwendig werden, dass dieser Wunsch bleiben darf und für die Begleitung ein *zweitbestes* Ziel gesucht wird. Wir haben erfahren, dass oftmals erst durch die »Würdigung der Sehnsucht nach dem Unerreichbaren« (Schmidt 2005) ein gemeinsames Arbeiten möglich wird. Dieses wird dafür dann sehr oft sehr kraftvoll.

Didaktisches Skript – Auftragsklärung für Anliegen und Ziel

1) Waschbär fragt Maus: »Angenommen, du wärst schon am Ziel, dort, wo du hin möchtest. Wie würde es sich dort für dich anfühlen? Was wünschst du dir?«
2) Waschbär lädt Maus ein, möglichst konkret zu beschreiben: »Woran merkst du es körperlich – wie stehst du dann? Wie atmest du? Welche Bilder tauchen vor deinem inneren Auge auf? Was hörst du? Wie spürt es sich an, wenn du dein Reiseziel erreicht hast? Wie gehst du dann mit dir um – welche inneren Dialoge führst du mit dir? Und woran würden das andere von außen bemerken? Was wäre sichtbar, spürbar, merkbar für andere?«
3) Manche Mäuse antworten auf solche Fragen vorerst noch eher auf diese Art: »Dann hätte ich diesen Druck nicht mehr in der Brust.« Worauf Waschbär den Fokus immer wieder sanft und beharrlich auf das gewünschte Erleben richtet: »Aha, du würdest den Druck nicht mehr spüren – sondern ... was stattdessen wäre für dich dann mehr spürbar?«
4) Waschbär fragt nach: »Schau mal, ob da Situationen, Ereignisse, Momente aus deinem Leben auftauchen, wo es schon einmal so ähnlich war.«
5) Und Waschbär lädt Maus ein, nach einem Anker zu forschen: »Vielleicht gibt es ein inneres oder äußeres Bild, eine Metapher oder ein Lied, das dir einfällt und dieses Erleben gut ausdrückt? Oder vielleicht auch eine bestimmte Körperhaltung oder -bewegung? Oder ein Symbol, das dich daran erinnert. Dich daran erinnert, dass das gewünschte Erleben bereits jetzt in dir vorhanden und abrufbar ist.«

Metaphorische Interventionen als Brücke

Wenn der Raum sicher trägt, dann könnten wir zu anderen Sichtweisen und Sprachen einladen. Das in der Hypnotherapie gebräuchliche Wording »vom Pacing ins Leading zu kommen« möchten wir gerne beschreiben als »durch ein konsequentes Pacing einzuladen, auf Phänomene anders, neu zu schauen – einzuladen, den Möglichkeitsraum zu erweitern«.

Die Ausgangssituation in der Begleitung ist oft, dass der bewusste Verstand schon alles durchdekliniert hat und es dennoch nicht lösen konnte. Dann können wir durch kleine Beispiele, kleine Experimente, dafür werben, in eine andere Welt zu gehen bzw. anfangs einmal nur eine kleine Brücke dorthin zu schlagen. Wie beispielsweise ein Forschen, ob sich die Beschreibung eines Problems – etwa ein trockener Hals vor Präsentationen oder Schwitzen – auf die Wahrnehmung und Bewertung des Phänomens auswirken würde.

Einladen können wir durch Sätze wie: »Ich vermute einmal, du hast schon alles versucht, um das Thema zu lösen, hast dir vermutlich gut zugeredet, vielleicht aber sogar dich schon beschimpft, weil du es immer noch nicht ändern konntest, obwohl du es so sehr willst. Ich würde dir gerne vorschlagen, dass wir deinem klugen bewussten Verstand eine kleine Brücke bauen, in die Welt der Bilder, und ihn so ein wenig unterstützen. Wärst du daran interessiert?« »Wenn ich dir zuhöre, dann sind in deinen Beschreibungen bereits Bilder enthalten, wie z. B. das Reibeisen, von dem du sprichst, und deine Zunge, die am Gaumen klebt. Das könnten wir einmal aufgreifen und noch genauer hinschauen.«

Gute Gründe

Wir regen zu diesen Interventionen dann an, wenn jemand mit dem bewussten Verstand bereits alles durchgedacht hat, kognitiv alle Lösungsmöglichkeiten ausgeschöpft hat, ohne das gewünschte Ergebnis zu erreichen. Selbst dann geht die Suche oftmals so weiter, und auch wir als Begleiterinnen werden zuerst nach dieser Art von Lösung gefragt. Hier ist es hilfreich darauf zu verweisen, dass das bewusste Denken keine unwillkürlichen Prozesse (emotionale und körperliche) verändern kann. Auch wenn es sich noch so bemüht, über Erkenntnis und Reflexion kann es hier keine nachhaltige Veränderung bewirken, nur durch Erleben bzw. durch das systematische Arbeiten mit diesen unwillkürlichen Prozessen. Das sprachliche Muster, das uns auf diese Art von Lösungsversuch hinweist, ist zumeist so etwas wie »Ich will, aber *es* geht nicht«.

Didaktisches Skript – Metaphorische Interventionen als Brücke

1) Waschbär lädt Maus ein: »Wärst du neugierig, mal auf eine andere Art auf dieses Phänomen zu schauen – dieses Erleben von Schmerz[13]?« Wenn Maus bereits metaphorische Sprache verwendet hat, kann Waschbär diese Beschreibungen gleich aufgreifen.
2) Wenn nicht, regt Waschbär an, das Phänomen zu bebildern: »Wenn du das, was du da innerlich erlebst, in eine Szene, in einen Film übersetzt – wie zeigt sich das dann? Wie stellt sich das dar?«.
3) Manchmal taucht in Maus gleich etwas auf, manchmal noch nicht, dann kann Waschbär nachfragen: »Magst du mal – wenn sich noch nicht gleich etwas für dich zeigt – gemeinsam mit mir forschen, wie so kleine Details ausschauen könnten? Erlebst du den Schmerz eher spitz oder eher stumpf? Eher hell oder dunkel? Oder eine bestimmte Farbe? Ist er laut, schrill, oder flüstert er? Und wie zeigt er sich, und als was? Überfällt er dich, schleicht er sich an, schießt er ein? Kommt er über dich? Und wie kommt er dir vor, wie sieht er denn aus, als was zeigt er sich? Welche Form hat er, oder eine bestimmte Gestalt, Figur ...?«
4) Maus beschreibt den Schmerz, mit allen Details, wie sie ihn wahrnimmt, wie sie ihn erlebt. Waschbär fragt nach, wie sich diese Beschreibung nun anfühlt für sie – jetzt, wo sie das Phänomen so vor sich hat.
5) Waschbär fragt: »Mal angenommen, du könntest diese Szene, dieses Bild verändern ... Wo würdest du ansetzen ... Was würdest du ausprobieren ... Vielleicht die Farbe ändern, heller, dunkler, oder die Struktur, die Oberfläche der Form ... Oder vielleicht die Bewegung in der Szene ... Was wäre stimmig, was wäre leicht zu verändern ... Was ist da dein Impuls ...?«
6) Maus probiert aus, was sie wie verändern kann, und wie sich das auswirkt auf ihr Erleben des Phänomens ... Wie es sich anfühlt für sie. Beispielsweise kann sie ausprobieren – falls der Impuls auftaucht, die Farbe von Rot auf Weiß zu ändern –, wie sie das genau machen möchte. Möchte sie einen Pinsel in weiße Farbe tauchen und über das Rot malen? Oder eher sprühen? Oder etwas ganz anderes, was »in echt« gar nicht möglich wäre, wie z. B. weiße Farbe aus den Fingern heraus auftragen.
7) Waschbär lädt Maus ein, sich gut Zeit zu nehmen für alle Veränderungen, die sie im Bild, in der Szene, vornehmen möchte. Hilfreich dafür ist das Wissen darüber, dass sich nichts längerfristig imaginieren lässt, was dem Organismus keinen Sinn macht. Und alles, was in der Vorstellung möglich wird, mit Sicherheit Auswirkungen hat. Darauf kann Waschbär vertrauen.

13 »Schmerz« wäre hier als ganz allgemeines Beispiel für jedes Phänomen zu verstehen. Die Intervention kann nach demselben Skript genauso für Phänomene wie Druck, Angst, Wut ... angeboten werden.

8) Abschließend regt Waschbär an, einen Anker zu finden: »Spür mal nach, was dich an diesen Prozess des »Weiß-Färbens« erinnern kann, welcher Aspekt, welches Detail ... Was dich daran erinnern kann, dass du immer wieder und eigentlich jederzeit diese Szene wiederholen kannst. Was wäre ein guter Erinnerungsanker dafür? Was sollte in die äußere Welt mitkommen, damit du dieses Wissen in deinem Alltag immer wieder zur Verfügung hast? Schau mal, was da auftaucht ...«

Ein paar Gedanken zur Selbstähnlichkeit von Prozessen

Wir stellen uns die Begegnungen von Menschen, egal in welchen Kontexten, als Räume vor und die Beiträge der Beteiligten als Beiträge für jeweils den Raum, der gemeinsam gestaltet wird.

So wie wir auf unsere ganz eigene Art im Raum sind, so gestalten auch unsere Klientinnen die Räume auf ihre ganz eigene Art mit. Zu Beginn einer Begleitung – aber auch immer dann, wenn intensivere Prozesse begleitet werden – sind genau diese intensiven Erlebnisformen im Raum – mit dem ganzen Körper und mit den Beschreibungen des Erlebens. Und nun kann es sein, dass Waschbär eine Maus gegenübersitzt, die verzweifelt ist, nicht weiter weiß, und ihre Geschichte dazu so intensiv ausmalt, dass sie den ganzen Raum ausfüllt. Wenn die Aufmerksamkeit von Waschbär und Maus auf den Inhalten der Geschichte bleibt, kann es passieren, dass sich das Muster, die Dynamik des Anliegens in der Maus (z. B. »Keiner kann mir helfen«, »Ich muss alles alleine machen«) plötzlich in der Dynamik der Begleitung zu zeigen beginnt. Nämlich, dass Waschbär mit der Zeit, im Laufe der Begleitung, Ideen entwickelt wie »Ich kann ihr nicht helfen« und »Da kann man nichts machen«.

Diese sogenannte Selbstähnlichkeit von Prozessen kann auch als Tranceinduktion verstanden werden. Innere Welten gehen auf diese Weise miteinander in Verbindung, und dann wird die Begleitung zu einem Muster von »Mehr-Desselben«, anstelle von neuen Referenzerfahrungen und Veränderung von Musterorganisationen. Für uns Waschbären ist es hilfreich und enorm von Vorteil, auf diese Dynamiken zu achten. Hilfreich kann uns dabei unsere Beobachtungsposition sein: weg vom Inhalt des Anliegens, den Blick hin auf die Prozesse, auf die Interaktionen in dieser Begegnung richten. Und dann diese Wahrnehmungen wieder als hilfreiche Rückmeldungen über bisher nicht erfüllte Bedürfnisse zu nutzen. Dann kann die Begegnung zwischen Maus und Waschbär als Übungsraum für neue Erfahrungen genutzt werden. Und beide werden sich wieder ein großes Stückchen selbstwirksamer erfahren dürfen. Und handlungsfähiger.

Das Wissen über diese Prozesse der Selbstähnlichkeit sind auch besonders nützlich für supervisorische Prozesse. Oftmals zeigt sich im Supervisionsanliegen von Waschbären das Thema ihrer Mäuse.

Und Maus dachte nach ... »Ich habe etwas verstanden, glaube ich. Etwas wird klarer ... Das Rauschen darf sein, auch wenn es niemand außer mir hören kann. Ich kann sehen, dass auch die Idee, es erforschen zu wollen, klug ist.«

Sie runzelte die Stirn. Ihr Blick ging in die Ferne. »Nur eines, da hänge ich fest. Ich kann ja immer nur das hören, was ich hören kann. Wie kann ich denn dann etwas erforschen, wenn ich immer nur das sehen kann, was ich bisher immer gesehen hab? Ich bin ja immer ich, und ich bleib ja immer ich. Maus, eben. Und wie kann Maus etwas anderes sehen, als Maus immer sieht? Gibt es denn einen anderen Blick als den Mäuseblick?«

Sie wurde ein bisschen verzweifelt. In ihren eigenen Gedanken gefangen. Und so abhängig von Sicherheit. Und so abhängig von der Welt der Mäusedinge, in der die Dinge so sind, wie sie sind – sicher. Sie grübelte und grübelte.

»Wie kann ich denn meinen Blick dorthin richten, dorthin, auf die Idee der heiligen Berge, wenn dort ein Mäuseblick bisher noch nie hingeblickt hat? Und wie könnte ich das benennen? Dass es mir und anderen verständlich würde?«

Mit Denken alleine, das spürte sie ganz deutlich, würde es nicht gehen. Sie dachte an die Berge, an diesen kurzen Blick, diesen Augen-Blick, in dem sie sie ganz deutlich sehen konnte. Und wo die Neugier, hier etwas ganz Neues entdecken zu können, sehnsüchtig groß war.

»Dieser Sehnsucht war ich mir ganz sicher, bin ich mir ganz sicher. Die Sehnsucht, hier etwas Großes entdeckt zu haben. Was, wenn diese Sicherheit, wenn diese Sicherheit mich am Beginn dieser Reise tragen könnte?«
Und plötzlich wurde ihr leichter ums Herz, sie atmete aus, lehnte sich zurück an einen Stein, der noch ganz warm von der langsam untergehenden Sonne war.

Und dann war es auf einmal da: ein Bild. Ein Bild vor ihrem inneren Auge. Ganz klar und deutlich.

Es war ein Bild von dem Moment, in dem Maus ihren Kopf aus der Höhle streckt, ihr ein Sonnenstrahl das Gesicht wärmt, und etwas in ihr sicher weiß, dass es Frühling geworden ist, und der Winter vorbei.

Springende Maus richtet sich auf, ganz gerade sitzt sie. »Erstaunlich«, dachte sie, »wo kommt das auf einmal her? Dieses Bild, das so gut passte, genau stimmte, genau das war, was sie jetzt brauchen konnte ... sie atmete lange aus. »Oha, das ist ja spannend, das bin alles ich, und da scheint viel mehr zu sein, als ich bisher wusste. Zumindest bewusst wusste ...«

Und da war es ... Maus fühlte in ihrem kleinen Körper eine große Sicherheit aufsteigen. Und sich dann warm und leicht in sich ausbreiten. In sich, in sich ... in Sicherheit[14]*. Und sie machte sich auf den Weg nach Hause, zurück zu den anderen Mäusen.*

14 Und wer jetzt bei der Maus an einen Löwen denkt, hat vermutlich die schöne Löwengeschichte gelesen, die Bernhard Trenkle (Trenkle 2016) aus einem alten orientalischen Märchen weitergedacht hat.

3 Es-Welt

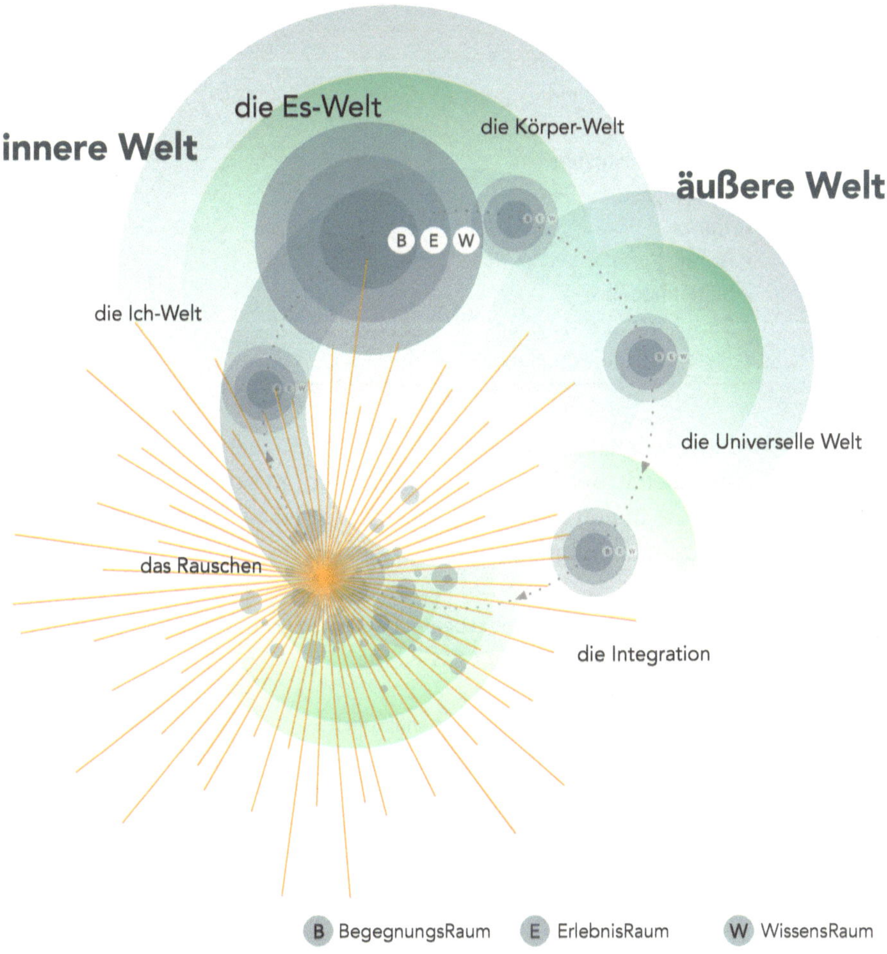

Abb. 10: Die Reise durch das Buch: Es-Welt

In dieser Welt möchten wir mit dir erforschen, welchen Schatz du in deiner inneren Welt zur Verfügung hast und wie du ihn für deine Anliegen nutzen kannst. Mit *es* ist hier nicht der aus der Freud'schen Psychoanalyse bekannte Begriff gemeint, sondern hier sind mehr jene Prozesse beschrieben, die wir als »*es* passiert ganz unwillkürlich ...« erleben. Die Intuition, das Gehirn der Bilder (insbesondere das limbische System), unser kluges Unbewusstes, also unsere unbewusst-unwillkürliche Fokussierung von Aufmerksamkeit, unser intuitives Wissen.

WissensRaum

Im WissensRaum dieser Welt möchten wir dir gerne die folgenden Begriffe näherbringen:

- Prinzip der Wortwörtlichkeit
- Limbisches System
- Innere Bilder
- Sinnesmodalitäten
- Stimmigkeit
- Trance
- Anker
- Seitenmodell
- Sowohl-als-auch-Logiken
- Bezogene Individuation

Die folgenden Inhalte erachten wir als nützlich, um über Entwicklungsreisen in der Es-Welt nachzudenken. Zusammenfassend möchten wir sie in den folgenden Statements plakativ aufzählen und dann im Einzelnen erläutern.

1) Unsere inneren Bilder erzeugen unsere Wirklichkeiten.
2) In unserem Gehirn regiert das Prinzip der Wortwörtlichkeit.
3) Wir nutzen Trancephänomene willkürlich.
4) Sicherheit durch Zugehörigkeit und Autonomie – Bezogene Individuation.
5) Wir brauchen Sowohl-als-auch-Logiken im Umgang mit unseren Ambivalenzen.
6) Die Magie des Seitenmodells.

Unsere inneren Bilder erzeugen unsere Wirklichkeiten

Unsere Entwicklung als Mensch ist nicht zu trennen von unserer Art und Weise, in und mit der Welt zu sein, die um uns herum gerade stattfindet – und das gilt auch für Mäuse, Waschbären und Frösche. Wir erleben uns in ständigen Wechselwirkungen mit unseren Umwelten. Jede Erfahrung, die wir machen, dient uns zum Kennenlernen der Welt und zum Abwägen bestmöglicher, überlebensdienlicher Wege, gut in dieser gerade vorgefundenen Welt zu sein. Und gleichzeitig verändern wir durch unser Sein in der Welt diese auch wieder. All unsere Sinne und unser ganzer Organismus sind an diesem Erfahrungssammeln unentwegt beteiligt.

Mehr dazu findest du in der Körper-Welt (S. 101).

Unsere ersten Erfahrungen mit der Welt machen wir auf körperlich empfundener Ebene. Wir fühlen, spüren unsere Haut – unsere Haut erfährt die Welt bereits lange vor unserer Geburt. Ebenso der auditive Kanal: Unser Ohr lauscht schon früh den Stimmen und Geräuschen, die in der äußeren Welt anklingen. Unsere Augen nehmen zu einem bestimmten Zeitpunkt schon Schemenhaftes wahr, und wir schmecken unsere Umwelt.

All diese Erfahrungen sind miteinander verwoben, können oftmals gleichzeitig ablaufen, und jede dieser Erfahrungen begleitet unser Organismus mit einer Bewertung – den somatischen Markern. Ist diese Berührung angenehm oder vielleicht hart, schmeckt das gut oder eher bitter, ist der Klang, das Geräusch, stimmig oder zu grell oder laut? Fühlt sich diese Erfahrung so an, dass ich mich wohl und sicher fühle? Oder erlebe ich diese Erfahrung als bedrohlich, unangenehm – erschreckt sie mich? Egal zu welchem Zeitpunkt unserer Entwicklung, unseres Lebens, es gibt keine einzige Erfahrung, die nicht von neuronalem Feedback – der Neurozeption – begleitet ist.

Mehr zum Begriff der Neurozeption und der Polyvagaltheorie findest du zu Beginn der Reise (S. 23).

Ebenso gibt es keine Erfahrung, die nicht ein Feedback aus der Umwelt erfährt. Weiter hinten in dieser Welt bei der bezogenen Individuation findest du noch mehr dazu. Wir bezeichnen diese als Musterelemente, die Erlebnismuster bilden, die individuell an die Welt und die Erfahrungen angepasst sind, die wir vorfinden und machen. Alles, was wir erleben, egal auf welcher Sinnesebene, egal mit welchem Empfinden es verbunden ist, bildet unseren reichen Erfahrungsschatz, auf den wir unwillkürlich intuitiv zurückgreifen im Umgang mit den Herausforderungen, die uns begegnen. Schon lange bevor wir unsere Sprache entwickeln, um diesem vielschichtigen Wissen Begrifflichkeiten zuzuordnen und diese Prozesse benennen zu können, um darauf auch willentlich bewusst zugreifen zu können.

In unserem Gehirn regiert das Prinzip der Wortwörtlichkeit

Die Entwicklung von Sprache erfolgt zu einem späteren Zeitpunkt unseres Lebens in einem anderen Teil des Gehirns. Wie schon in der Ich-Welt beschrieben, verorten wir die Fähigkeit, Sprache zu entwickeln, vor allem im »Großhirn«.

Mehr zur Funktionsweise unseres Gehirns und zum Thema Sprache findest du im WissensRaum der Ich-Welt (S. 46).

Wir lernen Worte, um die Vielfältigkeit unserer inneren Welt zu beschreiben, zu benennen und um uns über unsere Wahrnehmungen und Erlebnisse mit anderen auszutauschen. Worte werden jedoch nicht von uns frei erfunden, und sie entstehen auch nicht direkt aus unserer inneren Welt heraus, so wie alle anderen Erfahrungen. Sie werden, immer in Wechselwirkung mit unserer Umwelt, unserer äußeren Welt, übernommen. Worte, Begrifflichkeiten, können die

Vielfalt der inneren Welt nicht erfassen, sie reduzieren diese Komplexität im Sinne der Kooperation und Kommunikation mit unseren Umwelten.

Unser Gehirn besteht, wie bereits beschrieben, aus mehreren Teilen mit sehr unterschiedlichen Kompetenzen. Wir können das limbische System, unser Gehirn der Bilder, nutzen, Zugang zu unserem intuitiven Wissen zu bekommen, indem wir »limbisch« sprechen, also in Bildern und Metaphern. Dabei machen wir uns das im Gehirn vorherrschende Prinzip der Wortwörtlichkeit zu Nutze: Jeder einzelne Begriff spiegelt jenen Erfahrungsschatz wider, der genau für uns damit verbunden ist – der ein Teil unseres ganz individuellen Erlebnisnetzwerkes ist in Wechselwirkung mit genau jener Welt, in der der Begriff sich entwickelt hat. Mit jedem Wort, das wir hören, egal ob es aus der äußeren Welt kommt oder wir es innerlich hören, wird das gesamte damit in Verbindung stehende Erlebnisnetzwerk aufgerufen und als Erfahrungsschatz zur Verfügung gestellt. Unser Organismus stellt sich darauf ein, mit jenen Anforderungen umzugehen, die für uns mit diesem Begriff verbunden sind.

Erinnere dich an unser Beispiel in der Ich-Welt, wenn Maus das Wort »Medizinmacht« hört *(S. 20).*

Wir nutzen Trancephänomene willkürlich

Durch das Vorstellen, das Imaginieren einer Situation, werden im Wesentlichen dieselben Bereiche aktiviert wie beim tatsächlichen Erleben. Ändern wir die Bilder, ändern wir unsere Wahrnehmung von der Welt und von uns selbst – und ändern damit unsere Wirklichkeit (Bauer 2014). Wie wir uns das vorstellen können und wofür dieses Wissen gerade in Begegnungsräumen, aber auch im Umgang mit uns selbst wichtig sein kann?

Unser Erleben, das, was wir wahrnehmen, spüren, empfinden, unsere inneren Bilder auf den verschiedenen Sinneskanälen und auch die diesbezügliche Bewertung dieser Bilder über die somatischen Marker möchten wir als Prozess verstehen. All das, was da auf innerer Ebene in uns auftaucht, spürbar wird, deutlich wird, ist nie statisch, möglicherweise höchstens für Sekunden. Gleich wieder können bewusst oder unbewusst, willkürlich oder unwillkürlich kleine und große sogenannte Reize, Impulse, Trigger oder auch bewusst etablierte Anker anbieten, diese innere Welt wieder zu verändern und uns wieder anders erleben lassen. Und oft können wir beobachten, dass diese Prozesse auch nicht hintereinander ablaufen – das wäre dann auch viel zu einfach –, sondern sogar gleichzeitig. Unter dem Begriff der Anker wird in der Hypnotherapie das Etablieren einer Erinnerung an ein neues Muster, ein neues Verhalten oder eine neue Sichtweise verstanden. Diese Erinnerung hilft dabei, dass das gewünschte Neue immer wieder erlebt werden kann, dadurch verstärkt, und letztendlich immer gewohnter wird. Im besten Fall wird dabei der Auslöser des alten Musters zum Auslöser für das neue Muster und somit utilisiert. Anker können auf allen Sinneskanälen gefunden werden, besonders starke Anker beziehen den Körper und die Atmung mit ein. Wenn wir nach stimmigen Ankern forschen, dann geht es immer darum, welche Anker für unser Gegenüber unwillkürlich auftauchen und somit für genau diesen Menschen für dieses Thema in diesem Kontext hilfreich sind.

Schau dir dazu die Übung »Problem-Lösungs-Gymnastik« im BegegnungsRaum der Körper-Welt an (S. 131).

Stellen wir uns nun vor, wir erleben uns gerade sicher eingebettet in unseren Kompetenzen. Es tauchen feine visuelle Bilder auf, die da für uns dazu passen, und auditive Bilder in Form von wohlwollenden inneren Dialogen. Und das erleben wir als wohltuend, stärkend, wir fühlen uns sicher, und unsere somatischen Marker stimmen dem zu. Aus dieser inneren Welt heraus betrachten und erleben wir dann die Welt, die gerade um uns ist, die sogenannte äußere Welt. Und wie werden wir in Kommunikation mit ihr treten? Wie werden wir sprechen und wie werden wir handeln? Und wenn wir an unsere Gegenüber, unsere Klientinnen und Coachees, denken oder auch an uns selbst, wenn wir uns gerade nicht in Verbindung mit unseren Kompetenzen erleben? Möglicherweise begleitet von inneren Dialogen der Abwertung oder auch mit Schreckensbildern – unwillkürlich werden wir dann mit einer ganz anderen Haltung auf die gerade vorgefundene Welt schauen und mit ihr kommunizieren. Und ganz andere Ideen haben, was wir tun könnten, und anders (darüber) sprechen.

Wir finden es sinnvoll, Erleben prozesshaft zu beschreiben, weil es dann leichter möglich ist, von einer Beobachtungsebene aus, auf kleinen und kleinsten Ebenen, Veränderungen zu gestalten.

Schau dir dazu unsere Gedanken zur Beobachtungsposition in der Ich-Welt an (S. 61).

Erleben wir gerade ein Phänomen problemhaft oder störend, dann kann das Einnehmen einer Beobachterinnenposition Überblick verschaffen – und wir können die Art und Weise, wie wir auf das Phänomen schauen möchten, neu gestalten. Oder wie es Gunther Schmidt so treffend formuliert hat: »Das Problem ist niemals das Phänomen an sich, sondern immer die Beziehung, die wir zum Phänomen eingehen« (Schmidt 2014). Und oftmals stellen wir fest, dass eine andere Beziehungsgestaltung zum Problem in der inneren Welt einen so großen Unterschied macht, dass wir vorerst in der äußeren Welt nichts verändern müssen. Bereits die kleine Veränderung, zum Beispiel eine andere Beschreibung für das Phänomen zu finden, oder auch im Bereich der visuellen Bilder, kann ein deutlich anderes Erleben in uns erzeugen.

Ein Beispiel dazu hier von einer Klientin, die sich immer wieder wie »im Sumpf« erlebte: Das Wort Sumpf war für diese Klientin mit unangenehmen Gerüchen, mit Schwere, Unentrinnbarkeit und mit Bewegungslosigkeit verbunden. Ihr gesamter Organismus reagierte auf dieses Wort – im Sinne der Wortwörtlichkeit. Erst als sie für sich das Wort »Moorbad« entdeckte, tauchten andere Bilder dazu auf. Mit Moorbad verband sie Ruhe, Entspannung, Loslassen, Genießen, und ihr Organismus konnte eingeladen werden, mit diesen Bildern, im Sinne der Wortwörtlichkeit, ein stimmiges Erleben zu kreieren, zu konstruieren.

Und vielleicht denkst du jetzt, dass es doch nicht so einfach ist … Stimmt, und gleichzeitig kann, deutlich erleb- und spürbar, ein erster kleiner Schritt in Selbstwirksamkeit willentlich und ganz bewusst und autonom gegangen werden, in Richtung einer gewünschten Veränderung.

Sicherheit durch eine Balance von Zugehörigkeit und Autonomie – bezogene Individuation

Üblicherweise laufen all unsere Erlebens- und Bewertungsprozesse unwillkürlich und oft auch ohne unsere bewusste Beteiligung ab. Auf der Ebene unserer inneren Welt sind alle unsere jemals gemachten Erfahrungen auf allen Sinnesbereichen und auch körperlich gespeichert. Um für die jeweils gerade vorgefundene äußere Welt einen stimmigen, passenden, überlebensdienlichen Umgang zu finden, braucht es den Fokus auf jenes innere Wissen, was genau in dieser Situation gebraucht wird und nützlich bzw. zieldienlich ist. Doch woher nehmen wir das Wissen, welche inneren Bilder, welche innere Welt jetzt gerade die brauchbarste ist?

Vergleiche dazu »Wir haben mehrere Vergangenheiten und Zukünfte« im WissensRaum der Ich-Welt (S. 56).

Die Wechselwirkungsprozesse zwischen uns und der äußeren Welt, unser In-Kontakt-Gehen und genauso die Rückmeldungen, die wir bekommen, dienen dazu, uns ein Bild von der Umwelt zu machen. Ohne Worte – implizit, zumeist uns gar nicht bewusst – erfahren wir über Rückmeldungen von anderen, was in dieser Welt gerade eher gefragt ist, wohlwollend unterstützt wird und was gutgeheißen wird. Und gleichzeitig, was in dieser Welt nicht gern gesehen wird, als unangenehm oder störend, als unpassend und veränderungswürdig bewertet wird.

Jede Empfindung, jedes Gefühl, das wir mit den anderen teilen, jeder Gedanke, den wir äußern, und jede Handlung, die wir in dieser Welt zeigen – jede Form der Kommunikation mit der Welt –, wird bewertet und ermöglicht uns, in der Welt orientiert zu sein.

Wie unsere Maus: Sie bemerkt ein Rauschen, behält es zunächst für sich. Und sie behält es nicht einfach so – zufällig – bei sich. Sie hat über Rauschen in der Mäusewelt noch nichts gehört – vielleicht lässt sie das zögern? Dann teilt sie es doch mit den anderen, und die anderen Mäuse geben Rückmeldung zu dem Phänomen, zu dem Erleben der Maus. Als sie eine andere Maus fragt, ob sie das Rauschen auch hört, meint diese: »Ich höre nichts. Ich bin jetzt beschäftigt. Sprich später mit mir.« Maus stellte dann einem anderen Mäuserich die gleiche Frage, doch dieser sieht sie ganz seltsam an. »Bist du nicht richtig im Kopf? Was für ein Geräusch?« Unsere Maus teilt ein Erleben mit den anderen und bekommt die Rückmeldung, dass in der Welt gerade niemand etwas damit anfangen kann. Dass ein Rauschen in dieser Welt nicht gebraucht wird und nicht erwünscht ist. Und sie bekommt genauso und gleichzeitig Rückmeldung dazu, was sehr wohl erwünscht und gebraucht ist: die Nase auf dem Boden zu halten und sich mit Mäusedingen zu beschäftigen.

Über diese Rückmeldungen können wir einiges über die Mäusewelt erfahren. Wir erfahren, was diesen Mäusen, was in dieser Mäusegemeinschaft wichtig ist, welche Werte hier vertreten und hochgehalten werden. Es könnte sein, dass hier der Wert Fleiß eine Rolle spielt, und auch Leistung. Einen Beitrag für die Gemeinschaft leisten – wir können vermuten, dass dieser Mäusegemeinschaft Zusammenhalt wichtig ist, möglicherweise auch Gerechtigkeit. Dass alle miteinander arbeiten und alle das Gleiche tun sollen. Wir erfahren etwas über die Werte in dieser Welt, ohne dass die Mäuse direkt davon gesprochen haben oder etwas dazu erklärt haben. Wofür kann dieses Wissen um Werte, diese Rückmeldung zu allem, was wir mit den anderen teilen, wichtig sein?

Zu Beginn unserer Sozialisation, oder sagen wir lieber unseres Willkommens in der Welt, ist es wichtig für uns, dass unser Überleben gesichert ist – dass wir uns sicher fühlen. Dazu brauchen wir Kenntnis, was es uns ermöglicht und ermöglichen wird, uns sicher zu fühlen. Ein wichtiger Aspekt dieses Gefühls der Sicherheit ist, dass wir uns als Teil der Gemeinschaft fühlen, dass wir willkommen sind, dazugehören und dazu passen. Jede Erfahrung mit unseren ersten Gemeinschaften, die uns ein Gefühl der Sicherheit vermitteln können und in denen wir ebenso verunsichernde Momente erleben können, wird in uns als Erlebnismuster abgebildet und gespeichert und steht uns als einer unserer Wissensschätze in unserem Leben zur Verfügung. Und genauso ist es mit der Erfahrung von erlebter Freiheit, von Unabhängigkeit, die wichtig für unser Gefühl von Entfaltung und Entwicklung sind. Und so wird bei unserer Maus der Moment des Rauschens zum Beginn ihrer individuellen Entwicklung: »Es rauscht« für neue Erfahrungen im Bereich Autonomie, »Ich für mich«.

Die »richtige« Mischung zwischen Autonomie und Bezogenheit zu finden, bleibt unserer Erfahrung nach eine lebenslange Herausforderung. Und am Weg zu dieser individuell stimmigen Balance werden Phänomene oftmals als Problem oder störend bewertet.

Wenn Menschen so ein Phänomen, bewusst oder unbewusst, als problematisch oder störend erleben, dann beschreiben sie damit bereits einen Unterschied. Nämlich: Dieses Phänomen ist ein »Problem«. Wir können diese Bewertung nur vornehmen, wenn es einen Vergleichswert gibt – nämlich eine Idee davon, wie es besser, richtiger, stimmiger für uns wäre. Und wir können nur Ahnungen und Ideen von Stimmigerem und Besserem haben, wenn wir dazu auch innere Welten mit anderen Bildern zur Verfügung haben – vielleicht aus ganz anderen Kontexten. Zumeist nicht bewusst und oft auch nicht sofort bereit für den Zugriff – die Ahnung allein gibt uns allerdings schon Hinweise darauf. So wie bei unserer Maus: Die Ahnung von etwas, was für sie stimmiger sein könnte, taucht auf – sie hört ein Rauschen. Zu diesem Zeitpunkt ist ihr überhaupt (noch) nicht bewusst, dass das, was sie gerade erlebt, bereits in ihr als nicht optimal bewertet wird. Wir können demnach zwei Erlebnisnetzwerke in uns wahrnehmen: ein als problematisch erlebtes Erleben und gleichzeitig ein anderes Erlebnisnetzwerk, das schon eine Ahnung von etwas anderem hat und das als Wissen, als Kompetenz, als Ressource schon vorhanden ist.

All das geschieht unwillkürlich und zumeist sogar unbewusst ununterbrochen in uns – prozesshaft –, immer in Wechselwirkung mit unseren inneren und äußeren (Um-)Welten. Und wer oder was in uns entscheidet, wann ein Phänomen in der Weise als problematisch erlebt wird, dass unwillkürlich bereits Ahnungen zu Stimmigerem leise auftauchen – und wer oder was in uns lässt dann genau diese Ahnungen auftauchen? Diese Frage stellen wir uns und unseren Gegenübern immer wieder durch unsere Fragen zu den guten Gründen eines Phänomens bzw. der beiden Phänomene.

Schau dir dazu die Auftragsklärung im BegegnungsRaum zu Beginn der Reise (S. 36) und die Gedanken zum Pacing im BegegnungsRaum der Ich-Welt (S. 66) an.

Wir möchten hier ein Konzept von Grundbedürfnissen heranziehen, das uns in diesem Zusammenhang am hilfreichsten erscheint, und dich gleichzeitig darauf hinweisen, dass es eine Vielzahl an Erklärungsmodellen und Konzepten zu menschlichen Grundbedürfnissen gibt. Wir werden wir uns am Konzept der Bezogenen Individuation[15] orientieren.

Menschen, als lebende Systeme, sind darauf ausgerichtet zu überleben, sich sicher zu fühlen. Unser Organismus, unsere innere Welt,

15 Helm Stierlin und Gunther Schmidt haben diesen Begriff gleichermaßen geprägt.

sorgt von Beginn an für diese Homöostase. Unser Bedürfnis nach Zugehörigkeit, Bezogenheit, und unser Bedürfnis nach Autonomie, Individuation, stellen beide, nach diesem Konzept, die Grundvoraussetzungen für unser sicheres Überleben dar. Wir möchten es uns so vorstellen: Menschen können nicht überleben, wenn sie nicht in Kontakt mit anderen Menschen sind und sich zugehörig fühlen, sich in Nähe zu anderen erleben und sicher fühlen. Gleichzeitig brauchen Menschen, auch für ihr Überleben, dass sie sich immer (weiter) entwickeln und (über sich hinaus) wachsen, für das Erleben von Autonomie, Selbstbestimmung, Unabhängigkeit und Individuation (siehe Abb. 11).

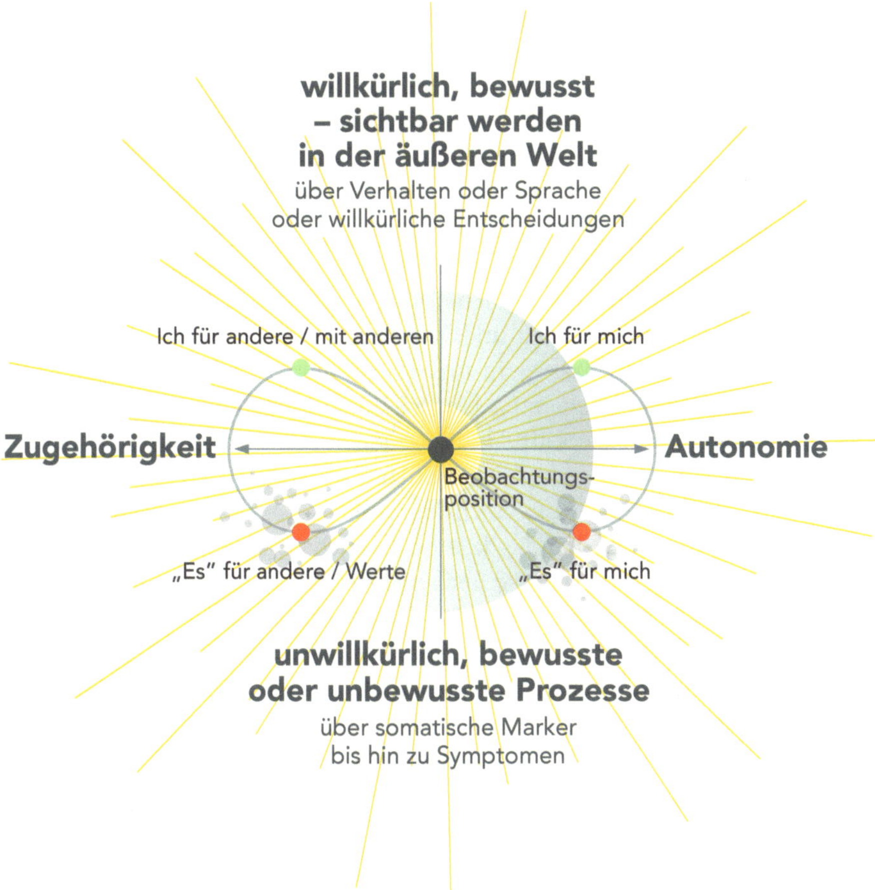

Abb. 11: Bezogene Individuation[16]

16 Diese Grafik basiert auf der bildlichen Darstellung von bezogener Individuation, die wir bei Mechthild Reinhard kennengelernt haben (»Achterschleife«).

Wir alle machen unsere Erfahrungen mit der Befriedigung und der Nichterfüllung dieser beiden Grundbedürfnisse. Wir haben erlebt, wie es sich anspürt, gut in Verbindung, sicher verbunden zu sein, und wir kennen das Gefühl von Freiheit und ganz gut für und mit uns zu sein. Und wir alle spüren und kennen die Sehnsucht, wenn über längere Zeit eines der beiden Grundbedürfnisse zu kurz gekommen ist, offengeblieben ist, unbefriedigt bleibt. Und diese Sehnsucht erinnert uns daran, zumeist unwillkürlich, oft auch unbewusst, dass die Balance jetzt gerade, oder schon längere Zeit, sich nicht stimmig und passend für uns anfühlt und hier etwas anderes gebraucht wird, eine andere Art der Balance.

Wenn unsere Maus mit den anderen Mäusen gerade Mäusedinge tut, dann vermuten wir, dass sie sich gerade sicher fühlt – in Abbildung 11 mit »Es für andere« bezeichnet, also das Sorgen für Zugehörigkeit auf unwillkürlicher Ebene. Die anderen sind da, tun etwas, was alle gemeinsam interessiert, sie verstehen sich, ohne viel zu reden. Und das tut unserer Maus gut, zumindest hat es ihr bis jetzt gutgetan, d. h., wir können sagen, ihre Beiträge auf der bewusst-willkürlichen Ebene, ihr »Ich für andere/mit anderen«, waren für eine gewisse Zeit im Einklang mit ihren Beiträgen, die sie für sich selbst gemacht hat (»Ich für mich«). Bis hierher war diese Art der Balance zwischen Bezogenheit und Individuation für unsere Maus offenbar stimmig. Und dass es in uns ein permanentes Abgleichen auf unwillkürlicher Ebene zu geben scheint, das das Vorhandensein dieser inneren Balance prüft. Und gegebenenfalls Impulse setzt, sollte diese Balance in ein Ungleichgewicht übergehen.

Bei unserer Maus taucht dann eines Tages eine Ahnung in ihr auf – das Rauschen –, dass es da auch noch etwas anderes geben könnte, etwas, das sie so noch nicht kennt – in Abbildung 11 mit »Es für mich« bezeichnet, also das Sorgen für Autonomie auf unwillkürlicher Ebene. Etwas, das vielleicht auch die anderen Mäuse nicht in dieser Form kennen, weil es nur zu unserer Maus gehört, in ihrer inneren Welt als Ahnung, als Sehnsucht auftaucht – ganz individuell, autonom. Zwei Erlebnisnetzwerke, die in der inneren Welt der Maus gleichzeitig da sind, gleichzeitig erlebbar, gleichzeitig spürbar. Und was kann zunächst passieren? Zunächst kann es sein, dass diese Gleichzeitigkeit als unangenehm empfunden wird, vielleicht verunsichert oder sogar Angst macht, jedenfalls als problematisch erlebt wird, als störend.

Wir brauchen Sowohl-als-auch-Logiken im Umgang mit unseren Ambivalenzen

Als problemhaft oder störend wird das Phänomen erst dann erlebt, wenn es aus der Bewertung unseres bewussten Verstandes heraus, aus unserer Ich-Welt, die Gleichzeitigkeit nicht geben kann. Dann versuchen wir, auf bewusster Ebene eine Entweder-oder-Entscheidung zu treffen.

Dazu findest du im WissensRaum der Ich-Welt eine Beschreibung der Funktionsweisen unseres dreiteiligen Gehirns (S. 46).

So wie unsere Maus, als sie das Rauschen zum allerersten Mal hört. Sie möchte es abtun, wegmachen, nicht mehr daran denken, keine Aufmerksamkeit mehr dahin lenken und weitermachen mit den Mäusedingen. Vielleicht mit einer Idee von »Es machen doch alle so«, »So gehört es doch«, »Wieso bin ich da anders als die anderen?« usw. Die Werte der Mäusewelt können hier leitgebend sein, das Bedürfnis, die Verbundenheit zu den anderen nicht zu gefährden. Erst als das Rauschen immer deutlicher wird und nicht mehr wegzudenken ist, erst dann entschließt sich unsere Maus, es zu erforschen. Und sie merkt, jetzt bewusst, dass zwei Erlebnisnetzwerke da sind: Sie möchte einerseits bei den anderen Mäusen bleiben und weiter Mäusedinge tun, ihre Zugehörigkeit zu den anderen Mäusen nicht aufgeben oder verlieren, und gleichzeitig möchte sie das Rauschen erforschen, weil es sie neugierig macht, weil sie spürt, dass das wichtig ist für sie. Gleichzeitig – sowohl als auch. Diese »Sowohl-als-auch-Logik« sehen wir als die Logik der Es-Welt. Hier, wo alles gleichzeitig erlebbar werden kann. Dann geht es, so wie bei unserer Maus, nicht mehr um das Wegmachen eines Erlebens, sondern viel mehr um stimmiges Balancieren von gleichzeitig auftauchendem Erleben, von gleichzeitig vorhandenen und spürbaren Grundbedürfnissen, Zielen, Wünschen. Mit diesen Ambivalenzen, mit diesen Entweder-oder-Konflikten und mit diesem Sowohl-als-auch-Erleben sind wir täglich und eigentlich fast immer konfrontiert. Und jedes dieser erlebten Phänomene gibt Hinweise auf wichtige in uns vorhandene Erlebnisnetzwerke – wichtige damit in Zusammenhang stehende Anliegen, Werte und eben Bedürfnisse.

Die Magie des Seitenmodells[17]

In fast allen therapeutischen Schulen und vielen Konzepten kommt etwas zur Anwendung, das Menschen als viel-seitig beschreibt. Das Seitenmodell im hypnosystemischen Konzept stellt für uns ein Paradigma dar, eine liebevolle, dem menschlichen Erleben gerecht wer-

17 Der Begriff des Seitenmodells wurde von Gunther Schmidt geprägt, und bei ihm haben wir auch die vielen Möglichkeiten der Nutzung kennengelernt.

dende Weltsicht. Aber entscheide selbst, bevor wir hier allzu sehr ins Schwärmen geraten.

Wir möchten hier das Seitenmodell aus verschiedenen Blickwinkeln beleuchten, um dich vielleicht neugierig zu machen, die vielfältigen Möglichkeiten zu nutzen:

- Aufbau einer Beobachtungsebene für Waschbären und Mäuse
- Orientierungshilfe in den inneren Welten – von Mäusen und Waschbären
- Unterstützung bei der Auftragsklärung und Orientierungshilfe im Planen von sogenannten Interventionen
- Überblick über Verläufe und Entwicklungen

Aufbau einer Beobachtungsebene für Waschbären und Mäuse

Grundsätzlich gehen wir davon aus, dass Mäuse eben nicht nur Mäusedinge machen wollen und mit anderen Mäusen sein möchten, sondern dass sie auch und gleichzeitig die Sehnsucht, den Wunsch nach Neuem, nach etwas haben, was ihnen ein Gefühl von Freiheit und Unabhängigkeit gibt. Das ist unsere Haltung – mit diesem Blick und mit diesem Ohr sind wir Waschbären.

Vergleiche dazu auch die Beobachtungsposition in der Ich-Welt (S. 62) und den ErlebnisRaum in der Körper-Welt (S. 118).

Das Seitenmodell ermöglicht uns, den Menschen direkt anzusprechen und gemeinsam den Fokus auf jene Bereiche zu legen, über die jemand gerade spricht. Im Sinne von »Das ist jetzt gerade dein Erleben«. Im weitesten Sinn können wir das auch als einen Blick auf ein Trancephänomen verstehen, das in dem Moment, hier und jetzt gerade, neben vielen anderen Erlebnismöglichkeiten am meisten vorherrscht und über das Menschen mit uns sprechen möchten. Für Waschbären kann das günstig sein, um den Überblick zu behalten – und sich nicht in die berichteten Inhalte einladen zu lassen. Unsere Gegenüber können oft gut Trancen aufrechterhalten und andere, zum Beispiel uns als Begleiterinnen, ebenfalls dazu einladen. Wie dies Schritt für Schritt möglich werden kann findest du weiter hinten in dieser Welt.

Dieser Platz ist aus unserer Sicht kein Ort, an dem wir gemütlich verweilen können. Dieser Platz braucht immer wieder Eroberung – immer wieder ein Prüfen im Sinne von »Sitzen wir da gerade noch gemeinsam?«. Oder ist eine von uns gerade wieder woanders unterwegs? Jetzt gehen wir davon aus, dass Waschbär und Maus gemeinsam auf der Beobachtungsebene Platz genommen haben.

Orientierung in den inneren Welten von Waschbären und Mäusen

Jedes Phänomen, jedes Erleben, jeder Gedanke, jedes Gefühl, das auftaucht als Ausdruck eines Wunsches, als Bedürfnis und als Sehnsucht, kann hier »geordnet« werden – Seiten zugeordnet werden. Dann kann ein Gespräch oder auch das Nachdenken darüber eher möglich werden. Jedoch ist nicht jedes Nachdenken, nicht jedes darüber Sprechen gleich eine Orientierungshilfe. Wie du oben schon lesen konntest, macht aus unserer Erfahrung Sinn, hier ein Konstrukt im Kopf zu behalten, und wir bedienen uns hier dazu des Konzeptes der Bezogenen Individuation. Aus diesem Konzept heraus fokussieren wir, anders als bei anderen Konzepten, daher auch auf zwei Seiten. Diese beiden Grundbedürfnisse – die Bezogenheit und die Individuation –, diese beiden Seiten werden in Menschen, auch in Begleiterinnen, ganz unterschiedlich vertreten, repräsentiert. Uns ist es ein Anliegen, die Weite und Offenheit dieses Konzeptes hier zu beschreiben und darauf aufmerksam zu machen.

Wir haben in unserer Begegnung mit Klientinnen, Coachees und mit uns selbst beobachtet, dass bestimmte Inhalte, bestimmte Erlebnisphänomene noch keinen Rückschluss darauf geben können, für welches Bedürfnis, welche Sehnsucht der Mensch sich gerade einsetzt. Umso spannender gestaltet sich der Such- und Findeprozess. Jetzt gehen wir wie gesagt davon aus, dass Maus und Waschbär gut gemeinsam auf der Beobachtungsebene Platz genommen haben und für den Moment eine Idee haben und orientiert sind, welche Themen mit welchen Sehnsüchten und Anliegen gerade die innere Welt bespielen. Dann können wir neugierig sein auf die nächsten Schritte.

Unterstützung bei der Auftragsklärung und Orientierungshilfe im Planen von sogenannten Interventionen

Wir werfen hier wieder einen Blick auf unsere Maus. Angenommen Maus und Waschbär wären jetzt orientiert, welche Phänomene wofür kämpfen und sich einsetzten, dann taucht sogleich die nächste Frage auf: »Und was jetzt?«

Wir haben jetzt die Möglichkeit, an verschiedenen Ecken anzusetzen, um die innere Welt zu einer anderen Kooperation, einer anderen Balance einzuladen. Und das Seitenmodell unterstützt uns auch im Prozess der Auftragsklärung, um für den nächsten Schritt Überblick zu bewahren. Wir zählen hier ein paar Beispiele auf, ohne den Anspruch auf Vollständigkeit. Du kannst für dich selbst prüfen, welche Beispiele dir bei deinen Gegenübern und bei dir selbst dazu einfallen. Möglicherweise ist es zunächst wichtig – so wie in Vorbereitung

Vergleiche dazu unsere Taschentuch-Trance im BegegnungsRaum zu Reisebeginn (S. 35), die Übung zur Auftragsklärung im BegegnungsRaum der Ich-Welt (S. 70) oder auch die Übungen im ErlebnisRaum der Körper-Welt (S. 119).

auf das, was kommt –, die Beobachterinnenposition zu stärken und mit Ressourcen und Kompetenzen anzureichern, die gerade für die Auseinandersetzung mit diesen Themen hilfreich sein können.

Vielleicht brauchen Seiten, die derzeit ihre Loyalität über die Abwertung aller anderen Erlebnisphänomene zum Ausdruck bringen, Würdigung. Würdigung für ihre wichtige Arbeit im Sinne des Bewahrens von Zugehörigkeit und Überleben in herausfordernden Kontexten.

Es kann sein, dass Seiten, die das Rauschen schon hören und sich noch nicht loszugehen trauen, oder Seiten (wie bei unserer Maus), die schon gesprungen, aber im Fluss gelandet sind, sich nun misstrauisch zeigen. Oder es tauchen Erinnerungen auf an gelungene Sprünge oder mutige Schritte aus anderen Zeiten und anderen Kontexten. Für diese Ideen, diese nächsten Runden, entscheiden sich Maus und Waschbär zu kooperieren.

Überblick über Verläufe und Entwicklungen

Jede kleine Veränderung, die Menschen in sich initiieren und erlebbar machen, hat Auswirkungen auf das Erleben, auf die innere Welt – von Mäusen und Waschbären. Unsere Maus erlebt sich anders, nachdem sie den Fluss gesehen hat, in den Fluss gefallen ist oder die heiligen Berge entdeckt hat. Ihre innere Welt hat sich verändert.

Was anders ist, welche Auswirkungen das auf unsere Maus hat, wie sie es bewertet, all das können wir von der Beobachtungsebene immer wieder gemeinsam neugierig betrachten. Geht diese Entwicklung in die gewünschte Richtung, sind die gemachten Erfahrungen im Sinne des Ziels der Klientin relevant und hilfreich? Und welche weiteren Schritte, welche vielleicht anderen Herangehensweisen könnten entwickelt werden? Welche bereits als stimmig erlebten Entwicklungen können gut weitergehen? Um dann wieder – auf der Beobachtungsebene – zu entscheiden, welche nächsten Schritte hier gegangen werden wollen.

Du kannst dir dazu auch das Video zum Seitenmodell auf der Website anschauen: www.hypnosystemischer-erlebnisraum.at

ErlebnisRaum

Wie ist das bei dir? Wer steckt da in dir, wenn du an dein Anliegen denkst?

Kennst du das, dass eine Stimme in dir ganz etwas anderes will?

Oder dass du das Gefühl hast, du kannst dich nicht entscheiden, solltest das aber?

Wenn du etwas willst, aber *es* geht nicht, dann könnte es eine gute Idee sein, dich an dieser Stelle ein wenig mit deinen Seiten zu beschäftigen.

Die Ambivalenzen-Trance

Die folgende Trance kannst du nutzen, um ein bisschen zu erforschen, wie das so ist, mit unseren »Zweiseitigkeiten«.

Ambivalenzen-Trance

Wenn du so an die »Zweiseitigkeiten« denkst, die wir alle kennen, und haben, die uns aber nicht immer so bewusst sind ... Zumeist nennen wir uns »ich«: Einmal will ich's so, und dann wieder anders. So sollte ich's machen, und dann mach ich's nicht. Oder anders. Oder dann doch.

Und du kannst einmal für dich prüfen, ob es einen Unterschied macht, wenn du sagst: Eine Seite von mir will es so, und eine andere Seite lieber anders.

Wie ist das, wie klingt das für dich, wenn du das so zu dir sagst?

Und nun könnte es ja sein, dass es eine Seite in dir gibt, die ein Rauschen hört. Die etwas verändern will. Und die vielleicht sogar schon eine Idee hat, wo es hingehen könnte. Und das vielleicht schon lange. Oder es ist gerade eben erst aufgetaucht, während du diese Trance hörst.

Und gleichzeitig könnte es sein, dass in derselben Sekunde eine andere Seite auftaucht und dafür sorgt, dass du gleich wieder vergisst, dass und was du verändern wolltest.

Da war doch noch was ... Nur was? Und dann könnte es sogar sein, dass diese Seite dir erzählt, dass doch alles gut ist, so wie es ist.

Und wenn du so nachspürst, wie fühlt sich das an, wenn alles so bleiben dürfte, wie es gerade ist?

Welche Bilder tauchen da in dir ganz unwillkürlich auf? Bewahren ... Alles bleibt, wie es ist ... Es gibt nichts zu tun ... Und es ist gut so, wie es gerade ist ...

Wie reagiert da dein Organismus? Wie fühlt es sich an im Körper? Wie ist deine Atmung, Körperhaltung, zum Beispiel deine Schultern ... dein Rücken, deine Art zu sitzen oder zu stehen ... Ist dein Körper eher locker, entspannt, oder eher angespannt ... Spür mal nach ... Und lass es mal wirken ... Bewahren ... Alles bleibt, wie es ist ...

Und nun könnte es sein, dass sich die andere Seite wieder meldet ... Die etwas ändern möchte, die wohin möchte ... Veränderung ... Neues ...

Sich meldet, so ganz unmittelbar ... Zum Beispiel mit einem Körpergefühl, ganz wie von selbst ... Schau mal, wie das bei dir ist ... Wie fühlt sich das an? Wie bemerkst du diese Seite in dir?

Wirst du eher unruhig oder eher ruhig? Welche Bilder tauchen auf? Bei Veränderung ... etwas anders machen als bisher ... etwas Neues in die Welt bringen ... vielleicht schon ganz konkret, oder noch vage ...

Wie atmest du da? Und wie ist deine Körperhaltung?

Welche inneren Sätze tauchen da vielleicht auf? Wie fordert dich diese Seite auf, etwas zu verändern? Oder dich?

Und es könnte sein, dass jetzt ein »Ja-aber-Dialog« in dir auftaucht ...

»Ja, aber verändern ist schon auch anstrengend ... und mühevoll ... Und der Ausgang ist so ungewiss ... Habe ich überhaupt Zeit dafür? Und was bedeutet das dann?«

»Na ja, aber so weitermachen wird langsam langweilig ... Immer dasselbe ... Und noch mehr desselben ... Wo soll das hinführen ... Da kann ich mich doch gleich hinlegen zum Sterben ...«

»Sterben ist jetzt doch ein bisschen übertrieben ... Aber was ist mit Sicherheit? Gleich alles aufgeben? Wo soll das denn hinführen? Alles zurücklassen, was ich mühevoll aufgebaut habe? Und was ich alles dafür geopfert hab? Es wäre doch so schön, einmal nichts mehr machen zu müssen ... nach all der langen Zeit des Tuns ... Einfach nur bewahren dürfen. Das, was doch auch gut ist.«

»So komme ich nie weiter. Man muss doch weitergehen, etwas Neues erfahren, erleben, ausprobieren. Keine Angst davor haben. Auf ins Abenteuer! Und es anders machen als bisher. Mutig sein! Es wäre doch so schön, neue Welten zu erschaffen. Und zeigen, dass man das kann.«

»Puh, jetzt wird es aber richtig eng. Neue Welten, Abenteuer... Das macht mir Angst. Das kann ich nicht. Und das will ich auch nicht. Und außerdem, wer soll dann da mitgehen? Da bin ich dann doch alleine? Nein, das mach ich sicher nicht. Ich will eigentlich endlich gar nichts mehr beweisen müssen ...«

»Beweisen? Beweisen, beweisen, gar nichts muss ich beweisen! Ich will frei sein! Und hinaus in die Welt, und etwas erleben, ohne diese Klötze am Bein. Was soll ich denn jetzt bewahren? Es war gut, und es ist vorbei. Alles hat seine Zeit. Auf zu neuen Ufern! Das ist doch früher auch schon gelungen, erste Schritte zu gehen. Hin zu neuen Ufern.«

»Ja, aber da muss ich dann schon ganz genau schauen ... Ein kleiner Schritt, ja, wenn es sich denn auszahlt ... Das muss sich dann schon auszahlen ... Und da muss etwas mitgenommen werden ... Und sicher muss ich sein ...«

»Ein bisschen aufregend wird es schon werden ... bei aller Sicherheit ... Und ganz genau weiß ich auch nicht, wo es hingeht ... Aber es klingt doch spannend, oder?«

Spannend und sicher.

Aufbrechend und bewahrend.
Neu und bisherig.
Sicherheit und Abenteuer.
Kleine Schritte zum neuen Ziel.
Zurücklassen und mitnehmen.
In Bewegung kommen und Innehalten.
Neugierige Gelassenheit.
Sicherer Aufbruch.
Bewährtes Ausprobieren.
Neue Wege mit sicherem Schritt in gewohnt-bequemen Schuhen.
Gleichzeitig.
Sowohl als auch.
Zweiseitig.
Und alles dabei.
Alle mit.
Immer in Balance. Immer neu balancierend. Bewahren und verändern.

Die Ambivalenzen-Trance und das Forschungsexperiment zum Seitenmodell kannst du dir auch auf der Website anhören (oder die Fragen unten im Text lesen und für dich beantworten): www.hypnosystemischer-erlebnisraum.at

Forschungsexperiment zu deinen eigenen Seiten

1) *Wenn es um dein Anliegen geht:* Welche Seiten sind da beteiligt? Haben die schon einen Namen – wie möchtest du sie benennen?
2) Schreib die Namen der beiden Seiten auf, oder ihre prägnanten Aussagen, die die beiden Seiten charakterisieren.
3) Wenn die eine Seite da ist, wenn sie auftaucht – wie zeigt die sich? Wie macht sie sich bemerkbar? Was macht sie? Wie ist die so?«
4) Und was vermutest du – wofür setzt sich diese Seite ein? Wofür »kämpft« sie? Was möchte sie für dich – ganz unbedingt?
5) Wie ist es jetzt so für dich, wenn du da auf deine Notizen schaust? Wie fühlt es sich an? Was geht da in Resonanz in dir? Wie findest du diese Seite von dir jetzt?
6) *Erforsche nun die andere Seite in derselben Weise.*
7) Wenn du diese beiden Seiten aus dir herausholen könntest und hier in den Raum bringen – wen würdest du da sehen?
8) *Suche dir bitte wieder eine Seite aus, mit der du gerne beginnen möchtest.*
9) Wer ist diese Seite? Wer meldet sich da zu Wort? Wie ist sie so? Was würdest du sehen? Geschlecht? Alter – jünger als du oder älter –, wie alt wäre sie? Wie groß/klein? Gestalt, Figur, Bewegung, Stimme, Geruch, Melodie, Körperhaltung etc.

10) Wo im Raum wäre sie? Wie weit weg von dir/wie nah bei dir? Links/ rechts von dir, vor dir oder hinter dir?
11) *Erforsche nun die andere Seite in derselben Weise.*
12) Prüfe einmal für dich, wie es dir jetzt gerade mit den beiden geht: Was macht es mit dir, wenn du dir deine Seiten so in den Raum holst? Wie fühlt sich das an für dich? Was wird möglich, was wird klar, was dir bewusst?
13) Nun kommt eine »ver-rück(ende)te« Idee: Mal angenommen, die Seiten – auch und insbesondere die »Problemseite« – wären wertvolle Informationsträgerinnen über Bedürfnisse, die (noch) nicht gelebt werden/erfüllt sind ... Wenn du die eine Seite nun fragen würdest – weil jetzt ist sie ja mit im Raum –, was würde sie sagen, wofür kämpft sie? Welches Bedürfnis meldet sich dadurch zu Wort?
14) Wie klingt das für dich, wenn die Seite das sagt? Was geht in Resonanz?
15) Wie ist deine Beziehung jetzt zu den beiden Seiten?
16) Schau jetzt mal auf zu den beiden, was machen die, wie geht es ihnen, wenn sie von dir hören, dass du (nun) ihre Bedürfnisse siehst, ihre guten Gründe und vielleicht sogar ihre großen Sehnsüchte und Aufgaben. Schau sie genau an ... Manchmal verändern sie ihre Gestalt, ihre Haltung, ihr Aussehen ... Wie geht es ihnen, wie fühlen sie sich, wenn sie das hören/wahrnehmen, wie du *jetzt* über sie denkst?
17) Vielleicht zeigt sich ein Impuls, auf die eine oder andere Seite zuzugehen ... sie mit einer Geste zu grüßen ... sich ihr zuzuwenden ... um ihr zu zeigen, dass sie willkommen ist, oder dass du ihre gute Absicht erkennen kannst ... oder ihr Schutzbedürfnis ... Prüfe wieder für dich, was stimmig ist.
18) Und manchmal kann es schön und oder hilfreich sein, die Position der beiden Seiten noch etwas zu verändern. Sie auf andere Plätze einzuladen. Ein bisschen näher, oder bisschen weiter weg. Oder auch deine eigene Position zu den beiden anzupassen, vielleicht ganz flexibel, ganz beweglich, immer wieder neu auf Stimmigkeit prüfen. Schau mal, ob sich da was zeigt.
19) Zum Abschluss dieser Sequenz kannst du prüfen, welchen Anker du findest, der dich an diese neue, andere Beziehung, an diese flexible Haltung zu deinen Seiten im Alltag erinnern kann.

Wie du als Waschbär zur Erforschung von Körper-Ankern einladen kannst, findest du im Detail im Didaktischen Skript »Problem-Lösungs-Gymnastik« im BegegnungsRaum der Körper-Welt (S. 133).

BegegnungsRaum

In diesem Raum richten wir den Fokus auf die Begleitung von Menschen in der Es-Welt mit den Ideen des Seitenmodells. Dafür laden wir dich ein, ...

- ... über unsere Gedanken zur Produktinformation nachzudenken und für dich selbst herauszufinden, welche Beschreibungen zu dir passen und mit welchen Sätzen du dich wohl fühlst.
- ... dich von unseren guten Gründen inspirieren zu lassen, wann du zu welcher Methode einlädst.
- ... ganz konkret zu erfahren, wie du die Methode anbieten kannst, Schritt für Schritt, komplexitätsreduziert, wie ein Skript.

Das Seitenmodell

Produktinformation

Ein hilfreicher Start ist unsere Grundhaltung, dass wir eigentlich schon mit der Haltung dasitzen, dass Menschen viel-seitige, komplexe Wesen sind. Also haben wir bereits eine neugierig-wertschätzende »Forscherinnenbrille« auf, die nur darauf wartet, wann und wie sich die Seiten zeigen. Und die sofort nach den guten Gründen, den guten Absichten und begründeten Anliegen hinter dem gezeigten Verhalten (das vom Gegenüber erlebt und uns beschrieben wird) Ausschau hält. Diese Haltung lässt sich trainieren, indem wir immer mehr und immer wieder auf Ambivalenzen achten. Sowohl in der Sprache über das Erleben als auch im Körper unserer Klientin, wenn sie erzählt (z. B. ein energisch auf den Boden stampfender Fuß, während die Sprecherin davon spricht, dass sie sich nicht so aufregen sollte – und sie auch schon viel entspannter ist). Und wir davon ausgehen, dass es in jedem Menschen, der zu uns kommt, eine Ambivalenz gibt, die bisher noch nicht aufgelöst bzw. in Kooperation übergeführt werden konnte. Eine hilfreiche Frage kann dann sein: »Es kommt mir so vor, als ob es da zwei Seiten in Ihnen gibt. Eine, die etwas verändert möchte, und eine, die dazu nein sagt. Wie klingt das für Sie?«

Im Video zum Seitenmodell auf der Website kannst du unsere Art des Arbeitens mit dieser Methode auch nochmals Schritt für Schritt erleben und nachvollziehen: www.hypnosystemischer-erlebnisraum.at

Wenn Menschen bereits eine Beschreibung verwenden wie »Ich will ja, aber *es* geht nicht«, können wir diese direkt aufgreifen und insbesondere den unwillkürlichen Prozess adressieren. Nämlich dass unwillkürliche Prozesse immer stärker sein müssen als willkürliche, damit unser Organismus uns gut versorgen kann – man ist also nicht inkompetent, wenn *es* nicht willentlich geht, sondern es kann sein, dass man selbst das Anliegen dahinter noch nicht genau kennt. Und dass dann darüber auch neue, andere Zugänge zu diesen unwillkürlichen Prozessen geöffnet werden können.

Gute Gründe

Wir laden sehr oft dazu ein, auf das eigene Erleben mit der Idee von zwei Seiten zu schauen. Dieser Blick ist für die meisten Menschen neu, und unmittelbar entlastend[18]. Wenn wir dann noch anbieten, beide Seiten am Flipchart herauszuarbeiten, aufzuschreiben, wer sie sind, wofür sie sich einsetzen und wie sie das versuchen zu erreichen, schafft das Orientierung für Maus und Waschbär: Um was geht es hier eigentlich »wirklich-wirklich«? Über diesen Aufbau des Modells[19] fällt es dann auch leichter, unser Gegenüber in eine Beobachtungsposition einzuladen. Wir beide – Maus und Waschbär – schauen dann gemeinsam auf die beiden Seiten und forschen, welche guten Gründe und Absichten und Anliegen sich da wohl zeigen. Und diese Orientierung gibt wiederum Sicherheit. Für uns Waschbären erleichtert das Modell auch immens die Haltung der Allparteilichkeit – nämlich, uns auf »keine Seite zu schlagen«. Selbst dann, wenn Maus massive Einladungen zur Koalition mit einer Seite macht, weil sie gerade mit dieser einen so intensiv assoziiert ist.

Didaktisches Skript – Seitenmodell

1) Auftragsklärung (wofür, gewünschtes Reiseziel, Benennen der Ambivalenz, Produktinformation, Zustimmung zu diesem Blick auf das Anliegen und Pacing für das Erleben findest du in der Ich-Welt.)
2) Wenn der Auftrag von Maus für diesen »Blick«, nämlich die Idee von zwei Seiten in ihr, vorliegt, zeichnet Waschbär diese auf ein Flipchart[20]: »Maus, da oben bist du, so wie du gerade da bist. Und wir beide schauen jetzt einmal, so als beobachtende Forschende, was da in dir los ist, wen es da in deiner inneren Welt gibt. Welche Seiten sind da beteiligt? Haben die schon einen Namen – wie sollen wir sie benennen?«.
3) Waschbär schreibt die Namen der zwei Seiten, um die es bei dieser Ambivalenz geht, auf das Flipchart. Nicht immer werden gleich Namen genannt, manchmal stehen stattdessen auch prägnante Aussagen, die die beiden Seiten charakterisieren.
4) Nun fragt Waschbär Maus, mit welcher Seite sie gerne beginnen möchte. Zum Erforschen stellt Waschbär dann Fragen wie: »Und wenn diese Seite da ist, wenn sie auftaucht, wie zeigt die sich? Wie macht sie sich bemerkbar? Was macht sie? Wie ist die so?« Alles, was Maus sagt, wird aufgeschrieben. Wenn die erste Seite in dieser Form

18 Gunther Schmidt zitiert dazu oft eine Evaluationsstudie, die in der sysTelios Klinik durchgeführt wurde: Über 90 % der Klientinnen und Klienten berichten am Ende ihres Aufenthalts, dass die Idee des Seitenmodells für sie den größten spürbaren Unterschied im eigenen Erleben bewirkt hat.
19 Die Art der Darstellung haben wir von Reinhold Bartl übernommen.
20 Du kannst natürlich dafür auch ein Blatt Papier verwenden. Der Vorteil des Flipcharts ist unserer Erfahrung nach die stärkere Einladung zur Dissoziation. Das große Blatt mit dem größeren Abstand zu Maus scheint das Externalisieren zu erleichtern.

ausreichend beschrieben ist, fragt Waschbär: »Und was vermutest du, wofür setzt sich diese Seite ein? Wofür ›kämpft‹ die? Was möchte die für dich, ganz unbedingt?«

5) Wenn Maus dazu schon eine Idee hat, schreibt Waschbär diese ebenfalls dazu.
6) Abschließend sind noch Fragen hilfreich, die zur Reflexion und in die Beobachtungsposition einladen, wie: »Wie ist es jetzt so für dich, wenn du da drauf schaust? Wie fühlt es sich an? Was geht da in Resonanz in dir? Wie findest du diese Seite von dir jetzt?«
7) Danach erforschen beide die andere Seite in derselben Weise.
8) Waschbär fragt nun: »Wenn wir diese beiden Seiten – die ja nun beschrieben und irgendwie schon da sind – aus dir herausholen könnten und hier in den Raum bringen – wen würden wir da sehen? Suche dir bitte wieder eine Seite aus, mit der du gerne beginnen möchtest.«
9) Maus benennt die erste Seite, und Waschbär fragt: »Wer ist diese Seite? Wer meldet sich da zu Wort? Wie ist sie so? Was würden wir sehen?«
10) »Geschlecht? Alter – jünger als du oder älter – wie alt wäre sie? Wie groß/klein? Gestalt, Figur, Bewegung, Stimme, Geruch, Melodie, Körperhaltung,... Wie würde sie aussehen?«
11) »Wo im Raum wäre sie? Wie weit weg von dir/wie nah bei dir? Links/rechts von dir, vor dir oder hinter dir?«
12) Danach erforschen beide die andere Seite in derselben Weise.
13) Waschbär fragt: »Prüfe einmal für dich, wie es dir jetzt gerade mit den beiden geht: Was macht es mit dir, wenn du dir diese beiden Seiten so in den Raum holst? Wie fühlt sich das an für dich? Was wird möglich, was wird klar, was dir bewusst?« (Oftmals berichtet Maus an dieser Stelle, dass es sich ein kleines Stückchen leichter anfühlt, oder dass ihr etwas klar wird.)
14) Waschbär fragt dann weiter: »Nun kommt eine ›ver-rück(ende)te‹ Idee. Mal angenommen, die Seiten, auch und insbesondere die ›Problemseite‹, wären wertvolle Informationsträgerinnen über Bedürfnisse, die (noch) nicht gelebt werden/erfüllt sind ... Wenn wir die eine Seite nun fragen würden, weil jetzt ist sie ja hier mit uns im Raum, was würde sie sagen, wofür kämpft sie? Welches Bedürfnis meldet sich dadurch zu Wort?« Maus kommt dadurch in einen Dialog mit ihren Seiten, die nun aber außerhalb von ihr stehen.
15) Waschbär fragt wieder nach: »Wie klingt das für dich, wenn die Seite das sagt? Was geht in Resonanz?« Und: »Wie ist deine Beziehung jetzt zu den beiden Seiten?«
16) »Schau jetzt mal auf zu den beiden, was machen die, wie geht es ihnen, wenn sie von dir hören, dass du (nun) ihre Bedürfnisse siehst, ihre guten Gründe und vielleicht sogar ihre großen Sehnsüchte und

Aufgaben. Schau sie genau an ... manchmal verändern sie ihre Gestalt, ihre Haltung, ihr Aussehen ... Wie geht es ihnen, wie fühlen sie sich, wenn sie das hören/wahrnehmen, wie du *jetzt* über sie denkst?«

17) »Vielleicht zeigt sich ein Impuls, auf die eine oder andere Seite zuzugehen ... sie mit einer Geste zu grüßen ... sich ihr zuzuwenden ... um ihr zu zeigen, dass sie willkommen ist, oder dass du ihre gute Absicht erkennen kannst ... oder ihr Schutzbedürfnis ... Prüfe wieder für dich, was stimmig ist.«

18) »Und manchmal kann es schön und oder hilfreich sein, die Position der beiden Seiten noch etwas zu verändern. Sie auf andere Plätze einzuladen. Ein bisschen näher, oder bisschen weiter weg. Oder auch deine eigene Position zu den beiden anzupassen, vielleicht ganz flexibel, ganz beweglich, immer wieder neu auf Stimmigkeit prüfen. Schau mal, ob sich da was zeigt.«

19) Zum Abschluss dieser Sequenz lädt Waschbär Maus ein, einen – am besten körperlichen – Anker zu finden, der sie an diese neue, andere Beziehung, an diese flexible Haltung zu diesen beiden Seiten im Alltag erinnern kann.

Wie du als Waschbär zur Erforschung von Körper-Ankern einladen kannst, findest du im Detail im Didaktischen Skript »Problem-Lösungs-Gymnastik« im BegegnungsRaum der Körper-Welt (S. 133).

ZwischenWelten

Da war sie nun, zurück. Und da waren die anderen, beschäftigt mit Mäusedingen. All ihre Versuche, vom Fluss zu erzählen, und dass darauf kleine und große Stücke der Welt treiben, und von den Bergen, die sie für Sekunden gesehen hatte, brachten immer dasselbe Ergebnis: Manche Mäuse hörten kurz zu, die einen schüttelten den Kopf und tippten sich ärgerlich an die Stirn, weil sie ihr nicht glaubten, und die anderen meinten, sie solle das jetzt endlich vergessen und sich wieder mit den wirklich wichtigen Mäusedingen beschäftigen: »Sei doch wieder du selbst! So wie früher, wir haben dich gemocht. Jetzt bist du so komisch geworden ... Enttäusch uns nicht, wir zählen auf dich hier. Du weißt, der nächste Winter kommt bestimmt ...«.

Maus versucht es immer wieder. Sie bemüht sich mit jeder Erzählung, den Fluss und die Berge noch schöner, noch attraktiver, noch spannender zu machen. Noch mehr auszuschmücken, welches Wunder sie da gesehen und erlebt hat. Sie berichtet vom Frosch, diesem erstaunlichen Wesen, das in allen Welten, den grünen warmen und den weißen kalten zu Hause ist. Besonders an dieser Stelle wurden manche Mäuse richtig zornig: »Das gibt es überhaupt nicht, so ein Tier existiert nicht. Im Winter müssen alle Tiere in eine Höhle. Lass den Unsinn!«

Und Maus wurde wieder ganz verzweifelt. Sie hatte doch so gute Gründe, die anderen zu überzeugen. Der Fluss würde ihnen so helfen, bei den Mäusedingen. Und die Berge, ach, die Berge ... So gerne würde sie dorthin aufbrechen. Neue Welten erkunden. Aber doch nicht alleine ... Da müssten sie doch als ganzes Volk hingehen. Gemeinsam, miteinander, so wie sie immer alles gemeinsam gemacht haben, bisher.

Manchmal begnügte sie sich mit dem Ziel, dass sich doch zumindest eine zweite Maus finden lassen müsste, die auch neugierig auf so eine Reise wäre ...

Doch wie sehr sie sich auch bemühte, egal, wie sie es anging, es fand sich niemand. Einmal probierte sie es auch mit einer, wie sie fand, besonders klugen Strategie: Sie hörte auf, von den Bergen zu reden. Und hoffte insgeheim, dass es jemandem auffiel, und, vielleicht noch besser, es jemand vermissen würde. Ihre Berichte, und ihr Bemühen um die anderen.

Sie dachte, dass es doch sein könnte, dass die anderen auch irgendwann einmal ein Rauschen hören ... Und sie versuchte zu warten. Und sie wartete eine ganze Weile ... Und sie hoffte.

Als wieder einmal Frühling wurde, wurden die Stimmen in ihr unerträglich laut. »Geh endlich, geh alleine. Es wird niemand mitkommen. Sie verstehen dich nicht. Und das werden sie auch nicht. Nicht jetzt, und auch nicht später. Sieh es ein. So ist es. Lass los.«

Maus saß auf einem Hügel. Sie zitterte. Die Behausungen der Mäuse lagen hinter ihr. Sie drehte sich um. Und seufzte wehmütig. Sie blickte wieder nach vorne, dorthin, wo ihre Mäusenase die Berge roch. Und da war es wieder, das Rauschen. Sie konnte es ganz deutlich hören. Und spürte unmittelbar ihre Neugier wachsen. Aufregend.

»Das geht nicht. Du kannst nicht alleine gehen, das schaffst du nicht. War jemals eine einzelne Maus in der Welt unterwegs? Ohne die anderen bist du verloren. Und ganz alleine. Du wirst sterben, allein.« Maus erschrak sehr über den letzten Satz. Sie stemmte unwillkürlich ihre kleinen Pfoten in den Boden und wurde ganz starr. Mit großer Kraftanstrengung wendete sie sich den Behausungen ihres Volkes zu.

Und plötzlich, wie von selbst, spürte sie dabei Halt über ihrem Körper, in ihrem Körper, spürte das Gras, spürte die Erde unter sich. »Oha, was passiert da mit mir? Etwas zieht mich, wie ein starker Sog.« Und sie begann sich wieder zu drehen, diesmal in Richtung der Berge. Und als sie in diese Richtung schaute, spürte sie eine große Kraft im Rücken. Die Kraft eines ganzen Volkes. Ihres Volkes. Eine Stütze.

Und so saß sie eine geraume Weile. Im ZwischenRaum. Kraft tankend und sich vorbereitend.

»Ich werde gehen. Und ich habe alles dabei, was ich auf dieser Reise brauche. Und ich bin nicht alleine, ich bin niemals alleine. In mir gehen sie alle mit. Das spüre ich, von den Ohren bis zur Schwanzspitze.« Und Springende Maus lächelte. Richtete sich auf und machte sich auf den Weg.

4 Körper-Welt

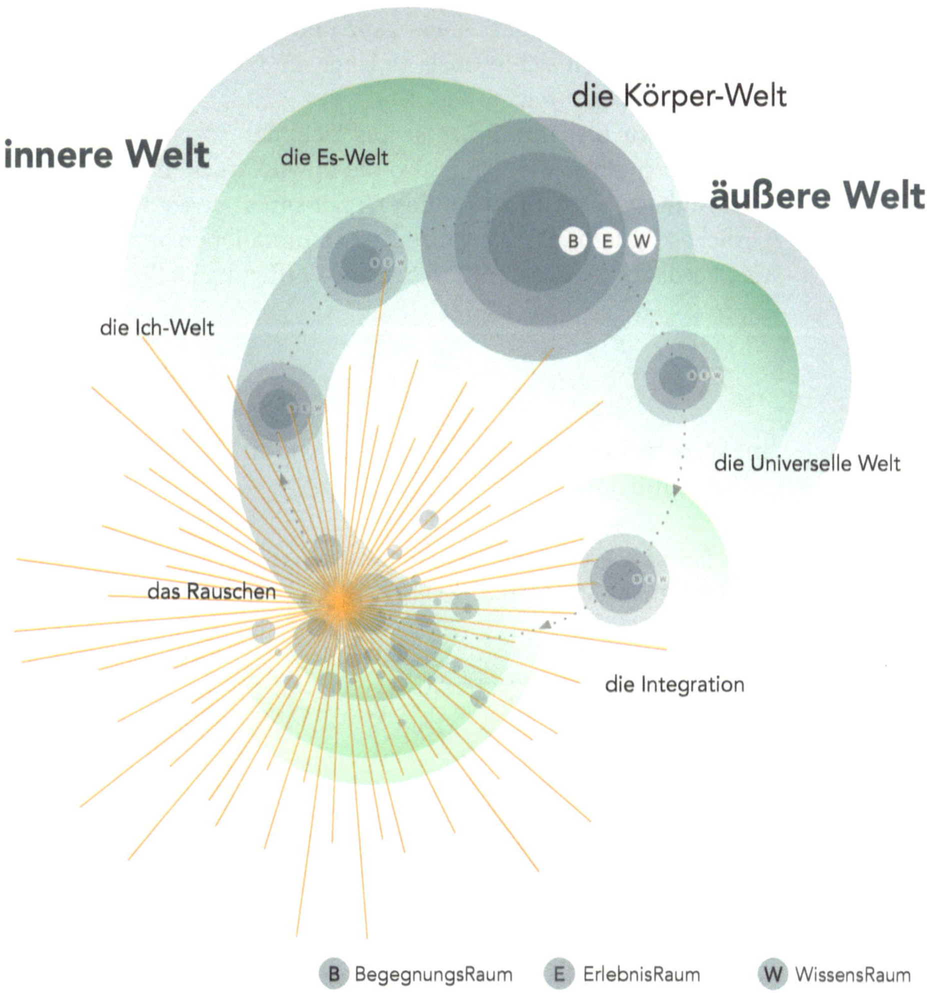

Abb. 12: Die Reise durch das Buch: Körper-Welt

Zu Beginn des Buches haben wir geschrieben, dass wir bedingt durch die Zweidimensionalität des Buches so tun müssen, als wären Prozesse sequenziell. Eigentlich sind alles Wechselwirkungsprozesse, das eine wirkt auf das andere und wieder zurück und verzweigt. Wenn wir dir nun die Körper-Welt etwas näherbringen möchten, dann sei nochmals daran erinnert, dass ein Prozess auch hier beginnen kann, ja sogar oftmals hier beginnt. Mit einem spürbaren Kör-

Das kannst du noch einmal im Reisebeginn nachlesen (S. 19).

pergefühl (somatischer Marker), mit einem »Grummeln im Bauch«, einem »komischen Bauchgefühl«, dass irgendetwas passieren sollte. Mit dem »Rauschen«, das die Maus nicht mehr losgelassen hat. Oder bereits mit einem Symptom, einem starken Zeichen des Organismus, das anzeigt, dass etwas ganz und gar nicht in Ordnung ist. Menschen passen sich oftmals so lange an, bis *es* nicht mehr passt, bis es dem Körper reicht.

Wenn wir hier nun Prozesse aus Sicht der Körper-Welt betrachten, dann meinen wir damit also die unwillkürlichen und teilweise auch unbewussten Prozesse des Organismus, unser reaktives körperliches System, das die ganze Zeit Informationen verarbeitet und uns Feedback zu unserem Erleben zur Verfügung stellt.

WissensRaum

Im WissensRaum dieser Welt möchten wir dir die folgenden Begriffe näherbringen:

- Effizienz & Effektivität unwillkürlicher Prozesse
- Intelligentes Körperfeedback
- Kybernetik
- Polyvagaltheorie
- Veränderung von Erlebnisnetzwerken
- Musteränderung
- Prinzip der Wortwörtlichkeit
- Metaphorik
- Selbstakzeptanz und Selbstliebe

Da uns die Zugänge über den Körper in Therapie, Coaching und Beratung noch nicht so ganz selbstverständlich zu sein scheinen, haben wir uns entschieden, dir die aus unserer Sicht nützlichen Konzepte und Methoden hier in der Körper-Welt noch stärker über Studien und wissenschaftliche Zitate aufzubereiten. Mit dem Ziel, diese noch nicht so im Alltagswissen repräsentierten Inhalte transparent und für dich in den Originalquellen nachvollziehbar zu machen. Schau mal, wie das klingt für dich, wie diese etwas andere Art der Darstellung bei dir ankommt.

Der Körper ist unsere erste Möglichkeit, mit der Welt in Kontakt zu kommen. Uns als Individuum zu erfahren, uns auf andere zu beziehen (Bauer 2014). Man kann sagen, dass alles, was wir erfahren und gelernt haben, wie wir Beziehungen erleben, wie wir leben, verkörpert ist – »embodied« –, im Körper gespeichert (Storch u. Tschacher 2014). Gleichzeitig mit den Bildern, die als Elemente gespeichert sind, sind es auch Muskeltonus, Augenblickrichtung, Atmung, Körperhaltung und -koordination wie beispielsweise Stellung der Gelenke, Muskeltonus etc., die unsere Erlebnisnetzwerke ausmachen. Alles verkoppelte Elemente, miteinander vernetzt und als Episoden in unserem Gedächtnis gespeichert. Wenn ein Element aktiviert wird, werden auch die damit vernetzten Elemente aktiviert, das gesamte Erlebnisnetzwerk (»Hebb'sches Gesetz«: Zellen, die miteinander verbunden sind, feuern zusammen – Zellen, die miteinander feuern, verbinden sich). Beispielsweise verändert sich durch das Einnehmen einer bestimmten Körperhaltung das Denken und Fühlen mit.

Siehe dazu auch die Ich-Welt (S. 42) und die Es-Welt (S. 77).

Dieses meist un- oder vorbewusste Wissen, unsere abgespeicherte Körperintelligenz, können wir uns wiederum mit Aufmerksamkeitsfokussierung erfahrbar machen. Nützlich ist uns dafür eine Beobachtungsposition, die wir auch gezielt über den Körper und dessen Rückmeldesystem der somatischen Marker aufbauen können. Diese vielen, manchmal winzigen, kaum merkbaren, manchmal intensiven Rückmeldungen aus den ständig in unserem Organismus ablaufenden Prozessen unterstützen die Beobachterin dabei, immer mehr über sich selbst zu lernen. Über die eigenen Bedürfnisse und Sehnsüchte, und über die Schutzprogramme, die sich im Körper abgebildet haben und sich dort unmittelbar und unwillkürlich zeigen. Davon ausgehend, können über körperliche Interventionen, sogenannte Embodiment-Methoden oder Körperexperimente, neue Referenzerfahrungen für sich gewonnen werden.

Eine Anleitung zu einer Übung dazu findest du in dieser Welt im Erlebnis-Raum (S. 118).

Methodenvorschläge dazu findest du im ErlebnisRaum (S. 118) oder im Begegnungs-Raum der Körper-Welt (S. 127).

Diese Methoden des Embodiments sind eine Möglichkeit, die Diskrepanz zwischen bewusstem Wissen über sich selbst und (noch) nicht bewusstem, unbewusstem Wissen zu beobachten. Hilfreich dafür ist wiederum die Haltung einer wohlwollenden Forscherin über sich selbst: »Aha, spannend, und was zeigt sich jetzt? Was ist beobachtbar, was nehme ich wahr?«

Wie wir von der Haptik-Forschung (Grunwald 2012) gelernt haben, kommen unsere Haut und das Gehirn aus demselben Keimblatt. Man kann insgesamt sagen, dass die Forschung immer mehr Belege dafür findet, dass alles in uns (und um uns auch) miteinander in Verbindung steht. Dass Körper und Geist (»Mind« und »Spirit«, letzteren könnte man je nach Wertesystem als unsere »Seele« oder »heilen Kern« bezeichnen) nicht getrennt sind, dass unsere seit Descartes etablierte Unterscheidung von Somatischem und Psychischem durch keinen Befund zu stützen ist. Auch wenn die tradi-

Dazu erfährst du mehr in der Universellen Welt (S. 142).

tionelle Medizin und teilweise auch Psychotherapie noch so tun, als gebe es entweder körperliche *oder* psychische Ursachen für leidvolles menschliches Erleben. Dabei kommt es oftmals erst durch die Idee, dass man den Körper bekämpfen oder besiegen müsse, um gesund zu werden, durch das Pathologisieren der vom Körper als Hilferuf oder Mahnung geschickten »Symptome«, zu tragischen Krankheitsgeschichten (Schubert 2016).

Menschen werden in Schulen, Universitäten und anderen Ausbildungsstätten nach wie vor zumeist zu »Kopfmenschen« sozialisiert. Es wird oftmals so getan, als ob alles willentlich steuerbar wäre, als ob unser Körper eine triviale, mechanistische Maschine wäre, die man nach Entweder-oder- und Wenn-dann-Schemata über das Großhirn, die Kognition, analysieren und reparieren könnte. Als ob unser Körper und unsere emotionalen Prozesse beim Problemlösen, Entscheiden und Lernen überhaupt gar keine Rolle spielten. Fällt der Körper dann aus dieser »Norm«, wird leider viel zu oft achselzuckend »psychosomatisch« gemurmelt. Auch viele Coaching-Ausbildungen sowie psychotherapeutische Schulen tun so, als ob es nach dem Kopf nichts mehr gebe, was für Entwicklungsprozesse erforderlich wäre. Maja Storch spricht in diesem Zusammenhang über den »geköpften« Menschen: Wir tun so, als ob Intelligenz nur im Gehirn zu verorten wäre und der Körper mehr oder weniger »halt an uns dranhänge, aber keine Rolle spiele«.

Wenn wir zu Körper-Interventionen einladen möchten, ist es aus unserer Sicht daher erforderlich, diese in unserer Kultur noch immer ungewöhnlichen Vorgehensweisen anschlussfähig zu machen, also unserem Gegenüber plausibel zu erläutern. Neben den im Folgenden beschriebenen Konzepten im WissensRaum findest du im BegegnungsRaum auch einige beispielhafte Sätze zur Produktinformation, die sich unserer Erfahrung nach bewährt haben. Uns ist es beim Schreiben ein Anliegen gewesen, unsere guten Gründe für diese etwas andere »Melodie« des WissensRaums in der Körper-Welt transparent zu machen. Und wir sind gespannt, was dich reinzieht, oder vielleicht auch raus. Was wir in der Körper-Welt auch noch mehr als in anderen eingeflochten haben, sind Beispiele aus unserer Arbeit, die die theoretischen Erläuterungen hoffentlich noch plausibler für dich werden lassen. Aber prüfe das gerne selbst für dich.

Die folgenden Inhalte erachten wir als nützlich, um den Sinn von Entwicklungsreisen in der Körper-Welt nachvollziehen zu können. Zusammenfassend möchten wir sie wiederum in den folgenden Statements plakativ aufzählen und dann im Einzelnen erläutern.

1) Der Körper ist immer dabei.
2) Im Körper steckt das Wissen unserer bisherigen Evolution.
3) Der Körper hat immer recht.
4) Der Körper stört, um uns zu helfen.
5) Die Sprache des Körpers ist wortwörtlich.
6) Alles im Körper ist in sich wechselseitig beeinflussenden Prozessen miteinander verbunden.
7) Über den Körper verändern wir Muster.
8) Der Körper reagiert auf Wertschätzung und Liebe.

Der Körper ist immer dabei

Es ist ein – wie Gunther Schmidt sagen würde – »rührendes Missverständnis«, wenn wir glauben, dass wir rein rational entscheiden könnten, dass Bedeutung von Kommunikation gefunden werden könnte, Handeln bewusst und willkürlich erfolge, oder, wie Maja Storch (Storch u. Tschacher 2014, S. 9) es ausdrückt: »Die Ansicht, es gebe verstandesmäßiges Verstehen einer immateriellen Botschaft, die ohne Körper entziffert werden kann, ist falsch«. Der Körper »versteht« Inkongruenz zwischen dem Gesprochenen und der Sprecherin, genauso wie er uns spüren lässt, wenn wir etwas sagen, was wir nicht fühlen. Unser erstes und unmittelbares System ist immer dabei, reagiert sofort mittels somatischer Marker (Neurozeption), positiv (Annäherung/Zuwendung) oder negativ (Rückzug/Wegwendung).

Mehr zu somatischen Markern findest du im WissensRaum zu Beginn der Reise (S. 22).

Dieses Feedback machen wir uns im hypnosystemischen Arbeiten systematisch zu Nutze, indem wir explizit danach fragen (»Wie reagiert Ihr Organismus – was zeigt sich im Körper, was können Sie beobachten?«) und über den Körper und mit ihm nach Wegen und Lösungen suchen. Die dann wesentlich nachhaltiger umzusetzen sind, da sie unsere »ganze« Zustimmung bekommen haben. Ein wunderbares Beispiel dafür, wie man mit dem Körper und den unwillkürlichen Prozessen sowie dem limbischen System sogar eine intensive Sucht erfolgreich zu einem friedlichen Ende bringen kann, nämlich zur Raucherin in der Rauchpause werden, liefert Maja Storch (Storch 2015). Wir stimmen mit ihrer Meinung überein (die sie in all ihren Büchern anschaulich und zugleich unterhaltsam wissenschaftlich belegt), dass wir erst durch Einbezug des Körpers unser Potenzial, unsere Intelligenz, vollständig nutzen können.

Im Körper steckt das Wissen unserer bisherigen Evolution

Mehr zur Neurozeption findest du im WissensRaum zu Beginn der Reise (S. 23).

Im Körper sind nicht nur unsere bisherigen individuellen Erfahrungen gespeichert, sondern auch das Wissen aus unserer bisherigen Evolution zum Säugetier Mensch. Dazu enthält die Polyvagaltheorie viele spannende Erkenntnisse, nämlich über die Hierarchie unseres autonomen Nervensystems. Stephen Porges beschreibt darin die drei Stufen dieses hierarchischen Systems folgendermaßen (Porges 2019):

Das neueste System, die oberste Stufe, über das wir als Säugetiere seit ca. 200 Mio. Jahren verfügen, ist der myelinisierte Teil des Vagus-Nervs. Dieser ventrale Vagus verbindet Augenringmuskel, Kehlkopf, Mittelohrmuskel und Herz miteinander, ermöglicht uns Kommunikation und wird von Porges unser »Soziales Engagement-System« genannt. Wenn wir uns sicher fühlen, dann möchten wir körperliche Nähe und können diese auch zulassen und genießen, gehen in Kontakt, sodass Bindung entsteht (Safety – Proximity – Contact – Bonds). Sicherheit vermitteln wir einander als Säugetiere insbesondere über die obere Gesichtshälfte (insbesondere durch Augenkontakt) und unsere Stimme. Wir co-regulieren uns reziprok, und dann können wir auch »immobil ohne Angst« sein. (Wenn sich Menschen binden, bevor sie sich sicher fühlen, können diese Beziehungen ihre Bedürfnisse nicht erfüllen.)

Vielleicht klingt diese Beschreibung seltsam für dich, aber wenn man bedenkt, dass wir als Säugetiere zu Beginn unseres Auftauchens auf diesem Planeten im Vergleich zu den dominierenden Reptilien winzig klein und in der Minderheit waren, dann wahrscheinlich weniger. Wir haben überlebt, weil wir kooperieren konnten, und dafür brauchten wir soziales Engagement und Interaktionen. Und eine höhere Stimmlage, die unsere Fressfeinde, die Reptilien, nicht hören konnten.

Das etwas ältere System, die zweite Stufe, ist unser sympathisch-vermitteltes Mobilisationssystem, das ca. 400 Mio. Jahren alt ist. Dieses System reguliert u. a. unsere Abwehrmechanismen, Kampf- und Flucht-Verhalten. Dazu müssen Arme und Beine mobilisiert werden, damit wir weglaufen oder zum Angriff übergehen können.

Das älteste System, die dritte Stufe, ist der untere Vagus, unser Immobilisations- oder »Shut down«-System, wie Stephen Porges sagt (Porges 2019). Es ist sehr alt, ca. 500 Mio. Jahre, und es ist die letzte Möglichkeit unseres Körpers, uns in Sicherheit zu bringen. Und zwar durch Erstarren (dieses System ist das Hauptabwehrsystem der Reptilien, die schon lange vor uns den Planeten bewohnt haben), in Ohnmacht fallen, Dissoziieren. Immobil werden, weil kämpfen und fliehen keinen Sinn (mehr) macht. Dieser Teil des Vagus enerviert die Organe unterhalb des Zwerchfells.

Wenn wir uns sicher fühlen, unser Nervensystem in einem Zustand von Sicherheit ist, also der obere, »neue«, der ventrale Vagus aktiv ist, dann unterstützen die beiden untergeordneten Systeme unsere Regulation. Sie »dienen« dann dem »Sozialen Engagement-System«, indem sie dafür sorgen, dass wir spielen (Interaktion mit anderen in Sicherheit, sicher mobil) und uns erholen können (sicher immobil sind). Es braucht den Kontext »Sicherheit«, damit wir gesund bleiben (oder werden). Erst dann können wir uns erholen, regulieren – weil ohne Sicherheit die beiden unteren Systeme in der Hierarchie unseren Körper stressen (= schwächen).

Diese Hierarchie im autonomen Nervensystem ist ein adaptives System, das aktiviert wird, je nachdem, welche Reize in der äußeren Welt vorhanden sind. Diese Entscheidung trifft der Körper, es ist keine willentlich beeinflussbare Entscheidung unseres bewussten Verstandes. Porges (2017) nennt diese Art der schnellen, intuitiven und unwillkürlichen Körperwahrnehmung daher auch Neurozeption anstelle von Perzeption (was der bewussten Wahrnehmung entspricht).

Jetzt fragst du dich vielleicht, wieso wir das hier so ausführlich beschreiben. Für uns hat dieses Konzept enorm viele Aha-Erlebnisse ausgelöst. Immer wieder begleiten wir Menschen, die Unvorstellbares überlebt haben. Diesen überlebenden Heldinnen können wir anhand dieser Funktionsweisen unseres autonomen Nervensystems nun noch deutlicher plausibel machen, wie klug ihr Organismus gehandelt hat: Ihr Körper hat zum damaligen Zeitpunkt die stimmigste Entscheidung getroffen, nämlich z. B. die Überlebensstrategie, das System herunterzufahren. Hier möchten wir auch erwähnen, dass wir in unseren Praxen oft vor allem jenen Menschen begegnen, die im Umgang mit dem Unvorstellbaren Unterstützung einholen. Vielen, die ebenfalls Schlimmes erlebt haben, gelingt es, oder besser: ihrem Organismus gelingt es, wieder Balance zu finden. Die Forschungen zur Salutogenese (Antonovsky 1997) sind hierzu spannend zu lesen.

Menschen, die schreckliche Erfahrungen gemacht haben, sind keine Opfer, die »sich nicht gewehrt haben«, sondern Überlebende, weil ihr kluger Organismus erkannt hat, dass fliehen und kämpfen keinen Sinn (mehr) macht. Wenn sie nun von »verschwommenen Bildern« oder »einem Gefühl, als ob es nicht passiert wäre« berichten, dann liegt das daran, dass ihr Körper entschieden hat, dass es gut wäre, das Geschehen nur aus der Ferne (Dissoziation, Ohnmacht, Erstarrung) mitzuerleben. Diese Entscheidung des Organismus, diese Überlebensstrategie, hat tragischerweise einen hohen Preis: Trauma macht es Menschen oft schwer, reziproke soziale Interaktionen mit anderen zu erleben, diese zu zulassen. Traumata reduzieren in Menschen häufig die Fähigkeit, sich sicher zu fühlen, die Fähigkeit, »immobil zu sein ohne Angst«, wie Stephen Porges es nennt (Porges 2019).

Wenn man Menschen zuhört, die Traumata erlebt haben, so berichten diese oft von einer starken Unruhe (»immer in Bewegung sein müssen«, »nicht stillsitzen können«). Diese Bewegung, so könnten wir es beschreiben, ist der Lösungsversuch des Körpers, den Menschen in Sicherheit zu bringen: Mobil zu bleiben, um nie mehr unsicher immobil zu werden. Auch die Fähigkeit, unsere Mittelohrmuskeln zu bewegen, kann durch lebensbedrohliche Erfahrungen gestört werden. Traumatisierte Menschen reagieren oft hypersensibel auf Lärm, ein Abend im Restaurant kann dann kein Vergnügen mehr sein, weil sie die menschliche Stimme des Gegenübers aus dem Hintergrundgeräusch nicht herausfiltern können (Dieses Geräusch als Gefahr einzustufen, hat wiederum evolutionär bedingte gute Gründe: Unsere ehemaligen Fressfeinde, die Reptilien, kommunizierten in niedrigeren Frequenzen). Diese, wie man sagen könnte, aus guten Gründen in der Vergangenheit trainierte Neurozeption bestimmt sehr oft den physiologischen Zustand dieser Überlebenden, der sie dann wiederum die Welt eher als voll von Bedrohungen wahrnehmen und einschätzen lässt. Denn unsere Wahrnehmung verändert sich, je nachdem in welchem physiologischen Zustand wir sind (beispielsweise nehmen wir andere eher unfreundlich oder als Bedrohung wahr, wenn wir in einem Zustand von Mobilisierung – Sympathikus-Aktivierung – sind). Dann wird unser soziales Verhalten sehr wahrscheinlich auf Abwehrstrategien umgestellt.

Das alles geschieht unwillkürlich, weil unserer Körper all diese Entscheidungen blitzschnell ohne unser langsames bewusstes Denken treffen muss (und bereits getroffen hat, als wir auf früheren Stufen der Evolution noch recht wenig denken konnten). Wenn es gelingt, das Nervensystem aus der Abwehrhaltung herauszubekommen, dann kann es wieder der Selbstregulation dienen. Unser Ziel als Begleiterinnen sollte es daher sein, die Neurozeption unserer Gegenüber mit möglichst vielen Hinweisen für Sicherheit zu versorgen.

Schau dazu in den BegegnungsRaum zu Reisebeginn für die Themen Haltung und Kooperation (S. 39) sowie für das Thema Pacing in den BegegnungsRaum der Ich-Welt (S. 66).

Wenn wir unseren Klientinnen zuhören, dann zeigt sich oft schon in deren Sprache, wie ihr Organismus eine Situation erlebt oder auch bewertet. Auch wenn aus einer Außenperspektive diese Situationen nicht als bedrohlich wahrnehmbar sind, so zeigen sie sehr deutlich, dass sich die Welt für diesen Menschen in diesem Moment gefährlich und vielleicht sogar lebensbedrohlich angefühlt hat. Wir bekommen also über die gewählte Sprache eine Ahnung davon, wie diese Welt gerade erlebt wird: sicher, unsicher, bedrohlich oder sogar lebensgefährlich. Wenn unser Organismus ums Überleben kämpft und auf die noch in uns verankerten Reptilienkomptenzen zurückgreift und erstarrt, dann hören wir Sprachmetaphern wie »Da war ich wie gelähmt«, »Da ist mir die Luft weggeblieben«, »Ich konnte nichts mehr tun« oder auch »Mein Kopf war leer« und »Ich war wie weggetreten«. Für uns ist diese Unterscheidung wichtig, um Orientierung zu haben, welche Herangehensweise in der Begleitung möglicherweise Sinn macht.

Erleben sich Menschen erstarrt oder gelähmt, so zeigen sich Einladungen in die Körper-Welt als besonders günstig. Unserer Erfahrung nach ist hier die Arbeit ausschließlich in der Bilderwelt oft nicht halt-erlebend genug und auch nicht immer ausreichend nachhaltig. Begegnungen mit unseren Klientinnen können dann genützt werden wie neuronale Übungen für ein Erstarken des »Sozialen Engagement-Systems« – insbesondere für jene Menschen, die ihr Körper durch ein Herunterfahren furchtbare Geschehnisse überleben hat lassen (viele praktische Übungen dazu, wie das konkret gelingen kann, findest du im Buch von Stanley Rosenberg (Rosenberg 2018).

Von Stephen Porges haben wir den Satz gehört: »Sicherheit ist nicht, die Gefahr wegzumachen, sie völlig auszuschließen, sondern das Gefühl für Sicherheit zu erhöhen« (Porges 2016). Und das kann Schrittchen für Schrittchen über den Körper gelingen. Und er sagt auch (was wir besonders schön finden): »Die Polyvagaltheorie ist eine Wissenschaft, die lehrt, wie man einen Punkt erreicht, an dem man sich sicher genug fühlt, um sich in das Leben zu verlieben« (Porges 2016).

Eine ganz andere Art und Weise, wie wir auf unsere Evolution blicken und sie in der Begleitung von Menschen nutzen können, ist unsere Ontogenese: Betrachtet man die Bilder der menschlichen Embryonalentwicklung und vergleicht sie mit jenen von verschiedenen Tieren, so spiegelt sich in den verschiedenen Phasen unserer Entwicklung die Entwicklung der Arten: Mal sehen wir aus wie eine Amphibie, mal wie ein Vogel, mal wie ein Säugetier. Bis wir dann »menschlich« werden. Dieses Wissen kann für uns hilfreich sein, um uns und andere an das unglaubliche Potenzial zu erinnern, das in uns steckt – als unbewusster Schatz, den wir über Bilder, z. B. auch über Tier-Metaphern, heben können (z. B. Überblick und Freiheit wie ein Adler, geschmeidige Kraft wie ein Tiger, verspielte Lust wie ein Delfin etc.).

Der Körper hat immer recht

Unwillkürliche Prozesse sind immer schneller als bewusst-willkürliche. Energie wird nach dem Prinzip »Überlebensnotwendiges zuerst« verteilt, körperliche Prozesse stehen daher immer an erster Stelle, wenn intern entschieden wird, was zuerst passiert. Unser Atemreflex, unser Herzschlag, Temperatur, Hautwiderstand etc. sind unwillkürliche, von uns nicht bzw. nur durch intensives Training[21] willentlich beeinflussbare Vorgänge im Körper, die ohne unser bewusstes Handeln »von selbst« erfolgen. Im Unterschied zu beispielsweise Delfinen, die ihre Atmung bewusst steuern (narkotisiert man sie, macht sie somit bewusstlos, sterben sie), müssen wir uns um diese sowie weitere überlebensnotwenige Prozesse nicht bewusst kümmern. Und wir bemerken diese Unwillkürlichkeit zumeist auch erst dann, wenn wir etwas wollen, und *»ES«* nicht geht (z. B. nicht mehr rot und atemlos werden bei einer Präsentation). Sich dieses Prinzip im Organismus vor Augen zu halten ist sehr hilfreich, da man sich selbst dann nicht als »inkompetent« erleben muss, weil man es wieder nicht geschafft hat, sondern verstehen kann, dass die körperlichen Prozesse so kraftvoll sind, weil unser Körper nur »unser Bestes« möchte. Man könnte und dürfte fast ein bisschen stolz werden auf den eigenen klugen Organismus …

Der Körper stört, um uns zu helfen

Alles, was im Körper entsteht, was er uns präsentiert, verstehen wir als Lösungsversuch – mitunter auch mit einem hohen Preis. Wie eingangs in der Körper-Welt erläutert, meldet uns unser Organismus laufend rück, was angenehm und was unangenehm ist, was passt und was stört – wobei das Störende einen evolutionären Vorteil hat, weil es existenzbedrohlich werden kann und daher rechtzeitig erkannt werden muss. Ein alltagsnahes Beispiel macht das plausibel: Wir kennen das Phänomen, dass unsere Zunge immer wieder die offene oder störende Stelle im Mund aufsucht, obwohl wir wissen, dass es in den letzten zehn Sekunden nach dem letzten Nachprüfen sicher noch nicht besser geworden ist. Unser Organismus ist unermüdlich mit Selbstregulation beschäftigt und darin Experte. Wenn er uns also stört, dann immer aus guten Gründen, die wir nicht immer gleich verstehen.

21 Es gibt Kulturen, wo diese Beeinflussung systematisch gelernt wird: Beispielsweise gibt es Yogis, die ihre Körpertemperatur so regulieren können, dass sie ohne Kälteschutz, ohne Kleidung und ohne Zelt, im Schnee auf über 5000 m Höhe am Berg über Nacht bei eisigen Temperaturen sitzen können, ohne zu erfrieren.

Als letztes Mittel haben wir im Laufe der Evolution drei Existenzprogramme entwickelt: Flüchten, Kämpfen und Erstarren. Die hohe Lösungskompetenz des Erstarrens (oder »Freeze«) kann Menschen gegenüber, die Traumatisches erlebt und womöglich durch Dissoziationsprozesse überlebt haben, nicht oft genug betont werden (siehe vorheriger Absatz zur Polyvagaltheorie von Stephen Porges). Diese werten sich oftmals eher für ihre Überlebenskompetenz ab (»Wieso habe ich mich nicht gewehrt/das mit mir machen lassen?«), die sie selbst als passiv ansehen, wohingegen diese eigentlich vom dorsalen Vagus-Nerv gesteuerte kluge Lösungsprozesse für schwierigste Kontextbedingungen waren. Gunther Schmidt hat es in einem seiner Seminare einmal bezogen auf unsere evolutionäre Vergangenheit als Beutetier anderer Raubtiere pointiert formuliert: »Wenn man dann schon gefressen wird, ist man wenigstens nicht dabei«. Die Beschreibung dieser Phänomene als Lösungen können Überlebende einladen, sich selbst wieder als Handelnde und selbstwirksamer im damals Erlebten zu entdecken.

Die Sprache des Körpers ist wortwörtlich

Unsere Sprache steckt voller metaphorischer Zusammenhänge zwischen emotionalen Prozessen und körperlichen Phänomene: »Es bricht mir das Herz«, »Da braucht man eine dicke Haut«, »Es liegt mir auf der Zunge«, »Es steckt mir im Hals«, »Das nimmt mir den Atem«, »Es schnürt mir die Kehle zu«, »Da bekommt man kalte Füße«, »Ich (er-)trage es nicht mehr«, »Da verschlägt es einem die Sprache« – und das ist nur ein sehr kleiner Ausschnitt der Metaphern, die wir im Alltag verwenden und die von anderen (unseres Sprach- und Kulturkreises) verstanden werden. Der Psychoneuroimmunologe Christian Schubert schreibt über die Nützlichkeit solcher Beschreibungen wie das Broken-Heart-Syndrom, dass sich in ihnen sowohl »das psychosomatische Erfahrungswissen von unzähligen Generationen widerspiegelt« (Schubert 2016, S. 39), als auch die Ursache der Erkrankung gleich mitbenannt wird (in diesem Fall ein vorübergehendes Herzversagen aufgrund starker emotionaler Belastung). Wenn wir Menschen begleiten, die unter körperlichen Phänomenen leiden, ist es sehr hilfreich für das gemeinsame Forschen, diese Sprachmetaphern zu untersuchen. Der Körper zeigt uns mögliche Lösungen zumeist gleich mit auf, indem er die Problematik wortwörtlich körperlich übersetzt.

Ein plastisches Beispiel dazu wäre für uns eine Sequenz aus einem Coaching-Prozess, in dem wir auf das metaphorische Arbeiten mit einem als unangenehm erlebten körperlichen Phänomen fokussieren möchten:

In diesem Fall wurde mit einer Führungskraft, die bei öffentlichen Auftritten vor der Belegschaft extrem stark zu schwitzen beginnt und sich das nicht erklären konnte, ganz genau exploriert: Wofür ist Schweiß gut – wann schwitzen wir? Als Antworten fand er für sich heraus: Schweiß stinkt, was gut ist, wenn man angegriffen wird, gleichzeitig wird man glitschig und kann schlechter gefasst werden. Schweiß reguliert die Körpertemperatur – wenn es uns »zu heiß« wird, dann schwitzen wir auch. Und wir schwitzen, wenn wir krank sind, dann möchte der Körper etwas loswerden und dass wir uns zurückziehen. Damit hatten wir die guten Gründe des Körpers und einen Hinweis darauf, dass aus Sicht des Körpers offenbar ein Mangel an Sicherheit vorherrscht, wenn er auf der Bühne steht. Erste Bilder tauchten in der Führungskraft auf, Erinnerungen an die Schulzeit und Demütigungen, an die er gar nicht mehr gedacht hatte. Nun fragten wir weiter: Wie äußert sich der Schweiß – als Bach, sturzflutartig? Wie könnte man diese Wassermengen wo genau im Körper wohl wie regulieren, ganz bildhaft? Er imaginierte einen Mechanismus an seinem Kopf, über den er den Wasserzulauf regulieren konnte. Auf die Nachfrage, was der Körper denn nun wohl bräuchte, wenn der Hahn zugedreht würde – er also nicht mehr schwitzen kann, erarbeiteten wir (mit Hilfe des Seitenmodells), dass seine jüngere Seite im Publikum sitzen sollte. Er würde den Jungen anschauen und ihm in Gedanken zuflüstern, dass er, der Große, das Reden vor Menschen inzwischen sehr gut kann und er, der Kleine, sich keine Sorgen machen muss.

Alles im Körper ist in sich wechselseitig beeinflussenden Prozessen miteinander verbunden

Aus dem systemischen Paradigma kennen wir die Annahmen der Kybernetik, dass alles in der Welt in Wechselwirkungsbeziehungen miteinander steht. Auch auf den Körper können wir mit diesem Blick schauen. Alles steht miteinander in Beziehung: Wie wir denken beeinflusst unsere Neurotransmitter, unsere Genaktivität, und diese wiederum unsere Gefühle. Was wir erleben und fühlen beeinflusst unser Immunsystem, das Auftreten von Entzündungen in uns und damit unseren Gesundheitszustand, dieser wiederum unsere Gedanken.

Der bereits zitierte Psychoneuroimmunologe Christian Schubert (Schubert 2016) untersucht in aufwendigen monatelangen Einzelfallstudien (mittels komplexer statistischer Verfahren, sog. Zeitreihenanalysen, nach wissenschaftlichen Gütekriterien) den Zusammenhang zwischen den Aktivitäten des Immunsystems (gemessen über den Cortisolspiegel im Urin), der emotionalen Befindlichkeit (gemessen über einen Fragebogen) sowie den verschiedenen Aktivitäten des Alltags und besonderen Ereignissen (Tagebuchaufzeichnungen). Ergänzt werden diese durch die Probandin selbst gesammelten Daten um Interviews mit dem Studienteam. So werden sehr viele Daten pro Probandin gesammelt, die dann in einen Zusammenhang gebracht werden können: Man kann quasi zusehen, wann das Immunsystem wie auf positive oder negative Ereignisse (Selbstbewertung am Tag des Geschehens) antwortet. Diese individuellen Bilder haben Schubert und Team dann verglichen, und zwar jene von gesunden Frauen mit jenen von Frauen, die an einer Autoimmunerkrankung (am sog. systemischen Lupus) litten. Dabei zeigte sich, dass das Immunsystem der Lupus-Patientinnen genau entgegengesetzt zu dem der gesunden Probandinnen reagierte: Bei erfreulichen Ereignissen zeigte sich eine Stressreaktion, wohingegen das Immunsystem bei belastenden Ereignissen so reagierte, als würden die Frauen etwas Erfreuliches erleben. Bei einer gesunden Probandin entdeckte das Forschungsteam etwas, was zuerst für große Irritation sorgte, durch das Mitwirken der Probandin an dieser Art der Forschung aber aufgeklärt werden konnte: Das Immunsystem dieser Frau zeigte bei einem Thema aus dem Tagebuch dasselbe Muster wie das Immunsystem der Lupus-Patientinnen, bei allen anderen Themen das der anderen ebenfalls gesunden Probandinnen. Ihr Immunsystem reagierte auf das von ihr als schön und erfüllend beschriebene Zusammensein mit ihrem Partner mit einer Stressreaktion und auf das Weggehen des Partners, das sie selbst als »traurig, ängstlich und sorgenvoll« beschrieb, mit einer Reaktion wie auf ein positives Ereignis. Die Erklärung für diese unerwartete Reaktion fand das Forschungsteam gemeinsam mit der Probandin in der eigenen Geschichte, in ihren Lernerfahrungen mit Beziehungen, mit Nähe, und wie wenig sicher sie sich dieser als Kind eines alkoholkranken Vaters sein konnte. Das Immunsystem »sagte« ihr also in etwa so etwas wie »Lass dich besser nicht ein auf ihn, er könnte dir (wieder) weh tun – pass auf«. Diese Erfahrung, dass Beziehung Schmerz bedeutet, hatte die Frau als Kind machen müssen. Und das Immunsystem hat diese Erfahrung noch gespeichert, auch wenn das bewusst wahrgenommene Gefühl Nähe anders bewertet.

Dieser und andere Befunde weisen auf eine der vielen tragischen Langzeitwirkungen von Verletzungen und Traumata hin: Menschen, denen als Kind Gewalt angetan wurde, haben ein größeres Risiko, als Erwachsene an einer Autoimmunerkrankung zu erkranken. Peter A. Levine (Levine 2018), der Begründer von Somatic Experience, einer körperorientierten Traumatherapie, hat dazu Studien analysiert, die einen Zusammenhang zwischen erhöhten CRP-Werten (das ist ein Entzündungsparameter, der bei Autoimmunerkrankungen erhöht ist und auf systemische Entzündungen hinweist) und dem Vorliegen eines Traumas in der Kindheit zeigen. Er berichtet auch, dass Menschen mit einer Stresserkrankung (z. B. Posttraumatisches Belastungssyndrom oder Anpassungsstörungen) mit einer um 36 % höheren Wahrscheinlichkeit an einer Autoimmunerkrankung erkranken werden als eine gesunde Vergleichsgruppe (ihren Geschwistern und der Normalpopulation). Eine weitere Studie hat ergeben, dass Menschen, die als Kind zwei oder mehr Traumata erleben mussten (gemessen über den sog. ACE Score, der allerdings medizinische Traumata wie Operationen oder pränatalen Stress nicht einschließt), später ein doppelt so hohes Risiko haben, an Rheuma zu erkranken, wie Menschen ohne Trauma-Erfahrungen in der Kindheit.

Entzündungsprozesse im Körper, die durch ein Trauma ausgelöst werden, scheinen bestimmte Epigene zu aktivieren, die dann wiederum die Funktionsweise des Immunsystems beeinflussen bzw. steuern. Weiter berichtet Levine davon, dass 80 % der Menschen, die an Autoimmunerkrankungen leiden, weiblich sind. Und dass Frauen, insbesondere dann, wenn sie auch noch schwarz, Hispano-Amerikanerinnen oder Native Americans sind, ein erhöhtes Risiko gegenüber anderen Gruppen haben, in ihrem Leben an einer Autoimmunerkrankung zu erkranken. Er begründete dies damit, dass diese Gruppen einem höheren Stress in der Gesellschaft und in ihren Familien ausgesetzt sind und dass Mädchen öfter als Buben sexueller Gewalt ausgesetzt sind. Das viel beschriebene Biopsychosoziale Modell kann und sollte somit auch für diese Erkrankungen als Erklärungshilfe herangezogen werden (Levine 2018).

Unserer Ansicht nach sind diese Studienergebnisse zum einen sehr hilfreich für betroffene Menschen, die sich oftmals fragen, ob sie »selbst schuld« sind an ihrer Erkrankung. Hier können wir als Begleiterinnen Zusammenhänge herstellen und aufklären. Zum anderen macht es auch deutlich, dass die betroffene Person nicht »verrückt« ist, wenn sie von einem Krankheitsschub erzählt, der genau am Vorabend eines Urlaubs, beim Wiedersehen mit einem geliebten Menschen oder anderen – eigentlich sehr erfreulichen – Ereignissen stattfindet. Ihr Immunsystem misst dem Ereignis – aufgrund einer tragischen Lerngeschichte – eine andere Bedeutung bei und reagiert mit »Alarmstufe Rot«. Sobald diese Menschen Verständnis für sich, für ihre körperlichen Reaktionen wiedererlangt haben, kann der Kampf gegen den Körper beendet werden, und langsam, Stück für

Stück, können neue Muster erlernt und gefestigt werden, sozusagen neu verkörpert.

Es wird für uns noch einmal deutlich, wieso wir uns als Begleiterinnen von Menschen gegen das Label »psychosomatisch« in der Bedeutung von »du hast nichts Richtiges« stellen sollten. Genauso wie gegen jede Zuschreibung von Schuld und Abwertung von erlebtem Leid. Unser Körper ist ein komplexes lebendes System, in dem alles mit allem zusammenhängt und sich wechselseitig beeinflusst – eingebettet in ein soziales Umfeld, in bio-psycho-soziale Wechselwirkungen.

Über den Körper verändern wir Muster

Wenn wir die Inhalte der bisherigen Statements zusammenführen, wird zunehmend plausibel, dass und weshalb wir über den Körper zur Musterveränderung oder Neubewertung einladen können. In jedem Erlebnisnetzwerk unseres Episodengedächtnisses sind körperliche Elemente gespeichert und mit den anderen vernetzt. Aus so einem körperlichen Element, beispielsweise einer bestimmten Geste, lässt sich eine zieldienlichere Geste entwickeln.

Da ein körperliches Element (diese Geste, vielleicht sogar noch verkoppelt mit einer bestimmten Art zu atmen, vielleicht mit einem befreienden Ausatmen) erlebniswirksamer wird als ein sprachliches Element (beispielsweise die Benennung des Phänomens) – Körper und Atmung gehen vor kognitiven Prozessen –, steckt im Körper ein Schatz an Möglichkeiten für Musterveränderungen. Und über den Körper können wir als Begleiterin Menschen dazu einladen, konkrete Erfahrungen im Hier und Jetzt zu machen (in der Psychotherapie werden diese manchmal auch »positive Referenzerfahrungen« oder »korrigierende Erfahrungen« genannt), die einen Unterschied im Erleben bewirken.

Wir mögen hier auch den Begriff der Emergenz besonders im Zusammenhang mit Körperexperimenten sehr. Emergenz meint so etwas wie ein »Auftauchen«, ein »Emportauchen« von etwas Neuem, das vorher so noch nicht da war. Und Emergenz bezeichnet die Fähigkeit von lebenden Systemen, aus sich selbst heraus, aus dem Zusammenwirken seiner Elemente, neue Eigenschaften oder Strukturen zu entwickeln. Rolf Krizian hat dazu den Satz »Hier scheint der Körper bereits etwas zu wissen, was die Sprecherin noch nicht bewusst weiß ...« geprägt, der für uns den Schatz deutlich macht, der in Körper-Interventionen liegt (Krizian 2016).

Vorschläge für Methoden dazu findest du im ErlebnisRaum (S. 118) oder im BegegnungsRaum der Körper-Welt (S. 127).

Der Körper reagiert auf Wertschätzung und Liebe

Uns ist bewusst, dass dieser Satz vielleicht etwas seltsam klingen mag. Gleichzeitig kann man ihn nicht oft genug sagen, da er sich in unserer Praxis, im Coaching und in therapeutischer Begleitung, immer wieder bestätigt.

Wenn wir unserem Körper zuhören, seine gute Absicht und die guten Gründe zu sehen vermögen, und es uns vielleicht sogar gelingt, ihm für »sein Stören« zu danken, dann tritt zumeist unmittelbar Beruhigung ein. Oftmals reduziert sich das subjektive Schmerzempfinden und zeigen sich Menschen ge- und berührt von sich selbst – ihrem klugen Organismus, der sie so treu begleitet und der es immer gut mit ihnen meint. Auch wenn die Art und Weise, wie er uns aufmerksam macht, schmerzhaft sein kann und dieses Leid dann ebenfalls gewürdigt werden soll.

Wenn wir uns noch einmal daran erinnern, dass körperliche Prozesse stärker sein müssen, damit wir überleben, wird nochmals deutlich, wie aussichtslos und sinnlos es ist, gegen den Körper anzukämpfen. Denn dann verdoppelt er einfach seine Anstrengungen – so lange, bis wir es verstehen und ihm (und damit natürlich uns) endlich geben, was er braucht, an »artgerechter Haltung« (Schmidt 2014), wie Gunther Schmidt es nennt. Als Bild kann dabei hilfreich sein, den Körper als guten Freund, als treue Freundin anzusehen, der einem in einer besonderen Sprache mitteilen möchte, wie es ihm geht. Wenn wir ihm zuhören, kann er sich zurücklehnen und durchatmen. Und manchmal können wir ihm auch einfach nur danken. Dafür, dass er uns schon so weit getragen hat, dass er für uns atmet, dass er sich immer um uns kümmert.

Wir möchten an dieser Stelle noch einmal Stephen Porges zitieren. Der Neuroanatom und Neurophysiologe drückt es so aus, dass wir dem Körper Respekt für seine Entscheidungen zollen sollten, also für seine »Handlungen« auf Basis von Neurozeption. Er versucht immer sein Bestes, um uns aus der Gefahrenzone zu bringen, uns zu schützen. Wenn wir unseren Körper für seine Entscheidungen wertschätzen, wechseln wir selbst von einer urteilenden Grundhaltung in eine respektvolle, wertschätzende – was wiederum unser autonomes Nervensystem aus einer Defensivhaltung wieder in eine Haltung bringt, die günstig für Selbstheilungsprozesse ist. Somit ist dieser Respekt unserem Körper gegenüber letztendlich laut Stephen Porges wiederum ein Beitrag für einen Zustand von Sicherheit und damit Gesundheit (Porges 2017). Sehr eindrücklich haben wir das einmal im folgenden Beispiel erlebt:

Mehr Informationen dazu findest du zu Beginn der Reise (S. 23).

Als Körperübung in einem Seminar wurden die Teilnehmerinnen eingeladen, in einer Dreiergruppe jeweils zu zweit den Körper und die Körperhaltung der dritten Person, die einfach nur dasteht, zu beschreiben. Mit einer neugierig-wertschätzenden Forscherinnenhaltung und Sprache, einfach nur beschreiben, was sie am Körper alles wahrnehmen konnten, ohne etwas verändern zu wollen und ohne zu bewerten. Unter anderem tauschten sie sich darüber aus, dass die Schultern der Beobachteten etwas hochgezogen wirkten, die linke Schulter deutlich stärker nach vorne als die rechte stehe. Es schien ihnen so, von außen betrachtet, als ob da eine Drehung im Oberkörper wäre und als ob es im Brustkorb eher eng wäre. Der sähe sehr schmal aus, die Atmung wirke flach. Es müsse wohl manchmal recht wenig Platz sein hier, das Atmen sei für diesen Körper sicher auch oft anstrengend und eine große Leistung. Alleine durch das Zuhören, die absichtslose, freundliche Beschreibung von dem, wie es gerade von außen aussieht, entstand in der betrachteten Person eine unwillkürliche Bewegung im Brustkorb, wie ein kleines Rucken, das von außen auch sichtbar wurde. Sie beschrieb es später so, wie wenn sich ihr Brustkorb darüber gefreut hätte, dass jemand gesehen hat, welch gute Arbeit unter erschwerten Bedingungen (die Person hatte eine sog. Trichterbrust, was die beiden anderen jedoch nicht wussten) er hier leisten würde. Und nach der unwillkürlichen Bewegung kam es ihr so vor, als ob sie etwas freier atmen könne.

Ein unserer Erfahrung nach besonders schöner Zugang von über den Körper ermöglichten Lösungen ist das von Michael Bohne (Bohne 2019) zu PEP (Prozess- und Embodimentfokussierte Psychologie) weiterentwickelte Tapping (»Klopfen«). Hier wird eine Selbstberührung (an einer Stelle am linken Brustkorb über dem Herzen) mit einem Satz verbunden, der sowohl das bisherige Problemerleben als auch eine Selbstakzeptanz enthält (z. B. »Auch wenn ich Angst habe, die Kontrolle zu verlieren, liebe und akzeptiere ich mich, so wie ich bin.«). PEP lässt sich auf Basis hypnosystemischer Konzepte sehr stimmig anbieten und mit diesen verbinden (z. B. mit dem Seitenmodell). Für Details möchten wir auf die vielen Bücher von Michael Bohne (und von anderen) verweisen, in denen methodisches Vorgehen, Wirkhypothesen und theoretische Überlegungen sowie Anwendungsmöglichkeiten umfangreich und sehr anschaulich beschrieben werden. Neben dem die Widersprüchlichkeiten verbindenden Satz, der auch so gut die Intention des Seitenmodells ausdrückt, und der schönen Geste zu sich selbst über die Selbstberührung, haben wir diese Methode besonders auch deshalb lieben gelernt, weil sie so einen großen Beitrag zur Selbstwirksamkeit leistet. Klopfen kann jeder Mensch lernen, Erwachsene und Kinder, und im eigenen Leben integrieren, ganz für sich und mit sich, autonom.

ErlebnisRaum

In diesem Raum möchten wir dich gerne einladen, ein paar Erfahrungen in der Körper-Welt zu machen. In unserer Geschichte lädt Frosch Maus ein, sich zu ducken und so hoch zu springen, wie sie es vermag. Erst durch diesen körperlichen Einsatz, durch eine bis dahin noch nie gewagte Bewegung, kann sie einen Blick auf die »heiligen Berge« werfen, der ihr Leben nachhaltig verändert …

Lass dich überraschen, was in deinem Körper steckt, lass dich durch die vorgeschlagenen Übungen inspirieren, und du kannst neugierig sein, was du findest. In diesem Raum findest du eine Übung, wie du über den eigenen Körper eine Beobachtungsposition aufbauen kannst; wie du unwillkürliche Bewegungen für dich nutzen kannst; wie dir deine Hände dabei helfen können, Balance zu finden, und dich dabei unterstützen, mit deinem Körper »zu sprechen«.

Wofür das gut sein kann, kannst du in der Ich-Welt (S. 42) und der Es-Welt (S. 77) nachlesen.

Diese Methoden, die Zugänge zu Themen ermöglichen, oftmals schon bevor ganz konkrete, greifbare Anliegen da sind, haben wir insbesondere bei Rolf Krizian (Krizian 2016) kennengelernt und sie dann im eigenen Arbeiten weiter verändert und an unsere Stile angepasst. Wobei auch hier Gunther Schmidt derjenige war, der uns das Arbeiten mit und über den Körper, »unserem klugen Organismus«, wie er zu sagen pflegt, als erster nahegebracht hat.

Standpunkt Beobachtungsposition

Du kannst dir diese Übung über die Website anhören, dir den Text in der Methodenbox durchlesen oder ihn dir selbst aufnehmen, so wie du ihn gerne hören würdest. Du kannst auch jemanden bitten, den Text für dich vorzulesen und dich im Raum zu begleiten. Schau mal, was dir am stimmigsten erscheint.

Such dir für die Übung einen Raum, in dem du ungestört bist. Es ist außerdem eine gute Idee, die Schuhe auszuziehen, wenn du Schuhe mit Absätzen tragen solltest, in denen du nicht deine ganze Fußsohle spüren kannst. Wenn du gerne deine Gedanken aufschreibst, dann leg dir für danach Schreibblock und Stift zurecht, dann kannst du notieren, was dir ein- und aufgefallen ist.

Einladung zur Methode Standpunkt Beobachtungsposition – Aufbau einer Beobachtungsposition über den Körper

Du kannst dir diesen Text sowie die folgenden hier im Erlebnis-Raum dieser Welt auch als Audio-File auf der Website www.hypnosystemischer-erlebnisraum.at anhören.

Such dir einen Platz im Raum, an dem du stehen möchtest. Wenn der Körper sich es aussuchen könnte, wo würde der gerne stehen? Wohin schauen?

Und woher weißt du das, dass es hier stimmig ist, zu stehen? Was kannst du beobachten, was zeigt sich da in dir? Woran merkst du es ... wo im Körper? Ist es vielleicht ein angenehm warmes Gefühl im Bauch? Oder ein lockeres Gefühl im Brustkorb? Ein Kribbeln im Körper? Oder ganz etwas anderes?

(Wenn du jemanden bei dir im Raum hast, der dir den Text vorliest und dich begleitet: Und ich als deine Begleiterin, wo wäre meine Begleitung für dich stimmig? Rechts von dir, oder links von dir stehend? Du kannst mir Regieanweisungen geben, bis es stimmig ist für dich. Wie nah, wie weit entfernt? Wie ist es jetzt? Stehe ich stimmig zu dir?)

Nimm mal Kontakt über deine Füße zum Boden auf. Die Füße am Boden spüren, auf der Erde. Und atmen. Und stehen.

Unsere Fußsohlen sind voller sensorischer Zellen ... Wenn wir einen guten Stand haben, unten eine gute Basis, die uns trägt, kann sich der Kopf, das bewusste Denken, entspannen ... kann das intuitive Wissen, unsere Körperintelligenz und unser kluges Unbewusstes, Rückmeldungen dazu geben, was gerade gebraucht wird im System ... kann so etwas aufsteigen, wie eine liebevolle Beobachterin, ein liebevoller Beobachter ... Aufmerksam, wertschätzend ... und neugierig auf das, was da so los ist in dir. Bewusstsamkeit.

Über die Füße aufbaubar ... »Feet-Back«...

Und du kannst einmal für dich ausprobieren, wie es ist, was du beobachten kannst, wenn du dich von der Atmung bewegen lässt ... Wir stehen ohnehin nie ganz still, sondern oszillieren um einen Schwerpunkt ... in kleinen Mikrobewegungen ... Wenn sich der Körper, so ganz leicht, sich selbst bewegen dürfte, ganz so wie er möchte ... ohne Steuerung von oben, vom Kopf, so ganz bottom-up ... immer mehr so von unten ... Was zeigt sich jetzt?

Vielleicht magst du dieses Bild ... unten stark, verwurzelt, wie ein Baum ... ein guter Stand ... oben leicht und locker, wie Wolken am Himmel ... gelassen, abwarten ... So mit der Haltung, handeln durch geschehen lassen ... bisschen was loslassen ... unten voll, oben leer ... Und wie ist das so, wenn der Kopf mal die Steuerung abgeben dürfte, mal der Körper machen dürfte, wie er mag, so Wellen von unten durch den Körper gehen lassen ... Ruhe nach wie vor in deinen Füßen ... Einen guten Stand halten ... Und was machen deine Arme ... Wie wollen die sich bewegen ... locker an den Seiten? Wellig? Schwenkend? Dein Oberkörper? Alles ganz leicht, gewähren lassen ... keine willentlichen Bewegungen ... keine Pläne ...

Schau mal, wie viel da gehalten werden will ... Ob es etwas gibt, was losgelassen werden darf ... Nur beobachten ...

Und wenn du da geforscht hast, dann schau mal, spür mal rein, wie es ist, wenn nun der Kopf, das bewusste Denken, übernimmt ... nun der Kopf willentlich bewusst den Körper bewegt ... top-down gesteuert ... die Bewegungen ansteuern ... dich bewegen, ganz bewusst ... Noch immer gut in den Füßen stehen ... Spüre deine Fußsohlen, wie deine Füße den Boden berühren ... wie viel Druck du ausübst auf den Boden beim Stehen ... Der Kopf steuert den Körper ... Die Bewegungen kommen von oben, nach unten ... Was zeigt sich da für dich ... in dir? Was kannst du wahrnehmen?

Lass auch diese Intention wieder los ... Spüre nach ... Welche Unterschiede kannst du wahrnehmen? Wie ist das, wenn du etwas machst, bewusst machst? Ansteuerst? Wie ist das, wenn du es geschehen lässt, was da bewegt werden möchte, in dir, aus dir heraus?

Nichts ist besser, nichts ist schlechter ... Anders ... manchmal ähnlich, gleich ... manchmal weniger, manchmal mehr ... mal das eine hilfreicher, mal das andere ... Wie war es gerade so für dich?

Und hat das einen Einfluss, was du gerade erlebt hast, was sich gezeigt hat, vielleicht auch über deinen Körper ... hat das etwas damit zu tun, was dich gerade beschäftigt? Vielleicht mit einem konkreten Anliegen? Vielleicht mit einem Thema, das dich beschäftigt? Spür mal nach, was da anklingt ...

Und beobachte, was sich zeigt ... Was da auftaucht ... Nichts machen, nichts verändern müssen, nichts umsetzen ... Einfach beobachten dürfen ... einfach so ...

Wenn du möchtest, setz dich hin, oder bleib stehen ... Und manchmal ist es eine gute Idee, die Gedanken, die da jetzt so in dir sind, aufzuschreiben ... Nur für dich ... Wie hinterlässt dich diese Übung?

Hatte das etwas mit dir zu tun? Was war interessant, überraschend, irritierend, berührend ...?

(Wenn du bei der Übung begleitet wurdest, dann kann diese Person nun auch dein Erzählen begleiten. Sie kann dich pacen, wertschätzend präsent, bei dir stehen oder sitzen. Sie braucht gar nichts machen, nur als jemand da sein, dem du deine Erfahrungen erzählst. Damit du wiederum beobachten kannst, welchen Unterschied es macht, das Erlebte zu teilen, mit Worten zu beschreiben. Und auch das kannst du dann wiederum beobachten.)

Motorische Emergenz: Was der Körper bereits weiß, die Sprecherin noch nicht[22]

Diese Übung lädt dich ein, über unwillkürliche Bewegungen mögliche Lösungen, Ideen des Umgangs mit einem Thema zu erforschen, die deinem bewussten Denken noch nicht zugänglich, die aber möglicherweise bereits als Ahnung in deinem Körper vorhanden sind. Du kannst diese Methode im Stehen oder im Sitzen ausprobieren. Wenn du gerne deine Gedanken aufschreibst, dann leg dir für danach Schreibblock und Stift zurecht, dann kannst du notieren, was dir eingefallen ist.

Abb. 13: Methode: Motorische Emergenz

Einladung zur Methode Motorische Emergenz

Such dir einen Platz im Raum, an dem du stehen oder sitzen möchtest. Wenn der Körper sich es aussuchen könnte, wo würde der gerne stehen oder sitzen? Wohin schauen?

Und woher weißt du das, dass es hier stimmig ist, zu stehen? Was kannst du beobachten, was zeigt sich da in dir? Und wo im Körper?

Und was beschäftigt dich gerade ... Gibt es etwas, wo du nicht weiterkommst? Etwas, das dich belastest? Wo du eine Entscheidung treffen möchtest? Welches Thema, welches Anliegen möchtest du gerne erforschen?

Wenn du möchtest, kannst du für dich auch festhalten, wie stark dich das Thema gerade belastet ... wie stark deine Emotion dazu ist ... Auf einer Skala, bei der Null gar keiner Belastung und Zehn einer extremen Belastung entsprächen ... Wo stehst du da? Wie hoch ist dein persönlicher Wert?

Und wenn ich dich das so frage ... und in dir das Thema, das Anliegen, auftaucht ... Wo im Körper kannst du es wahrnehmen? Wo zeigt es sich? Beobachte das einmal ...

Vielleicht tauchen auch Bilder auf, während du deine Körperempfindung wahrnimmst, wenn du an das Thema denkst ... oder Wörter, Sätze ... Erinnerungen ...

---

22 Diese Methode haben wir ausgehend von den Ideen der »Somatischen Marker-Motorik« von Rolf Krizian sowie der Problem-Lösungs-Gymnastik von Gunther Schmidt entwickelt.

Und wenn dein Körper jetzt in eine Bewegung gehen darf ... in eine Bewegung, die du jetzt gerade bei dem Thema gebrauchen könntest ... ohne dass du wissen müsstest, was das denn wäre ... einfach in eine Bewegung gehen, vielleicht die Hände ... oder der ganze Körper ... Vielleicht im Stehen oder im Sitzen ... Vielleicht wie ein Tanz deiner Hände ... Lass den Körper ausloten ... Der Körper, deine Hände, dürfen sich bewegen ... Und es muss gar nichts heißen ... Und es kann dir sehr viel Sinn machen ... schon jetzt, oder vielleicht etwas später ... Es darf bewegt sein ... darf sich zeigen ... formen ...

Was fühlt sich stimmig an? Welche Bewegung? Was weiß dein Körper, was du gebrauchen könntest ... bei deinem Thema ... Beobachte, wie sich die Bewegung entwickelt ... wie die Hände den Raum, die Luft, ausloten ... etwas sich zu zeigen beginnt ... Vielleicht noch unmerklich, vielleicht immer deutlicher, vielleicht schon ganz klar ... Was kannst du beobachten ...

Wenn dein Körper, deine Hände, eine Bewegung zeigen, die sich für dich irgendwie stimmig anfühlt, dann lass uns diese Bewegung nun erforschen ... Noch musst du überhaupt gar nicht wissen, was das bedeuten soll ... Und kannst es natürlich bereits glasklar wissen ...

Wiederhole die Bewegung ... immer wieder ... Und beobachte ... was zeigt sich? Was kannst du beobachten?

Führe sie immer wieder durch ... Lass den Körper machen ... Immer wieder ... Und lausche ...

Wenn es sich stimmig anfühlt, dann führe die Bewegung auch einmal wie in Zeitlupe aus ... ganz langsam ...

Was zeigt sich da? Was kannst du beobachten?

Lege den Fokus deiner Aufmerksamkeit auf die Bewegung ... betrachte sie ... lausche ihr ... Was geht mit ihr einher ... Welche Bilder ... Welche Gefühle ... Welche Gedanken, Worte, Sätze ... Beobachte, was sich zeigt ...

Und wenn sich da ein Bild oder ein Gefühl zeigt, beobachte dieses ... mit der Haltung einer neugierigen Forscherin, eines neugierigen Forschers, für die eigene innere Welt ... Spannend, was sich da so zeigt, in mir ... über meinen klugen Organismus ... Und was noch?

Welche Bilder, Gefühle, Gedanken, Körperempfindungen und -impulse ... sind damit verkoppelt? Mit deiner Bewegung?

Welche Ahnungen über mögliche Lösungen, über einen stimmigen Umgang mit deinem Anliegen, mit dem, was dich da beschäftigt, stecken da in dir ... Was weiß dein Körper dazu bereits? Was möchte er dir zeigen?

Eine ver-rückende Idee ist es, die Bewegung rückwärts auszuführen ... oder seitenverkehrt ... je nachdem, was bei deiner ganz persönlichen Bewegung Sinn macht ... Schau mal, was du da beobachten kannst ... Manchmal zeigt sich ja etwas im Gegenteil ... so wie »so sicher nicht, sondern ganz anderes, nämlich ...«

Wie wirkt sich das aus? Wenn du deine Bewegung auf diese Art untersuchst? Was kannst du beobachten? Welche Bilder gehen hiermit einher … Welche Gefühle, Gedanken, Körperempfindungen und -impulse sind damit verkoppelt …

Kehre noch einmal zurück zu deiner »Originalbewegung«… Denke an dein Thema, an das Anliegen, mit dem du in die Übung gegangen bist …

Wie ist es jetzt? Welche Unterschiede kannst du feststellen?

Wenn du am Beginn auf der Belastungsskala einen Wert für dich gemessen hast, dann kannst du für dich dein Empfinden nach der Übung prüfen … Hat sich etwas verändert, verbessert, verschlechtert oder ist es gleichgeblieben?

Du kannst die Übung damit beenden, indem du für dich aufschreibst, was dir durch den Kopf geht … Manchmal sind das allerlei Gedanken … manchmal ganz konkrete nächste Schritte …

Und wenn du möchtest und dir das stimmig erscheint, kannst du dich bei dir, bei deinem klugen Organismus, bedanken. Vielleicht mit einer kleinen Geste, einer Berührung, einem stillen oder laut gesprochenen Worts des Dankes.

Dafür, dass diese kluge Körperintelligenz immer da ist, es immer gut mit dir meint … so auch jetzt … und wann immer du das möchtest und gebrauchen kannst.

Balancierte Hände

Diese Übung kannst du gleich so ausprobieren oder im Anschluss an Übungen zum Seitenmodell, wenn du zwei noch widersprüchliche oder sogar miteinander im Kampf stehende Seiten in dir erforscht hast, oder wenn es zwei sich einander scheinbar ausschließende Zugänge oder Haltungen gibt, oder ein Ist und ein Soll. Auch diese Übung geht auf Gunther Schmidt zurück (und noch weiter zurück zu Milton Erickson). Wenn du gerne deine Gedanken aufschreibst, dann leg dir für danach Schreibblock und Stift zurecht, dann kannst du notieren, was dir eingefallen ist.

Abb. 14: Methode: Balancierte Hände

Einladung zur Methode Balancierte Hände-Waage

Such dir einen Platz im Raum, an dem du sitzen möchtest. Wenn der Körper sich es aussuchen könnte, wo würde der gerne sitzen? Wohin schauen?

Und woher weißt du das, dass es hier stimmig ist zu sitzen? Was kannst du beobachten, was zeigt sich da in dir? Und wo im Körper?

Verändere deine Position, bis es stimmig für dich passt.

Wähle ein Thema oder Anliegen aus, bei dem es so etwas wie zwei Seiten gibt.

Hier findest du ein paar Beispiele, die dich anregen können, dein Anliegen noch zu konkretisieren:

Vielleicht erlebst du deine äußere Welt gerade so, wie du sie nicht haben möchtest. Vielleicht denkst du dir immer wieder, dass es so nicht sein sollte, sondern anders. Das »anders« kann dabei eine ganz konkrete Vorstellung sein, wie du es gerne hättest, es kann aber auch sein, dass du einfach nur »woanders hin« willst, weg von dem, wie du deine äußere Welt gerade erlebst. Als nicht wünschenswert.

Vielleicht geht es eher um deine innere Welt, vielleicht willst du es so nicht fühlen, so nicht denken, so nicht sein, wie du dich selbst gerade erlebst. Vielleicht wärst du gerne anders, würdest anders fühlen, denken, handeln ...

Vielleicht erlebst du gerade starke Widersprüche, Ambivalenzen in deinem Leben. Vielleicht gibt es eine Seite in dir, die hätte es gerne so, während es eine andere Seite gerne so hätte. Vielleicht macht es dich selbst ganz schwindelig in der Mitte, mal willst du es so, mal so, und du kennst dich schon gar nicht mehr aus. Weil zwei Seiten in dir, wie zwei Anwälte oder Beraterinnen, für verschiedene Wege plädieren. Und an dir zerren. Oder dich unter Druck setzen.

Wie ist das nun bei dir? Welche beiden Seiten erlebst du momentan?

Erforsche diese nun mit Hilfe deiner Hände. Wenn ich dich jetzt frage, welche Seite du in welche Hand legst, was taucht da aus deinem Inneren wie von selbst auf? Was ist links? Was ist rechts?

Da gibt es kein richtig oder falsch, aber sehr wohl ein stimmiges Rechts und ein stimmiges Links. Prüf mal, wie das bei dir ist ... Welche Seite in welcher Hand liegt. Oder steckt.

Wenn du das herausgefunden hast, hebe deine Hände, wie zu einer Waage ... und lass sie einmal pendeln ... nach oben und unten ...

Und dann prüfe mal für die erste Seite – links oder rechts –, welche Skala hier stimmig wäre:

Wäre es eher so wie »Schwere ist bedeutsam«, dann wäre »sehr schwer sehr bedeutsam«, und die Hand würde nach unten sinken.

Oder wäre es so wie »Höhe ist bedeutsam«, dann wäre »sehr hoch sehr bedeutsam«, und die Hand würde steigen.

Oder wäre es so wie »Nähe ist bedeutsam«, dann wäre ganz nah bei dir sehr bedeutsam«, und die Hand würde zu deiner Mitte wandern.

Es kann sein, dass die Art der Skala für deine rechte und für deine linke Hand unterschiedlich ist. Dass eine schwer und eine nah gewichtet werden möchte. Und für deinen klugen, nicht linearen, multidimensionalen Organismus wäre das alles gleichzeitig möglich.

Und oftmals hat es Bedeutung.

Wie ist es gerade für dich? Was zeigt sich? Für jede Hand? Wie erlebst du die beiden Seiten? Wie fühlt sich das an?

Erlaube dir, mit deinen Händen zu forschen:

Wie ist es, wenn du der rechten Hand mehr Bedeutung gibst ... sie schwer, hoch oder nah werden lässt?

Was zeigt sich dann?

Und wie ist es umgekehrt? Probiere aus, wie sich dein Erleben verändert, je nachdem welche Bedeutung du der einen und der anderen Seite gibst.

Was zeigt sich im Körper? Welche Bilder tauchen auf? Welche Gefühle, welche Gedanken?

Wenn du das heute unerwünschte »Ist«, die als leidvoll erlebte Seite, auf Null setzen könntest, wegmachen, wie würde es sich auswirken? Wie wäre es, wie würde es sich anfühlen, wenn diese Seite weg wäre – keine Bedeutung mehr hätte?

Und wenn du möchtest, dann frage dich einmal und probiere es aus, wie viel Prozent von dem, was du nicht mehr möchtest, bleiben darf oder vielleicht sogar soll. Wie hoch wäre da die Hand, oder wie schwer oder nah?

Schau mal, erforsche, ob es so etwas wie deine ganz persönliche Balance gibt. Eine Stellung der Hände zueinander, wie sie dir am stimmigsten erscheint.

Manchmal braucht es einiges an Bewegung, bis die Hände zur Ruhe kommen. Und manchmal bleiben sie in kleinen, oszillierenden Bewegungen, in kleinen, feinen Schwingungen.

Finde deine ganz eigene Balance zu diesem Thema, zu deinem Anliegen. Was zeigt dir dein Körper? Welches Gleichgewicht finden deine Hände?

Und wenn es so wäre, wie deine Hände es dir zeigen – wie wäre es dann für dich? Wie würde es sich auswirken? Welche Gedanken, Bilder, Gefühle kommen dir dazu?

Du darfst gespannt sein ... Und noch ein wenig in dieser Haltung verweilen.

Im Gespräch mit deinem Körper

Probiere diese Übung aus, wenn du merkst, dass ein intensives Gefühl in dir da ist und du es (noch) nicht einordnen kannst. Oder auch, wenn ein Erleben immer wieder auftaucht und dir im Moment noch nicht klar ist, wie du einen guten Umgang damit finden kannst.

Diese Übung kannst du für dich selbst ausprobieren und auch jemanden bitten, dich zu begleiten. Auch hier gilt wieder: Die Begleiterin braucht gar nicht viel tun – einfach nur da sein ... Wenn du möchtest kannst du auch wieder Schreibpapier und Stift bereitlegen, um dir deine Erfahrungen, deine Erlebnisse zu notieren.

Einladung zur Methode Gespräch mit deinem Körper

Vielleicht gibt es gerade ein Thema in dir, ein Gefühl, ein Erleben, das du gerne mit dieser Methode beleuchten möchtest ... Schau doch mal – vielleicht ist es jetzt gerade sehr präsent und intensiv wahrnehmbar für dich – vielleicht aber kennst du es aus anderen Kontexten und weißt, dass es sehr vehement auftauchen kann ...

Nimm dir ein bisschen Zeit – und spür ganz in Ruhe nach – das Gefühl, das Erleben, das du hier jetzt gerade so deutlich wahrnimmst oder auftauchen lässt ... Sei es Trauer, oder Wut – vielleicht erlebst du dich auch gerade überfordert oder verwirrt – manchmal kann es auch sein, dass du gar kein Wort dafür finden kannst, was gerade in dir passiert ...

Lass dir da gut Zeit ... Einfach nachspüren ...

Was taucht auf? Was zeigt sich da?

Und auch hier musst du gar nichts genau wissen – genau spüren –, einfach auftauchen lassen – was auch immer da ist, was auch immer sich zeigen möchte ...

Dein ganzer Körper darf daran beteiligt sein ...

Und du brauchst nichts zu wissen ...

Du kannst es deinem Körper vertrauensvoll in die Hand geben ... und die Hand bitten, genau jene Stelle am Körper zu finden, zu berühren, wo dieses Erleben, dieses Gefühl – das, was gerade so intensiv da ist – seinen Platz hat, es am deutlichsten spürbar ist.

Dein Körper weiß genau, welche Hand hier die stimmige Hand für dich ist – überlasse es deinem Körper ... Du brauchst gar nichts zu wissen.

Lass dir gut Zeit – vielleicht möchte deine Hand noch den stimmigen Platz finden und versucht ein paar Berührungen ...

Nur du kannst wissen, wann es genau die stimmige – für dich richtige Stelle ist ...

Spür doch mal ... Wie ist es für dich, die Hand genau an der Stelle zu spüren?

Wie wirkt es sich aus – wie reagiert dein Organismus darauf?

Und du kannst deine Hand etwas bitten – wenn deine Hand etwas zu der Stelle an deinem Körper etwas sagen könnte, was würde sie sagen?

Lass einfach auftauchen, was dir da von deinem Organismus zur Verfügung gestellt wird … Sind es Worte – oder ein Satz … Was hörst du innerlich besonders deutlich?

Und nicht immer, aber manchmal – gerade wenn diese Worte, dieser Satz hörbar werden – kann auch eine andere Seite auftauchen … eine, die eine andere Idee hat, die auf etwas ganz anderes hindeuten möchte und dich aufmerksam machen möchte … Dann kannst du deine andere Hand bitten, jene Stelle am Körper zu finden und zu berühren, wo das Erleben dieser Seite am deutlichsten spürbar wird …

Sei einfach neugierig – und lass dich überraschen … Dein Körper weiß genau, was er tut – vertraue ihm …

Und wenn du deine Hand bitten könntest, etwas zu dieser Stelle zu sagen – welche Worte tauchen auf? Welcher Satz?

Und wie erlebst du das?

Wie reagiert dein Organismus, wenn deine Hände jetzt diese Stellen berühren?

Nimm dir Zeit und spür nach …

Lass diese Erfahrung nachwirken …

BegegnungsRaum

In diesem Raum richten wir den Fokus auf die Begleitung von Menschen in der Körper-Welt. Dafür laden wir dich ein …

- … über unsere Gedanken zur Produktinformation nachzudenken und für dich selbst herauszufinden, welche Beschreibungen zu dir passen und mit welchen Sätzen du dich wohl fühlst. Wir haben für uns festgestellt, dass sowohl Impulse aus dem WissensRaum als auch eigene Erfahrungen mit Körper-Methoden wichtig sind, um andere zu diesen einzuladen.
- … dich von unseren guten Gründen inspirieren zu lassen, wann du zu welcher Methode einlädst.
- … ganz konkret zu erfahren, wie du die Methoden anbieten kannst, Schritt für Schritt, komplexitätsreduziert, wie ein Skript. Hier in der Körper-Welt die von Gunther Schmidt entwickelte »Problem-Lösungs-Gymnastik« und eine Methode, die wir »Somatisches In-Kontakt-Gehen« nennen möchten.

Es ist hilfreich, wenn du dich selbst mit Embodiment-Interventionen wohl und sicher fühlst. Dafür ist es unserer Erfahrung nach nützlich, die Übung selbst erlebt zu haben. Je wohler und sicherer du dich mit den Methoden fühlst, umso leichter wird es dir fallen, dazu einzuladen. Und umso stimmiger werden sie vielleicht deine Gegenüber finden.

Hilfreiche Sätze zur Produktinformation

Folgende Formulierungen sind uns nützlich – neben den bereits im WissensRaum aufgelisteten Informationen –, um den Menschen, die wir begleiten, Körper-Methoden anzubieten. Verstehe diese Beispiele bitte wiederum als eine Anregung, deine eigenen Worte zu finden. Lass dich inspirieren.

- »Ich würde Ihnen gerne anbieten, alle die Erfahrungen zu nutzen, die in Ihrem Körper gespeichert sind. Alles, was Sie je gelernt haben, auch zu diesem Thema, für das Sie hier sind. Das ist Ihrem bewussten Verstand nicht direkt zugänglich, aber über den Körper, mit sogenannten Embodiment-Methoden, können wir gemeinsam forschen, welche Lösungen da noch in Ihnen schlummern. Wären Sie daran interessiert?«
- »Wissen Sie, unser Körper ist die ganze Zeit dabei, alles zu regulieren. Unsere Atmung, den Herzschlag, die Körpertemperatur etc. Ein Problem finden, z. B. eine mutierte Zelle, und das Problem lösen, eine Zelle des Immunsystems hinschicken, die sich darum kümmert. Unser Organismus ist ein Wunderwerk der Selbstregulation, die zumeist unbewusst, von uns unbemerkt, wie von selbst abläuft. Wenn wir einen Konflikt erleben, so wie Sie gerade eben, dann blockieren sich diese autonom arbeitenden Kräfte. Und dann ist es hilfreich und sehr nützlich, unser System mit den Informationen zu versorgen, die es braucht, damit die innere Selbstregulation wieder in Gang kommt. Wie klingt das für Sie?«
- »Den Großteil unserer Erfahrungen als Menschen machen wir über den Körper. Wir lernen Liebe, Zugehörigkeit, Eigenständigkeit, Sicherheit usw. mit unseren Körpern. Wenn wir in einem Problem stecken, aus einer Situation nicht mehr herauskommen, uns im Kreis drehen usw., dann verwenden wir eine Sprache, die Körpermetaphern enthält. Wir haben gelernt, dass wir über den Körper, mittels wissenschaftlich fundierter und praktisch erprobter Embodiment-Methoden, zu Lösungen kommen, die nur mit konventionellem ›Darüber-Reden‹ kaum oder

sogar gar nicht möglich wären. Wären Sie neugierig, da mehr zu erfahren?«

Gute Gründe für die Übungen, die du schon aus dem ErlebnisRaum kennst

Im ErlebnisRaum haben wir dich eingeladen, die Methoden für dich selbst zu erfahren, weshalb wir alle didaktischen Hinweise sowie überhaupt alles, was nicht in der direkten Anrede der Übung vorkommt, weglassen.

Diesen Raum möchten wir nun hier füllen, wenn es um die Rolle der Begleitung geht. Auch hier möchten wir dir wiederum das zur Verfügung stellen, was uns als Seminarleiterinnen, als Weg-Bereiterinnen von hypnosystemischen Konzepten, Haltungen und Methoden relevant erscheint, und erlauben uns im Sinne des Stils dieses Erlebnisbuches Mut zur Lücke.

Standpunkt Beobachtungsposition

Die Methode findest du beschrieben im ErlebnisRaum dieser Welt (S. 118).

Diese Methode bieten wir Menschen dann an:

- Wenn es darum geht, für sich wieder einen guten Stand zu finden. Oder sich zu positionieren, Position zu beziehen. Dann kann über diese Übung die eigene Wahrnehmung geschärft werden, und wir bekommen wertvolle Rückmeldungen aus dem Körper dazu, wie das gelingen könnte. Was dafür gebraucht wird.
- Wenn wir im Coaching Menschen dafür gewinnen möchten, sich bei Fragen zur Haltung (und auch Rolle) auf Embodiment-Methoden einzulassen. Um Erfahrungen darüber zu generieren, was alleine beim Stehen alles im eigenen Inneren auftaucht.
- Wenn es um Themen wie »Präsenz« (z. B. Wie zeige ich mich?) geht, um »Führungsstärke« (z. B. Wie stehe ich, wenn ich Impulse setze?) oder auch um einen Auftritt vor Publikum (z. B. Was möchte ich sagen/zeigen/leisten etc.?), kann diese Übung nützlich sein. Sie kann dann mit dem Anliegen insofern verbunden werden, als dass sich die Fragen darauf beziehen können, wie sich die Top-down- oder Bottom-up-Steuerung, wie das Loslassen oder Festhalten und wie sich das Verbundensein mit der Erde über die Füße (»Baum-Metapher«) und mit dem Himmel über den Kopf (»Wolken-Metapher«) auf das jeweilige Ziel auswirken. Und was die Körpersignale aus dem »Stand« der Person über ihre bereits vorhandenen Ressourcen zum Thema erzählen.

Die Methode findest du beschrieben im ErlebnisRaum dieser Welt (S. 121).

Motorische Emergenz

Diese Methode bieten wir Menschen (in Varianten) dann an:

- Wenn wir wahrnehmen, dass unser Gegenüber bestimmte Bewegungen immer wieder unwillkürlich macht, wenn die Sprecherin über den Wunsch nach einer Lösung spricht oder darüber, dass sie nicht weiß, was sie tun soll. Oftmals zeigt unser Körper genau dann an, was es brauchen könnte. Eine unwillkürliche Lösungsbewegung, die dann von der Sprecherin untersucht werden kann.
- Wenn wir mit der Methode Seitenmodell arbeiten und es darum geht, ob und wie die beiden Seiten miteinander kooperieren könnten, ist dies eine schöne Einladung, diese Kooperationsmöglichkeit zu erforschen. Man kann dann bereits auch direkt einladen, mit den Händen eine Begegnung zu initiieren, die dann so lange ausgeführt und verändert werden kann, bis es für die Person stimmig ist.
- Wenn eine Bewegung zum Problemerleben immer wieder in derselben Form gemacht wird, kann es hilfreich sein, diese Bewegung absichtlich auszuführen, dann zu verlangsamen und auch »verkehrt« abzuspielen. Die Methode kann dann ähnlich der Problem-Lösungs-Gymnastik werden oder in diese übergehen. Die Bewegung kann aber auch genutzt werden, um die guten Gründe zu erforschen, die in dem Problemerleben stecken (z. B. Sehnsucht nach Abgrenzung oder nach Loyalität).

Diese Übung findest du im BegegnungsRaum dieser Welt (S. 133).

Die Methode findest du beschrieben im ErlebnisRaum dieser Welt (S. 123).

Balancierte Hände

Diese Methode bieten wir Menschen dann an:

- Wenn wir die Idee haben, dass eine andere Bewertung der Ist-Situation für das Anliegen hilfreich sein könnte. Durch die unmittelbar somatische Rückmeldung aus der Position der Hände, deren Bedeutsamkeit, wird oftmals erfahrbar, dass ein »Wegmachen« gar nicht wirklich gewünscht wird. Oder welche guten Gründe im bisher noch gezeigten Verhalten stecken, auch wenn es als unerwünscht erlebt wird. Diese bisherige, zumeist eher rigide Bewertung, oft ein Schwarz-Weiß-Denken im Sinn von Entweder-oder, kann dadurch »weicher« werden und anderen Lösungen zugänglich.
- Wenn es um Entscheidungen geht, die (noch) nicht entscheidbar sind, kann die Methode helfen, sich selbst besser zu verstehen. In der Forderung an sich selbst, sich endlich zu ent-

scheiden, und zwar richtig und endgültig, steckt zumeist viel Druck und Selbstabwertung. Über die Hände-Balance können neue Informationen zur Entscheidung generiert werden. Und oftmals die Erkenntnis über sich selbst, dass es sehr klug ist, sich (noch) nicht zu entscheiden. Aus diesem Annehmen können wiederum andere Lösungen »dritter Art« (eine Kombination aus beidem, nichts von alledem, etwas völlig anderes) entstehen.

Im Gespräch mit deinem Körper

Die Methode findest du beschrieben im ErlebnisRaum dieser Welt (S. 125).

Wir laden zu dieser Übung dann gerne ein, wenn wir bei unseren Klientinnen intensive Erlebnismuster, Gefühle, Seiten wahrnehmen, das Einnehmen einer Beobachtungsposition und das Reden über diese Phänomene in dem Moment jedoch nur bedingt gelingt. Gute Erfahrungen haben wir auch gemacht, wenn wir einen Raum öffnen wollen, in dem Selbstwirksamkeit und autonome Selbstregulation bewusst spürbar werden können. Wir möchten die Interventionen so konkret beschreiben, dass du sie ausprobieren kannst, auch mit dir selbst, um zu erfahren, wie es sich anfühlt. In der Beschreibung gehen wir so vor, als gäbe es Linearität, die es real natürlich nie geben kann, weil Prozesse immer auch Schleifen haben. Gleichzeitig kannst du diese Struktur gut zur Orientierung verwenden und die Übung genau wie beschrieben umsetzen.

Alle Übungen in diesem Buch bieten wir sowohl im Einzelsetting in Psychotherapie und Coaching immer wieder an als auch in unseren Seminaren. Wir haben uns bemüht, dir unsere Erfahrungen mit zieldienlicher Didaktik zur Verfügung zu stellen. Wir sind schon gespannt, wie das bei dir ankommt.

Problem-Lösungs-Gymnastik[23] Produktinformation

Als hilfreich haben wir bei der Erläuterung dieser Methode den Hinweis gefunden, dass wir den Großteil unseres Lebens mittels unwillkürlicher Prozesse gestalten – oder gestaltet ist. Das erleichtert uns das Leben ungemein, wir müssen über viele Dinge, die wir immer tun, nicht mehr besonders viel nachdenken. Es geschieht wie ganz von selbst. Das erleben wir manchmal als angenehm, und manch-

23 Gunther Schmidt hat die Methode erfunden und so benannt, und wir finden, dass sie deshalb genau unter diesem Namen hier auch beschrieben werden soll. Gleichzeitig sind in der Beschreibung natürliche unsere Erfahrungen enthalten, sodass seine Beschreibung derselben Methode wahrscheinlich nicht ganz dieselbe ist wie unsere. Was unserer Ansicht nach auch nicht schadet.

mal stört es uns und wir würden gerne mehr »Beachtsamkeit« ins Geschehen bringen.

Zu dieser Übung laden wir ein, wenn immer wiederkehrendes unerwünschtes Verhalten als Anliegen eingebracht wird. Ebenso, wenn sogenannte Symptome als leidvolle und unerwünschte Erlebnismuster – wie depressives Erleben oder auch ängstliche Wahrnehmungen dieser Welt – immer wieder auftauchen. Auch in Beziehungen wird das beispielsweise besonders deutlich, wo wir manchmal bereits zu Beginn eines Streits wissen, wie es weitergehen wird, und dennoch das Muster zuerst einmal willentlich nicht unterbrechen können. Fast scheint es uns so, als gäbe es nur diese eine Idee, diese eine Möglichkeit zu reagieren – fast als ob es die einzige »Wahrheit« wäre. In anderen Situationen verfügen wir hingegen über ein reiches Repertoire an Handlungsoptionen, nur in der einen scheinen wir keinen Zugriff auf Alternativen zu haben, was uns bewusst gar nicht begreiflich ist. Tragischerweise werten sich viele Menschen dafür auch noch ab, dabei sind solche Trancen willentlich (über den bewussten Verstand) nicht direkt beeinflussbar.

Da sich die Kraft unwillkürlicher Prozesse über den Körper am deutlichsten zeigt, fokussiert diese Methode im ersten Schritt auf das bewusste Erforschen der Abläufe im Körper, die ganze Körperkoordination des Musters, inklusive Atmung, innerer Bilder und Dialoge usw. – wie die Choreografie einer »Problem-Gymnastik«, die bisher unwillkürlich abgelaufen ist.

Im zweiten Schritt wird das willentlich gewünschte Muster erforscht, wie wir gerne reagieren würden, also die sogenannte »Lösungs-Gymnastik«. Dabei können wir uns darauf verlassen, dass alle benötigten Kompetenzen als Erfahrungen bereits gespeichert sind und der Körper genau weiß, wie sich das anfühlt und ausdrücken lässt.

Im dritten Schritt geht es um Vernetzung: Wie kann es gelingen, den Ausdruck des ersten Musters als Anker, als Erinnerungshilfe für das gewünschte Muster zu nutzen? Verlässlicherweise wird sich das alte wieder unwillkürlich zuerst zeigen, und dann kann es als Brücke genutzt werden, die uns körperlich im besten Fall ins neue Muster führt. Beispielsweise kann der gebeugte Rücken, die geduckte Haltung, zur Erinnerung dafür werden und der erste Bewegungsimpuls für das durchgestreckte Aufrichten (siehe Abb. 15).

Gute Gründe

Zu dieser Methode laden wir ein, wenn es eine ganz konkrete Situation gibt, eine klar umgrenzte Szene, wo in einer bestimmten Situation es bisher noch nicht gelingt, die vorhandenen Ressourcen zieldienlich zu nützen. Das kann eine Situation in der äußeren Welt sein, aber auch etwas, das in mir auftaucht und das ich nicht möchte (z. B. Abwertung). Wir bieten sie auch dann gerne an, wenn jemand Lust hat, ein neues Muster zu trainieren bzw. diese Idee der »Lösungs-Gymnastik« ansprechend findet (z. B. im Coaching von professionellen Springreiterinnen, wo sich ein kleines Körpermuster von Unsicherheit unmittelbar auf das Sicherheitsgefühl und Zutrauen des Pferdes auswirkt).

Wir haben es als günstig erlebt, die Methode im Stehen durchzuführen (außer in begründeten Fällen wie denen der erwähnten Reiterinnen natürlich).

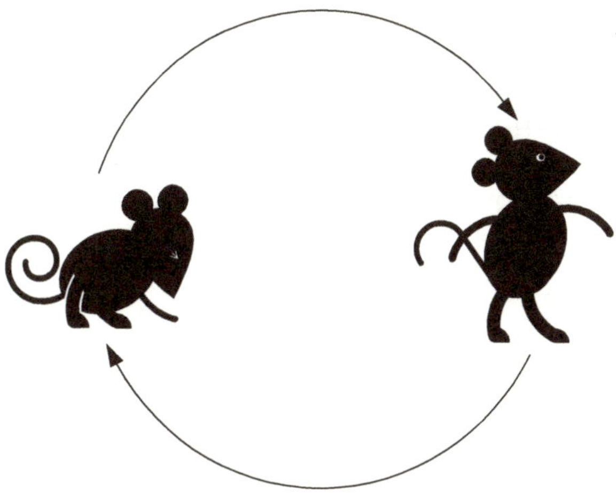

Abb. 15: Methode: Problem-Lösungs-Gymnastik

Didaktisches Skript – Problem-Lösungs-Gymnastik

1) Zuallererst sucht sich Maus einen Platz im Raum, an dem sie gerne stehen möchte – wo die Reise beginnen kann.
2) Waschbär lädt Maus dazu ein, die sogenannten Auslöser – das, womit das Muster beginnt – zu beschreiben. Dazu kann er folgende Fragen stellen: »Wo ist es und von wo kommt es? Wie nah ist es?«
3) Manchmal kann es hilfreich sein, dass Waschbär für kurze Zeit in die Rolle des Auslösers schlüpft, um gemeinsam mit Maus das Erleben zu intensivieren, um es besser erforschen zu können. Er kann dann fragen »Ist es eher so, oder so, oder wie ist es am intensivsten?« Dabei verändert Waschbär seine Position im Raum sowie die Stimmlage, je nachdem, ob er gerade »Auslöser« oder »Reisebegleiter« ist. Und bereits dieses »Hin- und Her-Switchen« kann schon einen kleinen Unterschied im Erleben des Musters machen.

4) Wenn die sogenannte Problem-Gymnastik erforscht ist, ist es oftmals hilfreich, dieses Erforschen bewusst zu beenden: »Nun wollen wir herausfinden, wie du lieber reagieren möchtest, wie es für dich günstiger wäre. Lass uns gemeinsam dieses andere Muster entdecken.«
5) Maus beginnt zu beschreiben und körperlich die sogenannte Lösungs-Gymnastik oder -haltung darzustellen, wobei Waschbär die Bewegungen und Gesten mitmacht, also alles ebenso darstellt und es somit für Maus beobachtbar wird. Der zweite Effekt, der mindestens ebenso zieldienlich für die Begleitung von Maus sein kann, ist, dass Waschbär dadurch in sich ein ähnliches Erleben erfahren kann.
6) Waschbär unterstützt in dieser Phase dabei, das körperliche Erleben möglichst plastisch werden zu lassen, möglichst intensiv spürbar (z. B. »Wie spürt sich jetzt dein Rücken an in dieser Haltung? Wie ist die Atmung? Wie der Stand am Boden? Die Festigkeit der Knie? Was machen die Hände«?).
7) Wenn diese Haltung ausreichend exploriert ist und sich stimmig und stark für Maus anfühlt, »wird« Waschbär erneut zum »Auslöser« für die »Problemhaltung«. Beide überprüfen nun, ob sich etwas und was sich verändert hat im Erleben für Maus.
8) Daraus wird deutlich, ob es einen weiteren Schritt braucht. »Wie fühlt es sich an?«, kann Waschbär fragen, »Wie stark ist es? Hält es den Einladungen des Auslösers stand?«
9) Wenn Maus feststellt, dass sie »ins Wanken« kommt, wird neuerlich überprüft, was es noch braucht. An dieser Stelle zeigt sich oftmals das Bedürfnis nach weiteren Ressourcen wie z. B. im Inneren imaginierte Bilder, die beispielsweise Schutz oder Kraft symbolisieren, oder auch räumliche Bilder wie beispielsweise hilfreiche Seiten/Figuren, die als Ressourcen auch in den Raum gebracht werden (natürlich auch in der Vorstellung).
10) Da im Allgemeinen diese »Auslöser« ohne Vorankündigung auftauchen, ist es jetzt noch wichtig, dass Maus und Waschbär noch einmal zurückkehren zum ehemaligen Problemmuster und nun eine Brücke von diesem zum neu kreierten Muster »basteln«. Die Idee dazu ist, dass Teile des alten Musters zu Auslösern des neuen Musters werden – wie ein Anker.
11) Waschbär lädt Maus dazu ein, noch einmal, ganz bewusst, das alte Muster darzustellen. Nun kann eine Einladung hilfreich sein wie »Schau mal, wie dein Körper, ganz wie von selbst, von dem einen ins andere Muster wechseln möchte …«.
12) Dieser so gefundene Übergang wird von Maus nun mehrfach wiederholt, um diese beiden Muster miteinander zu verknüpfen. Zukünftig kann dadurch die Wahrscheinlichkeit erhöht werden, dass es Maus gelingt, bei der Aktivierung durch einen Auslöser den Übergang ins Gewünschte zu finden.

Somatisches In-Kontakt-Gehen
Produktinformation

Im Video auf der Website kannst du unsere Art des Arbeitens mit dieser Methode auch nochmals Schritt für Schritt erleben und nachvollziehen: www.hypnosystemischer-erlebnisraum.at

Mit dieser Methode kann Maus eingeladen werden, über den Einstieg mittels einer bestimmten Augenposition bzw. Blickrichtung bisher noch nicht bewusste Zugangskanäle zum eigenen Erleben von In-Kontakt-Gehen zu erforschen. Die Punkte identifizieren wir gemeinsam, indem wir als Waschbär im Halbkreis langsam um Maus herumgehen und sie einladen, mit den Augen unseren Zeigefinger zu fokussieren (siehe Abb. 16) und dabei zu beobachten, wie ihr Körper reagiert (somatische Marker). Es geht um die Position der Punkte mit der stärksten Reaktion, die von außen zumeist auch durch Blinzeln, Schlucken, Veränderung der Hautfarbe oder Atmung, durch ein Rucken oder Hängenbleiben der Augenbewegung, manchmal auch durch plötzliche Tränen, sichtbar werden. Meistens gibt es sowohl im linken als auch im rechten Gesichtsfeld einen Punkt (siehe Abb. 16, Punkt 1 auf der linken Seite, Punkt 2 auf der rechten Seite), an dem sich eine körperliche Reaktion zeigt, die Auswahl trifft Maus immer selbst.

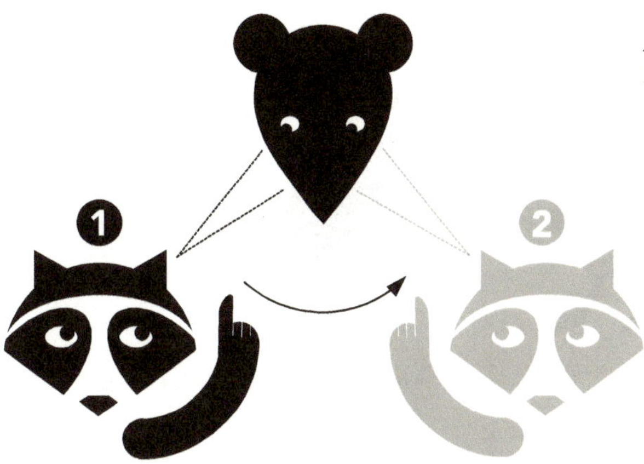

Abb. 16: Methode: Somatisches In-Kontakt-Gehen, Phase 1

Von diesem Punkt aus nähert sich Waschbär an, verringert die Distanz, und gemeinsam wird mittels Körperfeedback und Sondierungssätzen erforscht, welche Beiträge zum Anliegen aus dem unwillkürlichen, oftmals auch unbewussten Körperwissen kommen. Mit Sondierungssätzen sind Sätze gemeint, die wie eine Sonde losgeschickt werden, um gemeinsam zu erforschen, wie das Körperwissen darauf reagiert.

Das Nutzen von Blickrichtung und Augenposition zur Selbstregulation stammt aus dem Brainspotting von David Grand, dessen

Einbindung in hypnosystemisches Arbeiten wir bei Andreas Kollar[24] kennengelernt haben. Die Kombination von Erforschungs- und Sondierungstechniken mit dem Zugangskanal Augenposition haben wir bei Rolf Krizian gelernt und als eine sehr bereichernde Möglichkeit für uns erfahren, aus dem Körperwissen zum Themenbereich »In-Kontakt-Gehen« neue Erkenntnisse zu gewinnen. Durch die Annäherung und durch das Anbieten von Sondierungssätzen können beschützenden Kräfte im Organismus aktiviert werden, die z. B. Nähe bisher aus guten Gründen verhindert haben (siehe Abb. 17, die Beschützerin im System von Maus zeigt sich).

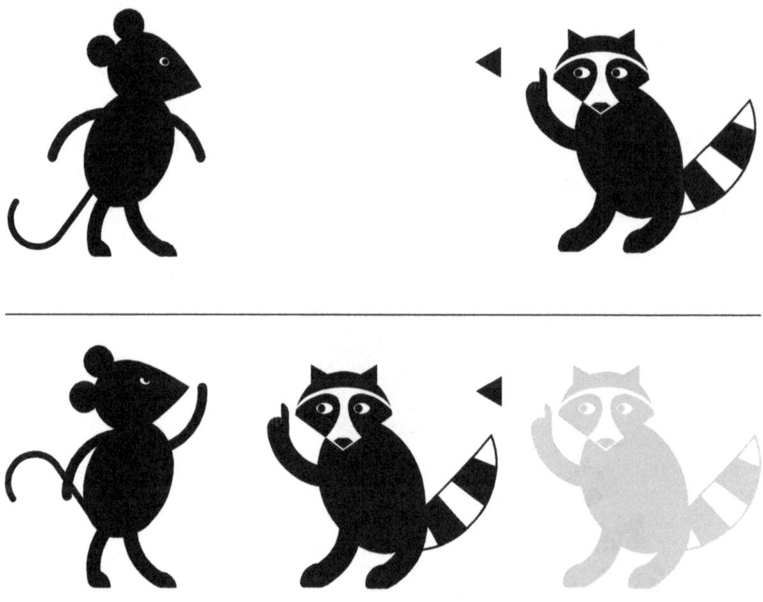

Abb. 17: Methode: Somatisches In-Kontakt-Gehen, Phase 2

Als Begleiterinnen haben wir die Idee, uns diesen beschützenden Kräften respektvoll anzunähern, mit ihnen zu verhandeln, was möglich sein könnte, bevor sich die ebenfalls vorhandenen sehnsuchtsvollen Kräfte, die sich beispielsweise Nähe wünschen, Räume dafür suchen können und dürfen. Rolf Krizian hat aus seinem Erfahrungsschatz den Hinweis dazugelegt, dass sich oftmals die »Beschützende Seite« des Systems auf der einen Seite zeigt und die »Sehnsuchtsseite« auf der anderen, und diese gespeicherten Erfahrungen können sehr unterschiedlich auf die angebotenen Sätze reagieren (Krizian 2016).

24 Andreas Kollar, Milton Erickson Gesellschaft (Wien).

Gute Gründe

Diese Methode bieten wir an, wenn es um das Thema Bezogene Individuation geht, um in Beziehung gehen und/oder den eigenen Raum finden oder wahren wollen bzw. die Erfahrung zu machen, dass es nicht gelingt. Wenn Menschen gerne auch körperlich explorieren möchten (bzw. nach unserer »Werbeeinschaltung« und Produktinformation neugierig darauf geworden sind), wie sie mit den dabei erlebten Herausforderungen umgehen können, insbesondere dann, wenn es bereits ein körperliches Erleben zum Anliegen gibt.

Was wir als nützlich für die Durchführung erleben:

- Für diese Übung brauchst du ein bisschen Platz, mindestens 2 m um einen im Raum stehenden Menschen herum (180 Grad).
- Es wäre gut, wenn du dich selbst bei dieser Methode besonders mit Embodiment-Interventionen wohl fühlst, gerne dazu einlädst und die Übung selbst schon erlebt hast.
- Es ist hilfreich, genug Zeit für die Methode zu haben, in Summe kannst du mit ca. 30–45 Minuten für die reine Durchführung rechnen.

Didaktisches Skript – Somatisches In-Kontakt-Gehen

1) Klärung des Anliegens und des Auftrags.
2) Waschbär erläutert die Methode: Es ist hilfreich, diese Methode als Körper-Experiment anzubieten. Maus wird eingeladen, bei sich zu forschen, die eigenen Reaktionen zu beobachten. Manchmal brauchen Mäuse, die Erfahrungen mit Aufstellungen gemacht haben, Informationen zur Abgrenzung davon: Waschbären haben nicht die Idee, irgendetwas zu lösen, »richtig zu stellen« oder zu wissen, welche Sätze oder Positionen gut wären. Als Produktinformation empfehlen wir, etwas zu Erlebnisnetzwerken zu sagen, zu den darin verkoppelten Elementen, zu denen auch die Blickrichtung und Augenbewegungen gehören. Das Konzept der somatischen Marker und die Idee von stimmig/nicht stimmig sollte ebenfalls erläutert werden, um die Grundlage für den Austausch über das Beobachtete zu schaffen.
3) Maus sucht sich mittels somatischer Marker einen stimmigen Platz im Raum, wo sie stehen möchte. Waschbär stellt sich frontal im Abstand von ca. 2 m gegenüber. Maus wählt selbst aus, ob Waschbär auf der linken oder auf der rechten Seite mit der Einladung zum Suchprozess der Augenposition beginnen soll.
4) Waschbär bringt seine Hand mit ausgestrecktem Zeigefinger auf Blickhöhe von Maus, lädt sie ein, dem Finger mit den Augen zu folgen, und beginnt langsam, im Halbkreis nach links oder rechts zu gehen. Maus fokussiert dabei die ganze Zeit auf den Finger.

5) Waschbär lädt Maus ein, nun ihren Körper und sich selbst zu beobachten und wahrzunehmen, ob es Punkte/Augenpositionen gibt, die sich anders als andere anfühlen. Punkte, an denen somatische Marker reagieren. Wenn Maus unsicher sein sollte, was damit gemeint ist, gibt Waschbär Beispiele für somatische Marker (Blinzeln, Schlucken, Atmung, Rucken oder Hängenbleiben der Augenbewegung, Tränen etc.).
6) Maus wählt dann einen Punkt auf der linken oder rechten Seite aus, der sie neugierig macht, der sich stimmig anfühlt oder zu dem es sie hinzieht. Waschbär kann nochmals unterstreichen, dass es hierbei kein »richtig« gibt, sondern es um den Unterschied geht, der einen starken Unterschied macht.
7) Waschbär stellt sich frontal zu Maus auf diesen Punkt, Maus fokussiert weiterhin mit den Augen den Zeigefinger, und Waschbär nähert sich nun mit vorgestreckter Hand. Maus wird eingeladen, die Annäherung zu stoppen, wenn aus ihrem Körper eine Rückmeldung dazu kommt. Waschbär bleibt stehen, die Hand weiterhin vorgestreckt.
8) Ist dieser Abstand definiert, fragt Waschbär Maus, woran sie das »Stopp« gespürt hat, wo im Körper es sich gezeigt hat (z. B. Enge in der Brust, Kribbeln in den Beinen etc.). Auch hier fokussiert Maus weiterhin Finger oder Hand von Waschbär. Maus benennt die Stelle in ihrem Körper, anhand der nun geforscht wird.
9) Nun gibt es mehrere Varianten für das Testen von Sonden- oder Sondierungssätzen. Das erste Recht auf die Formulierung von solchen Sondensätzen hat immer Maus. Wenn in Waschbär ein Satz auftaucht, kann er Maus fragen, ob er ihr einen Satz anbieten darf. Dieser muss niemals »stimmen«, manchmal ist ein Satz, auf den Maus sofort mit Widerspruch reagiert, wunderbar geeignet, um einen verkörperten Glaubenssatz zu entdecken.
10) Waschbär fragt Maus: »Was würde deine Körperstelle zu meiner Hand sagen?« Und fragt dann: »Was würde meine Hand zu deiner Körperstelle sagen?« (Variante: »Was möchte deine Körperstelle von der Hand hören?«)
11) Waschbär formuliert aus den von Maus gesagten Sätzen den ersten Sondierungsatz (z. B. die Körperstelle möchte vertrauen, Hand soll es gut meinen): »Schau mal bitte, was in dir wie von selbst auftaucht, wenn dein/e ... [z. B. Schulter] diesen Satz von meiner Hand hört, der so lautet wie ... [Pause], Maus, du kannst mir vertrauen, dass ich es gut mit dir meine.«
12) Maus wird eingeladen wahrzunehmen, was sich bei ihr zeigt. Das kann ein Aufseufzen sein genauso wie ein starkes Gefühl von Ablehnung.
13) Nun wird gemeinsam geforscht, welcher Satz »ins System geht«. Dafür kann der Satz abgewandelt werden, bis er für Maus stimmig ist (z. B. könnte in Maus verbunden mit Wut im Bauch als Antwort der

Satz auftauchen: »Das stimmt überhaupt nicht, ich kann niemandem vertrauen, ich brauche niemanden«, und beide probieren einen Satz aus wie »Ich respektiere deine Grenzen und bleibe dennoch da«, den Waschbär dann anbietet).

14) Die Übung wird dann auf der zweiten Seite wiederholt – wiederum über den Zugangskanal Augenposition. Oftmals zeigen sich große Unterschiede zwischen linker und rechter Seite. Manchmal kann Maus auf der einen Seite eher die beschützenden Kräfte in sich erforschen und auf der anderen die Sehnsüchte, die in ihr zu dem Thema spürbar werden.

15) Abschluss: Maus weiß, wann es zu Ende ist. Das Ausmaß des Wunsches nach gemeinsamer sprachlicher Reflexion ist unserer Erfahrung nach sehr unterschiedlich.

ZwischenWelten

Und Maus lief. Sie rannte hinaus in die ihr unbekannte Welt. Die Welt jenseits der Mäusebehausungen. In Richtung der Berge. Sie kletterte immer wieder auf einen hohen Strauch oder auf einen Hügel, um sich zu orientieren. Manchmal gelang es ihr, einen Blick auf einen Gipfel zu erhaschen. Eines Morgens war dieser Blick besonders schön. Sie sah die Sonne, die sich anschickte, hinter dem Berg aufzugehen. Noch war es aber nicht soweit, und so sah Maus einen hellen Schein, einen goldenen Lichtkranz, der hinter dem Berggipfel hervorfunkelte. Gerade so viel Sonne, dass es verheißungsvoll glitzerte, das kommende Licht. Maus war ganz gefangen von diesem Anblick. So wunderschön waren sie, die Berge. So unglaublich magisch zogen sie sie an. Ihre Barthaare zuckten aufgeregt hin und her, und ein Schauer lief ihr von der Nasen- bis zur Schwanzspitze. Sie musste dorthin, dorthin zu den Bergen.

Und so lief sie weiter, immer auf der Suche nach einem Weg durch das für eine Maus oft sehr unwegsame Gelände. Und immer wieder fand sie eine Passage, einen Pfad, eine Möglichkeit, sich weiter in Richtung ihres Ziels fortzubewegen. Sie überwand Hindernisse, die eine Maus eigentlich gar nicht alleine überwinden kann. Hätte man sie gefragt, hätte sie vermutlich geantwortet, dass sie ja nicht alleine sei. Mit ihr, in ihr gehe die Kraft eines ganzen Volkes. Die ganze Reihe derer, die vor ihr waren, begleiteten sie in ihrem kleinen Körper. In jeder Zelle steckte die Kraft von Generationen von Mäusen.

Manchmal, wenn sie in einer besonders kalten, dunklen Nacht der Mut verließ und sie sich in ihrem Versteck zusammenkauerte, dann dachte sie an Waschbär. Wie er sie angesprochen hatte, gefragt hatte, und sie ihm vom Rauschen erzählt hatte. Und wie so ihre Reise begonnen hatte, wie sie sich getraut hatte, das Rauschen zu erforschen. Sie dachte an sein Vertrauen, das sie gespürt hatte, ein tiefes Vertrauen in sie, die kleine Maus, dass sie es herausfinden würde. Und dass sie es schaffen würde, dass er es ihr absolut zugetraut hatte. Er hatte sie zum Fluss geführt, ihr Frosch vorgestellt, und dann war er sicher, dass sie nun alles weiter Notwendige selber in die Hand nehmen würde. Das machte sie stolz und wieder mutig, und sie fühlte die Kraft in ihrem Körper strömen.

Und so verging die Zeit.

Springende Maus wanderte. Sie lernte viele Dinge auf ihrem Weg. Und machte Bekanntschaft mit neuen Wesen, die sie noch nicht kannte. Sie wurde ab und an eingeladen zu bleiben. Sich niederlassen, rasten, verweilen. Wofür willst du denn unbedingt zu diesen Bergen, wurde sie manchmal gefragt. Verständnislos. Hier ist es doch auch schön. Wahrscheinlich sogar schöner. Jedenfalls sicherer, jedenfalls weniger anstrengend.

Maus strauchelte ein paar Mal. Wurde zögerlich.

Und machte sich dann doch immer wieder auf den Weg. Ausgerichtet auf die Berge. Ihrem Weg folgend. Bis sie eines Tages am Fuße der Berge stand. Der Sog hatte sie bis an diesen Platz, an diese Stelle, zu den Bergen gezogen.

Und gleichzeitig, puh ... So hoch! Noch so weit! So steil! So ein riesiger Berg, und so eine kleine Maus!

»Ich will dort hinauf«, schrie sie in den Wind. »Ich will! Es steht mir zu, ich bin so weit gelaufen. Ich habe nicht aufgegeben, ich habe mich nicht einladen lassen ins Bequeme. Ins Angepasste. Habe mich nicht ins gemachte Bett gelegt. Ich muss es wissen, ich muss wissen, was dort oben ist. Ich muss dort hinauf. Ich bin Springende Maus, ich habe Medizinmacht bekommen. Ich habe das Rauschen gehört, habe es erforscht, den Fluss gesehen und dann die Berge. Ich werde nicht aufgeben!«

Den letzten Satz brüllte sie förmlich gegen den Berg, gegen seine steilen, grauen, glänzenden Wände, die in der Sonne funkelten.

Der Berg lächelte Maus an. Der Wind strich ihr übers Fell. Die Sonne kitzelte sie an den Barthaaren. Sie saß im Gras, zuerst noch zitternd. Dann, immer stärker den weichen Boden unter sich spürend, die Halme, die sie streichelten. Die sie wärmende Sonne. Sie hob den Kopf, fühlte das Lächeln des Berges auf ihr ruhen. Der sanfte Wind beruhigte sie. Der Boden trug sie.

Maus stellte sich auf die Hinterbeine. Sie schnupperte, ihre kleine Nase vibrierte.

Sie atmete tief ein und aus. In ihrem Körper machte sich eine lockere Anspannung breit. Leichtigkeit. Gelassenheit, Stärke ... und Zuversicht. Hoffnung. Wohlwollen und Würdigung für ihre Reise, die ihr aus der Natur entgegenströmte. Und Gewissheit, dass das ihr Weg war. Sie atmete noch einmal tief aus und ein, und dann begann sie mit dem Aufstieg ...

5 Universelle Welt

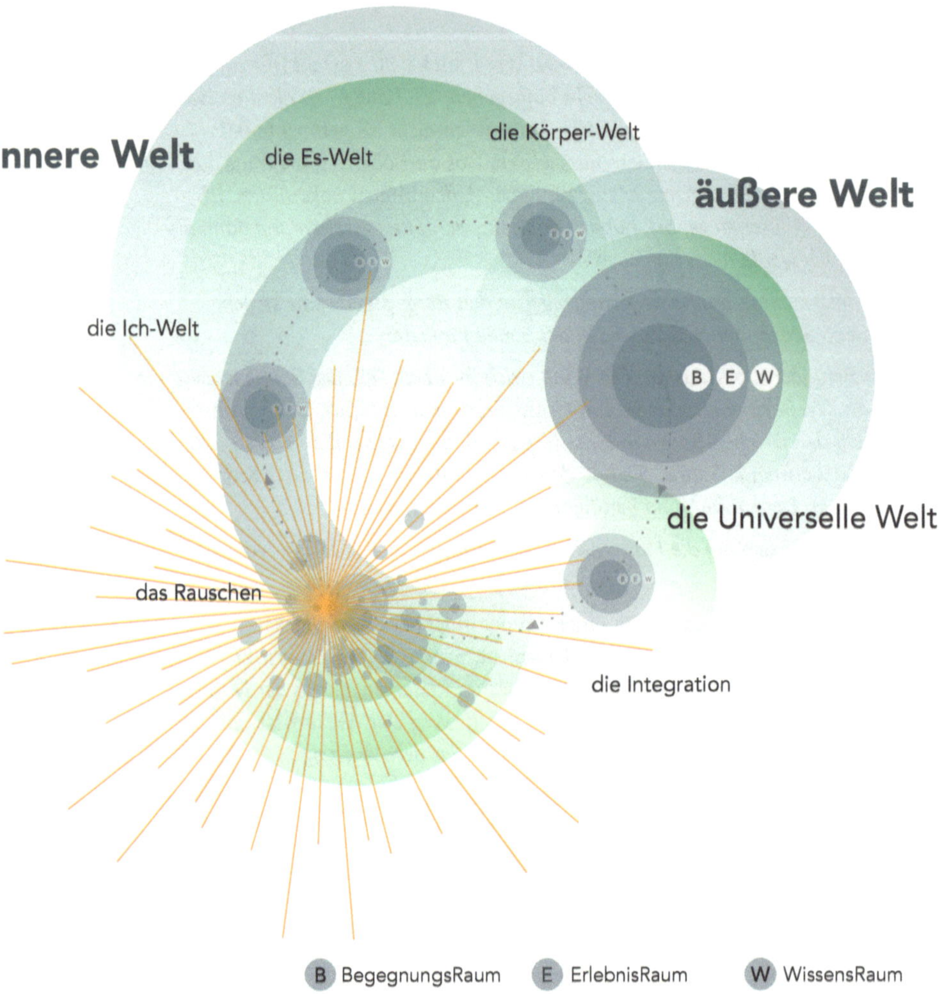

Abb. 18: Die Reise durch das Buch: Universelle Welt

Die Universelle Welt ... Wie schreibt man über diese Verbindungen zwischen dem menschlichen Bewusstsein und dem der Welt, der Natur, des Universums – wenn »esoterisch« nicht das Label ist, das man anstrebt? Wenn wir als akademisch trainierte Psychologinnen oder Psychotherapeutinnen über Wissen schreiben möchten, das auf der Universität (leider noch) nicht gelehrt wird und welches wir als so hilfreich erfahren haben in der Begleitung von Menschen?

Klar war uns von Anfang an, dass neben den inneren Welten auch die äußere Welt Platz zwischen den Buchseiten finden soll. Hypnosystemisch sind wir als bezogene Wesen immer in Kontakt mit äußeren Welten, in wechselseitigen Beziehungen. Und je nachdem, wie wir in die Welt schauen, werden wir diese erleben – als freundlichen Ort oder unfreundlichen.

Siehe dazu auch unsere Überlegungen zur Beobachtungsposition in der Ich-Welt (S. 62).

In der Universellen Welt möchten wir über das Nicht-Sichtbare schreiben, über die Verbindungen zwischen uns. Unser Anliegen ist es, hier in dieser Welt, in diesem Kapitel, dich vielleicht ein bisschen zu überraschen. Mit ein paar Informationen über die Welt, die du so möglicherweise noch nicht gelesen hast. Die dich in deinem Erleben dieser Welt vielleicht etwas näherbringen. Und die dich als Begleiterin von Menschen mit Ideen ausstatten, wie du die Welt, die Natur, als Ressource anbieten kannst, die wie das innere kluge Unbewusste voller ungeahnter Möglichkeiten für Lösungen steckt. Und vielleicht wird dieser Planet, diese Universelle Welt, dann noch mehr Heimat für dich und die, die du begleitest. Das wäre überhaupt das Schönste, was wir uns wünschen würden.

Manche Quellen und Gedanken hier mögen von manchen Wissenschaftlerinnen vielleicht belächelt werden. Auch das finden wir in Ordnung. Und denken an die Gutachten der Wissenschaft im 19. Jahrhundert, in denen Menschen Hirnschäden prognostiziert wurden, die mit der neuen Eisenbahn schneller als 30 km/h fahren würden. Auch Wissenschaft ist niemals objektiv, sondern immer ein Kind ihrer Zeit.

Wenn wir in diesem Buch Studien bringen, dann nie um »Wahrheit« zu beanspruchen (es finden sich ja für nahezu jede Behauptung und ihr Gegenteil auch wissenschaftliche Studien), sondern um Konzepte zum Nachdenken zur Verfügung zu stellen, die wir dann auf Stimmigkeit und Nützlichkeit überprüfen können. Lass dich also wiederum einladen, unsere Gedanken zu reflektieren.

WissensRaum

Diese Welt ist für uns die sozusagen jüngste, die wir uns erschlossen haben. Und wir haben beide das Gefühl, dass es hier noch viel zu entdecken gibt. Wir möchten hier unseren momentanen Wissensstand, unsere bisherigen Erfahrungen mit dir teilen, wie mit Hilfe der Idee einer Universellen Welt Räume für Entwicklungsreisen gestaltet werden können.

Im WissensRaum dieser Welt möchten wir dir die folgenden Begriffe näherbringen:

- Alles ist Beziehung
- Verbundenheit
- Selbstähnlichkeit
- Das Große im Kleinen
- Biophilia
- Natur als Ressource
- Freundliche Endlichkeit
- Heiler Kern

Mit den folgenden Statements möchten wir dir wieder einen Überblick über diesen WissensRaum anbieten:

1) Die Aufgabe der Physik ist beendet.
2) In der Welt ist alles mit allem verbunden – und das auf freundliche Art und Weise.
3) Auch wir sind mit der Welt verbunden.
4) Unser kluges Unbewusstes und die Natur sind kraftvolle Ressourcen.
5) Wir brauchen eine neue Sprache in Therapie und Beratung.

Die Aufgabe der Physik ist beendet

Der Quantenphysiker Hans Peter Dürr, der ein Mitarbeiter von Werner Heisenberg war und diesem als Direktor des Max-Planck-Instituts für Physik und Astrophysik in München nachfolgte, antwortete auf die Frage, was Materie eigentlich sei, dass es Materie im Grunde gar nicht gebe. Primär existiere nur Zusammenhang, nur Verbindung, also eher Geist als Materie. Er führt in zahlreichen Beiträgen aus, die sowohl als Interviews oder Vorträge im Internet als auch als Artikel verfügbar sind, wie wir uns Quantenphysik vorstellen können. Was, wie er meint, herausfordernd ist, da unsere Sprache eine der Substantive ist, wohingegen die Quantenphysik eher eine Sprache der Verben benötige. (Besonders dieser Hinweis passt für uns so gut zu den hypnosystemischen Konzepten, wo wir immer versuchen, »verdinglichte« Konstruktionen zu hinterfragen und den Konstruktionsprozess, das handelnde Konstruieren, in den Fokus stellen.)

Dürr schlägt daher auch vor, ein Elektron eher »Wirks« oder »Passierchen« zu nennen, da es etwas ist, das wirkt, das etwas auslöst, das passiert. Er bezeichnet den Kosmos als ein Ganzes, als ein

Informationsfeld, wie eine Art Quantencode. Dieses Feld ist in uns und erstreckt sich über das gesamte Universum. Er hat auch eine Hypothese, die wir bemerkenswert finden: Dürr meint, wir wollen die Welt begreifen, weil wir Hände haben. Daraus entstand die erste Entweder-oder-Systematik: Ich habe es in der Hand, kann es begreifen, oder ich habe es nicht in der Hand. Die Welt kann laut Dürr jedoch nicht begriffen werden (schon gar nicht, indem man sie zerlegt, analysiert), sie will erlebt werden. Sie ist Sowohl-als-auch, sie ist Beziehung. Der Teilchenphysiker hat die Materie so lange zerlegt, bis sich Beziehung offenbart hat. Wir finden den Gedanken für die Begleitung von Menschen nährend, dass die Welt durch Beziehung zusammengehalten wird, dass sie aus Verbindungen besteht (wobei auch diese Beschreibungen natürlich wiederum Verdinglichungen sind ...).

Auch Max Planck hält als Resümee seiner Erforschung des Atoms fest, dass es keine Materie an sich gebe, sondern alle Materie nur durch eine Kraft entsteht und besteht, die die Atomteilchen in Schwingung bringt. Dadurch würden sie zum kleinsten Sonnensystem des Alls zusammengehalten. Der Physiker käme an diesem Punkt vom Reich des Stoffes zum Reich des Geistes. Max Planck schlussfolgert dazu: »Damit ist unsere Aufgabe [als Physiker] zu Ende, und wir müssen das Forschen weitergeben in die Hände der Philosophie« (Reinhard 2019).

Albert Einstein sagt über seine Religion, sie bestehe darin, dass er an ein unendliches geistiges Wesen höherer Natur glaube, welches sich sowohl in den kleinsten Einzelheiten des Universums zeige als auch im Weltall. Und welches wir mit unseren beschränkten Sinnen nicht vollumfänglich wahrnehmen können. Man könnte auch sehr prosaisch sagen, dass wir viel zu wenig wissen, um nicht anzunehmen, dass Liebe die Kraft im Universum ist, die alles zusammenhält.

Selbst wenn wir die Erkenntnisse der Quantenphysik als Physik-Laien rezipieren, wird uns eindrücklich bewusst, dass hier wissenschaftlich bereits vor Jahrzehnten ausgedrückt wurde, was wir vielleicht manchmal erahnen oder spüren, wenn wir als Menschen mit Menschen arbeiten. Wenn wir Wirklichkeiten co-kreieren, wie eine Welt, ein Raum, neugestaltet werden könnte, nämlich, dass alles miteinander verbunden ist. Dass wir Teil vom Ganzen sind – dass Trennung eine Illusion unserer Sinnesorgane ist, die im Alltag hilfreich ist, für Entwicklungsprozesse jedoch unserer Ansicht nach oft hemmend erscheint.

In der Welt ist alles mit allem verbunden – und das auf freundliche Art und Weise

So wie in unserem Körper, in unserem kleinen persönlichen Multiversum, ist auch in der Natur alles miteinander verbunden. Eine sehr schöne Geschichte dazu haben wir im Dokumentarfilm »Intelligente Bäume« gefunden. Eine kanadische Forscherin und ein deutscher Förster beschreiben darin, wie Bäume im Wald miteinander in Verbindung stehen: wie sie über ihr unterirdisches Wurzelsystem und über chemische Substanzen[25] miteinander kommunizieren. Bäume warnen einander vor Schädlingen, sie können Nützlinge herbeirufen, sie sorgen für ihre Kinder und füttern einander mit Zucker. Besonders berührend war für uns der Befund, dass auch gefällte Bäume, deren scheinbar toter Stumpf noch in der Erde steckt, von den benachbarten Bäumen gefüttert werden. Die Theorie der Forschenden ist, dass in so einem alten Baum (erkenntlich über die Anzahl der Jahresringe) viel Wissen steckt, das für die anderen Bäume wichtig sein könnte. Uns kam es so vor wie eine weise alte Großmutter, deren Geschichten wir gerne hören und deren Lebensweisheiten uns oft bis ins Erwachsenenleben begleiten. Das Beispiel der Bäume zeigt auch, dass es für uns viel Sinn machen könnte, uns von den alten Ideen zum Konkurrenzprinzip in der Natur (»survival of the fittest«, »the selfish gene« etc.) zu verabschieden. Die moderne Biologie geht von Kooperationsbeziehungen aus, in denen Konkurrenz im Rahmen von übergeordneten Kooperationsmustern stattfindet (Redl 2014).

Ein weiteres Beispiel für das Vorherrschen eines solchen Kooperationsprinzips sind die Forschungsarbeiten zur Rückkehr der Wölfe in den Yellowstone Nationalpark in den USA (empfehlenswert dazu der Dokumentarfilm: »Die Rückkehr der Wölfe – Das Wunder im Yellowstone Nationalpark«). Als es wieder Wölfe als Räuber am Ende der Nahrungskette gab, erholte sich das gesamte Ökosystem bis hin zu Pflanzen und sogar Flüssen. In der Natur ist alles verbunden, alle Lebewesen erfüllen ihre Aufgabe im Kooperationsgeflecht. Viele Meeresbiologen warnen noch ungehört vor den katastrophalen Auswirkungen, die es auf das Meer haben wird, wenn wir die Ausrottung der Haie nicht rechtzeitig stoppen. Das Ökosystem Meer könnte kippen. Und damit die Sauerstoffversorgung durch Plankton, von der wir inzwischen wissen, dass sein Einfluss noch bedeutsamer zu sein scheint als der der Bäume zur Sauerstoffversorgung unseres Planeten.

25 Aus der Gruppe der Terpene.

Betrachten wir die Natur auf diese Weise, als System, in dem alles miteinander für das Wohl aller verbunden ist, kann sie uns dabei unterstützen, unseren Platz im Netzwerk von allem zu finden und wieder in Kontakt mit uns selbst zu kommen.

Sogar Sterben, das letzte große Tabu in unserer derzeitigen Gesellschaft, ist von der Natur als freundlicher Vorgang angelegt. Der Anästhesiearzt und Palliativmediziner Matthias Thöns[26], der sich gegen die »Übertherapie« am Lebensende durch die Gerätemedizin einsetzt, beschreibt den Prozess in etwa wie folgt nacherzählt: Wenn wir sterben, dann beginnt das zumeist damit, dass wir keinen Hunger mehr verspüren. Zuerst weniger und dann gar nichts mehr essen möchten. Dass wir den Hunger nicht spüren, dafür sorgen Hormone, die unser Körper dann produziert. Auch unser Durst wird weniger, und wir trinken immer weniger. Das lässt die Nieren ihren Dienst einstellen, Nierenversagen nennt das die Medizin (man könnte auch sagen, die Nieren haben ihre Arbeit getan und sind nun fertig, wenn man den Sinn des Prozesses beschreiben möchte). Auch hier ist nicht Durst und Schmerz die Folge, sondern wir werden noch langsamer, schläfrig, »trödelig«, weil mit der Arbeitsniederlegung der Nieren das Ausschütten von Glückshormonen einhergeht. Und irgendwann atmen wir nicht mehr voll, unser Körper, unser Gehirn, bekommt immer weniger Sauerstoff, was Glückshalluzinationen zur Folge hat. Und dann atmen wir zum letzten Mal aus, die Lunge beendet ihre Beatmung, und wir sterben. Und so läuft Sterben in der Mehrzahl der Fälle ab – sofern wir dem Leben am Ende des Lebens nicht mit künstlicher Ernährung, Infusionen und Sauerstoff diesen Prozess (zer-)stören. (In manchen Fällen verunmöglicht eine schmerzhafte Erkrankung das Friedliche und Schmerzlose des Vorgangs. Hier kann die Palliativmedizin unterstützen und Leiden lindern.)

Die Natur, das Universum, hat für alles freundliche Lösungen gefunden. Viele warten noch darauf, von uns (wieder-)entdeckt zu werden. Als Begleiterinnen von Menschen in Veränderungs- und Entwicklungsprozessen macht es aus unserer Sicht auch sehr viel Sinn, sich mit Endlichkeit auseinanderzusetzen, die möglicherweise gar kein Ende ist, sondern nur ein Moment in einem Kreislauf.

Auch wir sind mit der Welt verbunden

Wie stehen wir nun miteinander in Verbindung? Eine interessante Forschung dazu findet im HeartMath Institut in Boulder, Kalifornien, statt (Nelson u. Kindel 2018, S. 105). Rollin McCraty erforscht,

26 Beiträge finden sich im Internet unter dem Stichwort »Patient ohne Verfügung«.

wie menschliche Herzen über das elektromagnetische Feld des Herzschlags verbunden sein könnten. Unser Herz kann ein Feld erzeugen, das man 1 m vom Körper entfernt messen kann (zum Vergleich: Hirnströme kann man nur ca. 2 cm vom Kopf entfernt messen). Unser Herz sendet demnach laufend Informationen aus – zwei Menschen, die sich gegenüberstehen, sind über die elektromagnetischen Felder ihrer Herzen messbar verbunden. Denken wir an die wissenschaftliche Forschung zur Orientierung von Tieren wie Zugvögeln, Meeressäugern oder Schildkröten mittels Magnetfeldern, dann erahnen wir, was da noch an Kompetenzen in uns stecken könnte, deren wir uns noch gar nicht bewusst sind. Die Wechselwirkungsbeziehungen zwischen Emotionen (und auch Stresserleben) und Herzfrequenzvariabilität wird ebenfalls erforscht und zeigt, dass sich unsere Gefühle direkt im Herzschlag, genauer gesagt in der Länge der Pausen zwischen den einzelnen Schlägen, eben der Variabilität, niederschlagen. In unserer Sprache ist dieses Wissen längst enthalten, wenn wir sagen »auf unser Herz hören ...«.

In Veränderungs- und Entwicklungsprozessen hat sich in den letzten Jahren auch der eigentlich schon alte Begriff »Biophilia« einen Namen gemacht. »Biophilia« stammt von Erich Fromm, der davon ausging, dass die Hingabe zur Natur in jedem Menschen angelegt ist. Es scheint uns als Menschen ein Bedürfnis zu sein, mit anderen Lebewesen in Kontakt zu treten (der Evolutionsbiologe Edward Wilson spricht gar von einer genetischen Veranlagung aus unserer Menschheitsgeschichte). Wir alle kennen Beispiele davon, wie berührt Menschen sein können, wenn ein wildes Tier mit ihnen in eine Interaktion tritt, die wir als Neugierde und Zuneigung interpretieren (man denke z. B. nur an die Attraktion und Faszination, die das Schwimmen mit freien Delfinen oder die Begegnung mit Berggorillas auf viele Menschen ausübt).

Forschungen zum Effekt, den ein Waldspaziergang auf uns hat, zeigen, dass die Bäume über ihre chemischen Botenstoffe direkt mit unserem Immunsystem kommunizieren und es stärken, ja sogar antikarzinogen zu wirken scheinen (Studien dazu kommen insbesondere aus Japan, wo es den Begriff des »Waldbadens« zur Behandlung und Prophylaxe gibt). Ein Nerv unseres autonomen Nervensystems scheint auf die Natur besonders zu reagieren, nämlich der Parasympathikus. Dieser ist als Antagonist des Sympathikus zuständig für Beruhigung und Ruhe (Arvay 2015).

Mehr dazu findest du unter dem Begriff der Polyvagaltheorie im WissensRaum der Körper-Welt (S. 102).

Die sysTelios Klinik nutzt die umliegende Natur, den Wald, bereits seit Jahren systematisch in therapeutischen Prozessen als »Co-Therapeutin«.

Dass als positiv und stärkend erlebte Beziehungen sich ebenfalls auf unser Immunsystem günstig auswirken können (und umgekehrt negative Beziehungserfahrungen uns schwächen können), hat der bereits in der Körper-Welt zitierte Psychoneuroimmunologe Christian Schubert nachgewiesen (Schubert 2016).

Alle diese Forschungsergebnisse über das Verbundensein mit und in der Welt machen für uns auch sehr deutlich, dass die Versuche, die professionelle Begleitung von Menschen zu digitalisieren, nie den Menschen in seiner Ganzheit und Vielfalt erreichen kann. Ohne Körper – den eigenen und den der Begleiterin – erreichen wir nur einen sehr kleinen Teil der uns zur Verfügung stehenden Ressourcen zur Lösungskreation. Und wenn wir noch die Natur als Begleiterin einladen, kann sich das Entwicklungspotenzial ein weiteres Mal um ein Vielfaches erhöhen.

Unser kluges Unbewusstes und die Natur sind kraftvolle Ressourcen

Um mit Milton H. Erickson zu sprechen, verfügen wir mit unserem Unbewussten über eine innere Ressource, mithilfe derer wir mit allen Fragestellungen und Problemen umgehen können.

Wir möchten diesen Annahmen und Erfahrungen, die wir in den bisherigen Welten (insbesondere in der Es-Welt) geschildert haben, nun noch detaillierter die (scheinbar) externe Ressource »Natur« hinzufügen. Dazu möchten wir auf ein System eingehen, das wir bei dem Körperpsychotherapeuten Michael Krämer[27] kennengelernt haben und als ein ganz besonderes Mosaiksteinchen in unserem hypnosystemischen Arbeiten empfinden. Das System stellt ein Medizinrad dar, eine Landkarte für innere und äußere Welten der Native Americans. Das hier verwendete Medizinrad wurde von Meredith Little und Steven Foster (Foster u. Little 2012) um Wissen aus psychotherapeutischen Schulen ergänzt und für Menschen aus westlichen Gesellschaften zugänglicher gemacht. Das Medizinrad der »Vier Schilde« ordnet den vier Himmelsrichtungen Jahreszeiten, Elemente und Themen zu:

- *Süden:* Sommer, Wasser, Rot, Kindheit, Emotion und ursprüngliche Sinneswahrnehmungen – Empfinden, Körper, Larve, Liebe zum Leben, Archetyp »Liebhaberin« (Körper, Emotion, Sexualität, Schönheit)
- *Westen:* Herbst, Erde, Schwarz, Jugend/Adoleszenz, Fühlen (»Seele«), innere Einkehr – Fühlen, Psyche, Puppe,

27 Michael Krämer, Zentrum für Integrative Körpertherapie in Grasellenbach/Wahlen.

Liebe zum Selbst, Archetyp »Kriegerin« (Psyche, Seele, Grenzen, innere Kraft)
- *Norden:* Winter, Luft, Weiß, Erwachsenenalter, Denken – Kognition (engl. »mind«), Schmetterling, Liebe zu anderen, Archetyp »Königin« (Geist, Gemeinschaft, Gerechtigkeit)
- *Osten:* Frühling, Feuer, Gold, Hohes Alter und Weisheit (engl. »elder«), Sterben und Geburt, Intuition, Kreativität, Vision – Erahnen; Geist (engl. »spirit«), Ei, Liebe zu allem/Liebe für das Ganze, Archetyp »Magierin« (Intuition, Imagination)

Dieses System kann uns dabei unterstützen, mit einem Fokus in die Natur zu gehen und uns »finden« zu lassen. Schon immer haben Menschen die Natur »gedeutet« (z. B. durch Seherinnen oder Schamanen), haben wir versucht, Naturphänomenen Bedeutung zu geben oder Vorhersagen für unser Leben aus ihr abzuleiten. In diesem System ist es eine Einladung, unser »kluges Unbewusstes« in Kommunikation mit dem »klugen Geist« der Natur zu bringen. Wir mögen den Satz »Der Geist der Natur antwortet auf die Fragen des Herzens«, den Little und Foster (Foster u. Little 2017) aufgeschrieben haben. Wenn wir mit einem Fokus, mit einer Frage in den Wald, ans Meer, in die Wüste oder in andere Lebensräume gehen, so kann es passieren (und das haben wir in unserem Seminar auf Korfu, wo wir die Teilnehmenden jeden Tag am Ende des Seminartages dazu einladen, immer wieder nahezu magisch erlebt), dass uns durch das Auftauchen eines Tieres und dessen noch nie so gesehenes Verhalten oder durch andere Naturereignisse plötzlich etwas klar wird, dass wir etwas empfinden oder wahrnehmen, das etwas in uns und für uns verändert.

»Willst du etwas Medizinmacht bekommen?«, fragt Frosch Maus. Und durch ihren Sprung sieht sie die Berge, die sie fortan nicht mehr loslassen. Die Bedeutung, die diese Berge für Maus haben, erfahren wir nicht – und sie ist hochindividuell. Es kann sein, dass ein Mensch nach dem Gang in die Natur – z. B. in den Süden, in die Kindheit, mit dem Element Wasser, wo es um ursprüngliche Emotionen geht, um den Körper und um Sinneswahrnehmungen, und um die Liebe zum Leben – mit einem Gegenstand zurückkommt, z. B. einem speziell geformten Ast oder auch einem moosbewachsenen Stein. Und dieses Symbol, das er in der Natur gefunden hat, in seinem Süden, macht ihm, und nur ihm, großen Sinn, bedeutet »etwas«. Unsere Aufgabe als Begleiterin ist es dann, seine Geschichte zu hören. Und auch zu einem Austausch einzuladen, ihn zu spiegeln, mit seinem

Anliegen, seiner Fragestellung in Verbindung zu bringen (wiederum »Realitätenkellnerei« im Schmidt'schen Sinne).

Wir können die Vier Schilde auf einzelne Lebensphasen (Kindheit, Jugend, Erwachsenenalter, hohes Alter) beziehen oder auf Themen wie Körper, Psyche, Kognition und Intuition.

Eine konkrete Anleitung dazu findest du im BegegnungsRaum der Universellen Welt (S. 161).

Und manchmal macht es Sinn, auf die Übergänge zwischen den Lebensphasen zu fokussieren, auf den vom Kleinkind zum älteren Kind, auf die Pubertät, auf das Erwachsenwerden oder auf das Älterwerden. Die Vier Schilde bieten dann die Möglichkeit, sich dem anzunähern, was für diesen Übergang gebraucht wird. Welche Kompetenzen, Haltungen und Ressourcen. Und was aus einer Phase in die nächste mitgenommen werden könnte. Und was nicht, was verabschiedet oder losgelassen werden möchte.

Wie du die Vier Schilde für die Gestaltung von Übergängen anbieten kannst, erfährst du im BegegnungsRaum der Integration in der Methode »Den Weg gehen« (S. 192).

Da diese Beschreibungen vielleicht noch etwas abstrakt erscheinen könnten, möchten wir dir gerne ein paar Beispiele erzählen, die dir vielleicht eine kleine Ahnung darüber vermitteln, wie »der Geist der Natur auf die Fragen des Herzens antworten« kann:

Eine Frau geht in der Natur auf eine Wiese am Waldesrand mit dem Fokus »Pubertät«. Sie steht auf der Wiese, denkt an sich in dieser Zeit, und ihr fällt auf, dass sie schon lange nicht mehr an diese Zeit damals gedacht hat. Es war eine Zeit, in der sich die Welt umgedreht hat. Sie hat alle ihre Freunde verloren, weil die auf einmal nicht mehr »mit Mädchen« spielen wollten. Ihr Blick fällt auf einen großen Baum, der ganz alleine am Rand der Wiese steht. In ihr steigt der Impuls auf, dorthin zu gehen. Beim Baum ist wieder dieses Gefühl da, dass damals auf einmal alles verkehrt wurde. Und sie macht einen Kopfstand am Baum, betrachtet die Welt umgekehrt. Sie wird ganz traurig, spürt auf einmal auch viel Wut in sich über diese Ungerechtigkeit, wie sie behandelt wurde, und wie sie sich immer mehr verschlossen hat. Sie setzt sich auf den Waldboden, lehnt am Baum. Ihr Blick fällt auf einen Erdklumpen auf der Wiese. Ihr kommen die Tränen bei dem nun in ihr aufsteigenden Gedanken, dass genug »Wasser« aus ihrer Kindheit (das Element der Vier Schilde für diese Lebensphase) vorhanden war, sodass die Erde (das Element der Vier Schilde für die Adoleszenz) nicht hart bleiben musste. Diese Einsicht tröstet sie, und sie möchte sich nun auf eine andere Art mit der »jugendlichen Seite« in sich näher beschäftigen, mit deren Wut und Hilflosigkeit, die sich bei Ungerechtigkeit zeigt und die sie bisher in ihrer Heftigkeit überrascht hatte. Sie kann nun besser verstehen, wie und wofür diese Seite entstanden ist. Sie nimmt den harten Erdklumpen mit in den Kreis und erzählt ihre Geschichte den anderen.

Siehe auch das Seitenmodell in der Es-Welt (S. 77).

Ein Mann sitzt am Strand, er schaut auf die Wellen, sein Fokus ist die Verantwortung im Erwachsenenalter. Er fragt sich, wie er anders denken könnte als er denkt. Sein Blick fällt auf ein kleines Tier, eine Art Assel, die sich am Strand in einer Pfütze befindet. Jedes Mal, wenn eine Welle Wasser in diese Vertiefung spült, wird das kleine Tier durcheinandergewirbelt. Wenn das Wasser abfließt, kommt die Assel zur Ruhe, geht ein paar Schritte in eine Richtung, verharrt wieder. Seltsam fasziniert schaut er ihr zu. Das Spiel wiederholt sich immer wieder, und auf einmal wird er ganz wütend. Wie sinnlos ist das denn! Wieso geht sie nicht, wieso verlässt sie diese Pfütze nicht, um nicht immer wieder von einer Welle aus ihrer Balance gebracht zu werden? Er überlegt, dem Tier zu helfen, vielleicht kann es nicht über den kleinen Sandwall der Vertiefung klettern. Oder sieht nicht, dass es eigentlich den ganzen Strand hätte, um herumzugehen. Und gerade als er sich einmischen will, sieht er auf einmal eine zweite Assel in der Pfütze. Er beobachtet nun beide, wie sie sich annähern, und ihm wird nun deutlich, dass beide nicht »willenlos« herumgewirbelt werden, sondern offenbar einen Zweck damit verfolgen. Es kommt ihm nun so vor, als ob beide miteinander hier ganz zufrieden in diesem Wechsel von Wellenwirbel und »Ebbe« ihr Dasein verbringen. Mit dem »Flow« gehen, sich bewegen lassen, und sich dann wieder willentlich in die eine oder andere Richtung über den Sand bewegen. Ihm kommt nun der Gedanke, dass die Wellen vielleicht Nahrung in ihre kleine Pfütze spülen, die sie bei Ebbe aufnehmen können. Ihm wird klar, dass es an ihm liegt, ob er gegen den »Pfützenrand« und die Wellen in seinem Leben ankämpft oder lernt, auf ihnen zu surfen und den Rand als mögliche Sicherheit interpretiert. Und dass es sogar sein könnte, dass er nicht alleine in der Pfütze ist, sondern ihm »die zweite Assel« einfach nur noch nicht aufgefallen war. Gerührt betrachtet er das nun nicht mehr sinnlose Tun der beiden kleinen Tiere. Und erzählt die Geschichte später im Kreis als tiefe Erkenntnis über seine bisherige Art, die Welt wahrzunehmen und ihr Bedeutung zu geben.

Eine Frau geht mit dem Gedanken in die Natur, dass sie nach einer schmerzhaften Trennung gar nicht weiß, wer sie eigentlich als Erwachsene ist. Sie hat ihr gesamtes Erwachsenenleben mit ihrer Partnerin verbracht. Die Trauer ist riesengroß in ihr, und sie mag gar nicht mehr weinen. Als sie einen Schmetterling beobachtet, kommen ihr diese Gedanken: Der Schmetterling muss sich mit eigener Kraft aus seinem Kokon winden, damit er fliegen kann. Ohne diese Anstrengung kann er niemals fliegen und stirbt. Er leistet diesen Kraftakt genau zu dem Zeitpunkt, an dem etwas in ihm weiß, dass er nun kräftig genug ist, den schützenden Kokon zu verlassen. Um dann ein neues

Wesen zu werden. Wenn die Raupe sich einspinnt, in ihren Kokon, dann gibt es bereits Zellen in ihr, die den Schmetterling in sich tragen, was aber noch nicht sichtbar ist. Im Betrachten des schönen Tiers, das bunt über die Wiese fliegt und sich ab und an auf eine Blüte setzt, spürt sie, dass es sein könnte, dass auch sie irgendwann wie von selbst weiß, dass sie nun schlüpfen kann und fliegen wird. Mit diesem kleinen hoffnungsvollen Gedanken kommt sie zurück in den Kreis und teilt ihre Erfahrung.

Die Gruppe fokussiert gerade auf den Westen – den Herbst – die Pubertät, Adoleszenz. Der Raum wird wunderbar gehalten – mit diesem Wissen brechen die Menschen auf, um in die Natur zu gehen, um Antworten zu finden oder sich finden zu lassen. Alle verlassen den Raum und gehen los. Jede und jeder in die Richtung, in die es sie zieht – da, wo ein Sog spürbar wird. Eine Frau bleibt sitzen, ist unentschlossen, spürt keinen Sog ... Nur plötzlich diesen Druck. Wo soll ich hin, alle gehen weg, ich bleib hier zurück ... alleine ... Und auf einmal sind alle Erinnerungen wieder da aus dieser Zeit. Wie ihre Freundinnen und Freunde begonnen haben fortzugehen, auszugehen, sich zu verabreden, etwas erleben wollten. Und sie wollte das auch. Und da war dieser Druck – genauso wie jetzt in diesem Raum. Die Sehnsucht, auch hinauszugehen in die Welt, und gleichzeitig zu wissen, dass es nicht passt. Dass es nicht ihr Tempo und ihre Art ist. Und hier jetzt in diesem Raum bleibt sie allein zurück. Sie steht nicht auf und geht nicht nach, nur um dabei zu sein, sie bleibt. Und langsam spürt sie, dass ihre Zeit kommen wird, dass sie den Weg hinausfinden und gehen wird. Und sie lehnt sich zurück, atmet durch. Sie ist sich sicher. Sie kann bleiben, bis sie spürt, jetzt ist es soweit. Und dann merkt sie es – ich geh los! Sie weiß immer noch nicht wohin, aber sie fühlt sich getragen, wissend auf eine andere Art. Auf dem Weg draußen ist eine Schwelle, und sie steigt über diese Schwelle, in die andere Richtung als dies scheinbar vorgegeben ist. Immer wieder und immer wieder. Zu ihrer Zeit und auf ihre Art. Zurück in der Runde, sind alle wieder da und erzählen von ihren Erfahrungen, sie fühlt sich verbunden und frei. Gleichzeitig.

Uns ist bewusst, dass es sein könnte, dass manche Leserin sich an dieser Stelle fragt, was dieses System der Vier Schilde mit hypnosystemischen Konzepten zu tun haben kann. Vielleicht sich sogar irritiert fühlt. Wir würden dann gerne antworten, dass auch dieses Konzept nur eine Idee für Fokussierung ist, eine Möglichkeit, Zugang zu den eigenen Ressourcen zu bekommen, zu der eigenen inneren Welt, zum »klugen Unbewussten« – durch Einladungen aus der äußeren Welt, in diesem Fall aus der »natürlichen Welt«.

Jede Begleiterin, jeder Mensch überhaupt, sucht sich ein Orientierungssystem, das sinnstiftend erlebt werden kann. Für manche mag das Religion sein, für andere das Wertesystem einer psychotherapeutischen Schule (sehr schön dazu finden wir die Existenzanalyse von Viktor Frankl mit der Idee des »heilen Personenkerns«, der – nach der somatischen und psychischen – dritten geistigen spezifischen humanen Dimension oder eben die unglaubliche Intelligenz der Natur. Egal was wir uns wählen, es kann uns als Begleiterin stützen, uns Sinn machen und Sinn finden lassen, der uns in unserer Arbeit wiederum mit Zuversicht für Entwicklungsprozesse ausstatten kann.

Du findest ein paar Reflexionsfragen dazu im BegegnungsRaum der Universellen Welt *(S. 160).*

Für uns spiegelt das System der Vier Schilde auch sehr schön unser Verständnis des hypnosystemischen Konzepts wider – die Welten mit ihren Qualitäten, ihren Blick-Richtungen finden sich in den Himmelsrichtungen der Vier Schilde (siehe Abb. 19).

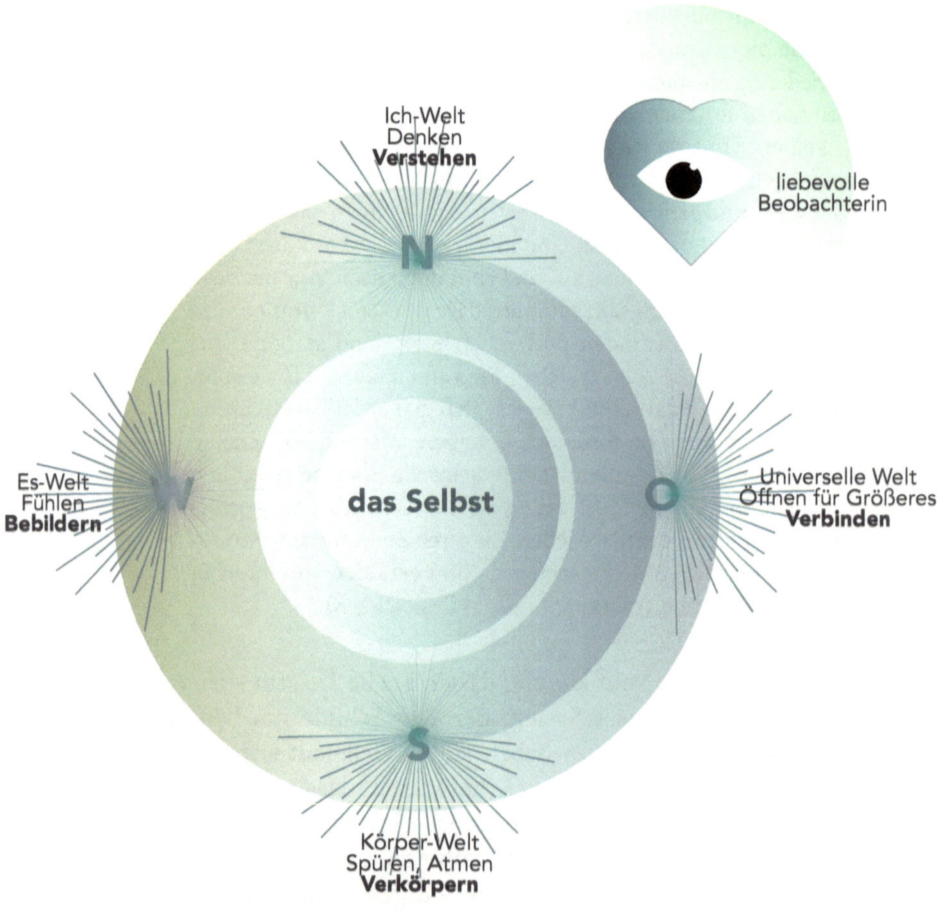

Abb. 19: Vier Schilde

Wir brauchen eine neue Sprache in Therapie und Beratung

Wir haben uns nach dem Studium der Texte über Quantenphysik, über Hirnforschung und über die Forschungen zum elektromagnetischen Feld gefragt, wann wir als »wissenschaftlich« geprägte Menschen »etwas glauben«. Welche Studien brauchen wir, welche Sprache, welche Belege – auf was sind wir trainiert? Und in welcher Sprache können wir selbst stimmig Einladungen anbieten, damit unsere Coachees und Klientinnen uns nicht für »esoterisch« halten?

Spannenderweise, so kommt es uns vor, hilft uns (noch) eine Sprache dabei, die angereichert um biologische Grundlagen ist, um physikalische Ausdrücke wie Magnetfeld, wenn wir über das sprechen, was uns verbindet. Und beim Sprechen darüber, was in unserem Körper, in unserem Gehirn steckt, und was alles möglich ist. Wir vermuten, dass wir uns in einer Übergangsphase befinden, wo Psychologie noch so bemüht ist, sich als Naturwissenschaft zu präsentieren. Wo keinesfalls von »Energie« gesprochen werden darf. Wo aber mittels Geschichten über die Zwischenräume, über das Nicht-Fassbare, das noch nicht Erklärbare gesprochen werden kann. Wo mithilfe »objektivierbarerer« Wissenschaften, mit deren Sprache versucht wird, Phänomene menschlichen Erlebens zu beschreiben. Und wo wir Menschen mithilfe dieser Sprache zu Interventionen einladen können – z. B. auf bestimmte Art zu atmen oder den Körper intuitive Bewegungen ausführen zu lassen –, die sie ohne neurowissenschaftliche Erläuterungen als »esoterisch« ablehnen würden.

Wir sind gespannt, wie sich unsere Sprache in begleitenden Kontexten weiterentwickeln wird. Unsere eigene hat sich alleine durch das Schreiben dieses Buches sehr verändert. Durch die Figuren von Maus, Waschbär und Frosch. Durch ihre Möglichkeitsräume, die es uns leichter gemacht haben, das »Magische«, was uns als Begleiterinnen in Veränderungs- und Entwicklungsprozessen immer wieder begegnet, beschreibbarer zu machen, ohne uns fragen zu müssen, ob du, liebe Leserin, uns verstehen wirst. Wir möchten dich nun sehr herzlich in den ErlebnisRaum und dann in den BegegnungsRaum der Universellen Welt einladen, um vielleicht noch intensiver für dich herauszufinden, was dich trägt und dich verbunden sein lässt.

ErlebnisRaum

Hier im ErlebnisRaum möchten wir dich also einladen, für dich zu erforschen, wie, mit welcher Brille, du auf die Universelle Welt schauen könntest, um diese Welt für dich erlebbar zu machen.

In der Ich-Welt könnten wir sagen, geht es um das »Ich möchte es sehen und es verstehen«, das Rauschen. In der Es-Welt um das »Ich habe eine Ahnung«, und in der Körper-Welt um das »Ich spüre es in mir/im Körper«. Was könnte es nun sein? Wir möchten dich einladen, dich auf das Erleben der Verbindungen einzulassen, das in deinem Inneren spürbar wird, erahnt werden, gesehen und vielleicht auf eine ganz besondere Art auch verstanden werden kann. Vielleicht geht es hier um die Verbindungen zwischen den Welten, um die Verbindungen zwischen inneren und äußeren Räumen und um das Dazwischen.

Verbunden sein

Hör dir das Lied »Sein« von Andreas Bourani an (du findest das Lied auf youtube zum Anhören)[28].

Hier bin ich mit mir verbunden.

Hier bin ich mit mir allein.

Mir gelingt es für Sekunden,

mich von allem zu befrei'n.

Hier ist meine Angst verschwunden.

Hier leb ich in mich hinein.

Ich bin im großen Grün versunken.

Hier, um einfach nur zu sein.

Spür mal nach, was unwillkürlich in dir auftaucht, wenn du dir die Frage stellst: »Was waren Momente, vielleicht nur Sekunden, wo ich mich verbunden gefühlt habe?«

Und woran merkst du das?

Die All-Eins-Sein-Trance

Die folgende Trance führt dich an einen Platz in der Natur, in deiner inneren Welt. Einen Platz, den duvielleicht schon kennst. Oder an einen Platz, den du gleich kennenlernen wirst. Nimm dir ein bisschen Zeit an einem ruhigen Ort und lass dich überraschen, was dich findet.

Diese Trance kannst du wiederum auch auf der Website anhören: www.hypnosystemischer-erlebnisraum.at

All-Eins-Sein-Trance

Nimm dir ein bisschen Zeit ... Finde einen Platz, von dem aus du besonders gut diese Worte hören möchtest ...

Vielleicht sitzt du – oder du stehst – vielleicht liegst du ...

Ganz egal, wie du zuhörst – mach es dir bequem ... und nimm dir Zeit ...

---

28 Antoni (10 Jahre) dazu: »Da komm ich so schön runter ...«

Spür doch mal – wie deine Atmung fließt – ganz wie von selbst ...

Ein – und aus – ganz in deinem Rhythmus und ganz auf deine eigene Art ...

Und vielleicht tauchen da noch Gedanken auf – Gedanken aus deinem Alltag ... Das ist alles gut so und darf auch so sein – und gleichzeitig merkst du vielleicht jetzt schon, wie dein Atmen ruhiger und tiefer wird ... und deine Aufmerksamkeit immer mehr nach innen wandern kann ...

Und du neugierig sein kannst, welcher Ort – welcher Ort in der Natur auftaucht, den du in dieser Trance besuchen möchtest ...

Was ist das für ein Ort? Welche Landschaft?

Mit welcher Landschaft fühlst du dich besonders verbunden?

Sind das eher Berge? Oder Gewässer?

Vielleicht fühlst du dich besonders mit Wiesen verbunden oder mit Wäldern?

Mit Wüstenlandschaften? Mit Gärten? Schau mal, sei doch mal neugierig, wo es dich hinzieht ... in welche Art Natur ... in welche Qualität ...

Und vielleicht taucht ganz schnell ein ganz spezieller Ort vor deinen inneren Augen auf – und vielleicht findest du ihn auch ganz allmählich – gerade heute – gerade für jetzt – in deinem Tempo ... Schau dich einfach um ...

Was zieht dich da an ... Was zieht dich hin ... Sind es die Farben? Die Gerüche? Die Klänge? Geräusche?

Wenn du dich jetzt an deinem Ort umschaust ... Was siehst du? ... Was ist da vor dir? Und wenn du dich rundum drehst, was ist rund um dich?

Wie sieht es aus, an deinem Natur-Platz? Ist es eher hell, oder eher gedämpftes Licht? Welche Farben siehst du? Was wächst dort? Vielleicht blüht da gerade etwas?

Und vielleicht riechst du etwas und kannst einmal einen ganz tiefen Atemzug nehmen ... Manchmal riecht die Natur ja so besonders frisch ... oder auch erdig ... Wie riecht es an deinem Ort?

Sehen ... Riechen ...

Und wenn du ganz genau hinhörst ... Wie klingt dein Ort? Welche Melodie hat er? Welchen Sound hat diese Natur? Die Natur kennt so viele Geräusche ... den Wind in den Blättern ... das Zwitschern der Vögel ... Zirpen ... Und manchmal ist Natur ganz still ... Wie ist es an deinem Ort? Was nimmst du wahr?

Sehen ... Riechen ... Hören ...

Und manchmal, manchmal wenn es wo besonders schön ist, dann möchten wir uns gerne niederlassen ... und ein bisschen verweilen ... Ist das auch so bei dir?

Schau doch mal, gibt es da ein Plätzchen, wo du dich gerne hinsetzen würdest? Oder vielleicht auch hinlegen? Sei neugierig, wahrscheinlich spürst du es schon jetzt gleich ganz genau, wo du dich niederlassen möchtest ... Ganz in deinem Tempo ... Ganz auf deine eigene Art ...

Und wo bist du da?

Spür mal ... wie die Erde dich trägt ... wie du getragen bist ... zu jeder Zeit ... Die Erde, die Natur, ist immer da ... Wie selbstverständlich trägt sie uns. Lädt uns ein, ein bisschen Gewicht abzugeben ... uns tragen zu lassen.

Verweilen ... getragen sein ...

Wusstest du, dass es im Kleinsten keinen Unterschied mehr zwischen dir und der Erde gibt? Auf der kleinsten Ebene lässt sich nicht mehr sagen, ob das klitzekleine Teilchen ein Teilchen von dir ist oder von der Erde, auf der du gerade sitzt oder liegst. Auf der kleinsten Ebene ist alles mit allem verbunden, ist alles eins.

Und vielleicht, nimmst du es auch ein bisschen wahr ... ein ganz klein wenig – jetzt schon ...

Spür mal nach ... Wo in dir ist diese magische, unglaubliche Verbundenheit spürbar? Dieses Wunder ... immer da ... und nicht sichtbar für unsere Augen ... Und da ... vielleicht als Ahnung ... In manchen Momenten ... Vielleicht für Sekunden ... verbunden ... mit allem ... mit der Welt ... Getragen und verbunden ... All-Eins-Sein.

Wo in deinem Körper spürst du diese Verbundenheit mit der Welt? Eher im Bauch, oder eher in der Brust ... oder auf der Haut? Wo spürst du es jetzt gerade am deutlichsten? Schau mal, ob deine Hand diesen Teil deines Körpers gerne berühren möchte ... oder ob deine Hand so eine Stelle vielleicht wie von selbst findet, um sich dahinzulegen ...

Und wie erlebst du Verbundenheit? Ist es ein Kribbeln ... vielleicht ein Ausatmen, wie ein Seufzen ... eine angenehme Schwere ... Oder eine Sattheit ... Oder eine schwebende Leichtigkeit ...

Verbunden Sein ... mit allem ... verbunden mit dir ...

Und wie nah bist du dir gerade? Wie in Kontakt mit dir? Mit dem Teil von dir oder in dir, den du vielleicht als »ganz ich«, oder als »bei mir« beschreibst?

Ganz bei dir und gleichzeitig tief verbunden mit allem.

Und wie fließt dein Atem gerade? Wie trägt er dich? Wie verbindet er dich? Mit jedem Atemzug atmest du das Universum ein ... und bist Teil davon ... Mit jedem Ausatmen gibst du einen Teil von dir in die Welt ... wie selbstverständlich ... fast magisch ... Deine ganz eigene Melodie ... ohne die die Welt nicht so wäre, wie sie ist ...

Was sagt die Natur zu dir? Horch mal genau hin ... Vielleicht kannst du genau den Satz hören, den du jetzt gerne hören würdest ... Jetzt, wo du so verbunden bist mit der Welt ... und sie mit dir ...

Und wenn du möchtest, verweile noch ein bisschen ... hier ... an deinem Ort in der Natur ... Mit den Gefühlen, den Bildern, den Klängen und dem Duft von Verbundenheit ... All-Eins-Sein.

Und möglicherweise gibt es eine Geste, eine Handbewegung, die du gerne mitnehmen möchtest ... eine Geste von Verbundenheit, deiner Verbundenheit ... mit dir und mit allem ... Und vielleicht liegt deine Hand bereits genau dort ... in genau der Art und Weise ... sodass du dir dieses Gefühl von Verbundenheit, von All-Eins-Sein, mitnehmen kannst ... überall hin ... Und du kannst darauf vertrauen ... es ist immer da.

Ganz bei dir und gleichzeitig tief verbunden mit allem.

Und dann, ganz in deinem Tempo, ganz auf deine Art ... Kannst du allmählich deine Aufmerksamkeit wieder nach außen richten – nimm dir Zeit ...

Vielleicht bemerkst du Geräusche im Raum ... oder du spürst deinen Körper und einen Impuls, dich zu strecken ... einen tiefen Atemzug zu nehmen ...

Und dich immer mehr von deinem inneren Ort zu verabschieden und gleichzeitig die tiefe Verbundenheit wahrzunehmen ...

Jederzeit kannst du wieder zurück an diesen deinen inneren Ort – wo Verbundenheit mit allem so spürbar ist ...

Er ist immer da ... wie selbstverständlich ...

Auch dann, wenn deine Augen sich wieder öffnen und du wieder in diesen Raum – diesen äußeren Raum ... in diese äußere Welt zurückkehrst ...

Verbunden mit allem.

BegegnungsRaum

ZwischenZeitlich Frosch

Frosch schaute in den Regen. Die Tropfen kullerten über seine glatte, grüne Haut. Er hob die Hand, betrachtete die kleinen Weltenkugeln am Ende seiner schlanken Finger und dachte bei sich: »Erstaunlich. Gestern noch hat mich die Sonne im seichten Wasser am Flussufer gewärmt. Und heute ist es, als würde der Fluss vom Himmel fallen. Wie schnell sie sich wandelt, die Welt. Und wie umfassend sie es tut. Und wie gut es tut zu wissen, dass es immer vollkommen ganz so ist, wie es ist.«

Ein dicker Tropfen hatte sich an einem kleinen Ast gefangen. Frosch sah sein Spiegelbild in der Wasserkugel, seine großen Augen blinzelten. Er legte den Kopf schief.

»Ich sehe mich selbst in jedem Teil der Natur. Ich bin Natur, Natur ist in mir. Die ganze Welt, alle Elemente. Wann immer ich mich auch einmal verlieren sollte, kann ich mich in ihr wiederfinden. Sie erinnert mich sofort daran, dass ich eingebunden bin in ein großes Ganzes. Ich kann still werden im Inneren, eine Frage stellen, hinausschauen in die Welt und mich finden lassen.
Von einem Wassertropfen zum Beispiel. Und schon weiß ich wieder, wer ich bin.«

Der Tropfen fiel zu Boden. Frosch bewegte sich bedächtig zum Flussufer. Der Fluss war heute noch mächtiger als sonst. Der Regen hatte ihn stark gemacht, und er donnerte seinen Weg entlang. Frosch sah ihm eine Weile zu. Er dachte an Maus, an ihren Sprung, der ihr den neuen Namen eingebracht hatte. Wie es ihr wohl ergehen mochte? Ob sie sich aufgemacht hatte zu den Bergen? In der äußeren Welt? Oder ob sie wohl durch den Blick auf die Berge die Berge im Inneren gefunden hatte?

Er würde warten. Sie würde wiederkommen, das wusste er. So war es immer. Wer einmal dem Frosch begegnet war, kam wieder. Er streckte seinen grünen Körper, hob den Kopf und ließ sich Regentropfen in den Mund fallen. Maus, dachte er, Maus, oh wie freue ich mich darauf, von deiner Reise zu erfahren.

Wie geht es dir bisher mit unseren Einladungen in die Universelle Welt? Fühlst du dich eingeladen, zieht es dich rein, oder zieht es dich eher raus? Welche Erfahrungen hast du bisher, vielleicht in deiner professionellen Rolle, vielleicht aber auch viel früher, mit diesen Themen gemacht?

Unserer Erfahrung nach scheint es einigen Menschen in beratenden Kontexten, und insbesondere auch den jeweiligen Berufsverbänden, sehr wichtig zu sein, sich von allem, was als esoterisch oder spirituell bezeichnet werden könnte, abzugrenzen.

Darum möchten wir dich in dieser Welt besonders einladen, gut für dich zu prüfen, wie da dein derzeitiger Standpunkt so ist. Vielleicht macht es dich neugierig, weiterzulesen, vielleicht aber auch nicht. Aus unserer Sicht gibt es da wiederum kein richtig oder falsch, sehr wohl jedoch Bedarf, die eigene Haltung zu erforschen. Und dann das anzubieten, dazu einzuladen oder zu thematisieren, mit dem man sich selbst wohl fühlt.

Fragen für deine Selbsterforschung

Mit welchen Begriffen fühlst du dich wohl? Prüf einmal für dich, wie dein Organismus auf die unterschiedlichen Bezeichnungen antwortet:

1. Universum, Natur, Göttin, Gott, Welt, Übernatürliche, Übersinnliche, Schöpfung, Allmächtiger, Allwissender, höhere Macht, etwas Größeres, Schicksal, Fügung, Bestimmung …
2. Spiritualität, Glaube, Verbundenheit, All-Eins-Sein, Religiosität …

Gab es schon einmal Momente, wo du Verbundenheit und All-Eins-Sein als hilfreich oder als etwas Tragendes erlebt hast?

Und hast du schon einmal Momente erlebt, wo es hilfreich war, diesen Blick nicht zu haben? Oder wo er hinderlich war?

Schau mal, was da auftaucht, welche Assoziationen du zu diesen Themen hast.

Und wenn du bisher eher hinderliche Erfahrungen gemacht hast, gäbe es etwas, was dich dennoch hier neugierig gemacht hat oder vielleicht noch machen könnte?

Wie könntest du Menschen in die Universelle Welt einladen, wenn du das wollen würdest?

Was bräuchtest du, damit du dich auf diese Welt einlassen könntest? Was wäre da für dich noch wichtig?

Vier Schilde – Der Geist der Natur antwortet auf die Fragen des Herzens

Produktinformation

Auch hier handelt es sich natürlich wiederum nur um ein Konzept, nämlich eines, das sich in vielen Kulturen findet, unterschiedlich aufbereitet (Medizinräder verschiedener indigener Völker, der keltische Jahreskreis in unseren Breiten etc.). Dieses Medizinrad, das der Vier Schilde, finden wir aufgrund der vielen Zugangskanäle recht leicht zugänglich: Es bietet Einstiegsmöglichkeiten über Jahreszeiten, Lebensphasen, Himmelsrichtungen, Elemente oder auch Entwicklungsstufen, also über Übergänge. Wenn du möchtest und selbst einen Bezug dazu hast, kannst du die Perspektive der Native Americans hineinbringen. Viele Menschen haben als Kinder »Indianer« gespielt oder Geschichten gehört, und manche hat der besondere Naturbezug, die Bezeichnung »Mutter Erde«, angesprochen. Das wäre auch eine Einstiegsmöglichkeit, wenn du das Medizinrad für Veränderungs- und Entwicklungsprozesse anbieten möchtest (»Haben Sie als Kind gerne Indianergeschichten gehört?«).

Wir fragen auch gerne danach, ob unsere Gegenüber mit der Natur gute Gefühle verbinden. Ob sie gerne in den Wald gehen oder auf den Berg, gerne am Meer oder an Seen und Flüssen sind. Gibt es hier positive Erfahrungen, laden wir über die »Ressource Natur« ein, sich mit dem eigenen Anliegen hinaus zu begeben.

Gute Gründe

Wir bieten die Vier Schilde dann gerne an, wenn jemand das Gefühl hat, an einer Stelle zu stehen, wo die bisherigen Lösungsversuche nicht die gewünschten Entwicklungen unterstützt haben. Und die Person neugierig darauf ist, eine andere Ebene, eine andere Ressource, in die Fragestellung einzubeziehen. Wenn du mehr über Begleitung nach diesem System lesen möchtest, dann empfehlen wir dir das schöne Buch von Franz Redl »Übergangsrituale« (Redl 2014) zur Vertiefung sowie z. B. die Seminare der Shambhala Wilderness Schule zum Erleben des Geschriebenen.

Die im Skript angeführten Fragen basieren auf den inspirierenden Impulsen von Michael Krämer, bei und mit dem wir beide zum ersten Mal durch die Vier Schilde gegangen sind. Das konkrete Prozedere für diese Übung kann variiert werden, je nachdem welche Möglichkeiten es vor Ort gibt. Waschbär und Maus können bereits in der Natur sein, dann geht Maus los in eine Richtung und kommt zum Teilen wieder zu Waschbär (so haben wir die Vier Schilde bei Michael kennengelernt).

Es kann aber auch sein, dass Waschbär und Maus in einem Raum sind, wo Maus nicht gleich losgehen kann. Dann kann sie das später mit den Fragen alleine ausprobieren.

Mehr dazu findest du in der Es-Welt (S. 95).

Eine weitere Variante, nämlich die Kombination mit dem Seitenmodell, hat sich für uns auch als sehr kraftvoll erwiesen. Diese Variante möchten wir dir nach dem ersten Skript auch noch zu Verfügung stellen.

Didaktisches Skript – Vier Schilde

1) Zur Vorbereitung stellt Waschbär die Symbole für die Vierheit auf, z. B. die vier Elemente: ein Gefäß mit Erde, eines mit Wasser, eines mit einem Symbol für Luft (z. B. eine Feder oder eine Pusteblume) und eine Kerze für das Feuer. Er richtet diese mit dem Kompass nach den Himmelsrichtungen aus. Wenn er diese Symbole gerade nicht in den Raum bringen kann, dann zeichnet er das Rad auf ein Flipchart und schreibt die Bedeutungen dazu.

Zur Klärung siehe auch in der Ich-Welt nach (S. 68).

Mehr zur Erläuterung im ErlebnisRaum dieser Welt (S. 184).

2) Klärung des Anliegens und des Auftrags.
3) Erläuterung der Methode und Zustimmung zur Durchführung.
4) Waschbär kann Maus nach der Beschreibung der Vier Schilde alle Fragen mitgeben oder sie einladen, sich eines auszusuchen, zu dem sie einen besonderen Sog spürt. Maus stellt sich dafür in die Mitte der Vier Schilde, in die Mitte der Symbole, die Waschbär im Raum aufgestellt hat. Waschbär lädt Maus ein, sich zu beobachten, ihren Körper. Wohin zieht es sie? Welches Symbol, welche Himmelsrichtung, welches Thema macht sie neugierig? Was möchte sie besonders erforschen?
5) Waschbär lädt Maus ein, mit dem jeweiligen Fokus und mit den Fragen in die Natur zu gehen. Und sich von der Natur, von Naturerscheinungen, von Pflanzen, von Tieren, von Wahrnehmungen in der Natur, von besonderen Momenten »finden« zu lassen. Die Idee ist hier weniger, etwas zu suchen, als mit offenen Sinnen hinauszugehen und neugierig zu sein, was sich zeigt, was einem begegnet.

6) Die folgenden Fragen beziehen sich auf die den Vier Schilden zugeordneten Lebensphasen.

Fragen für die Reise in den Süden:

- *Was sind für mich emotionale Elemente von Kindheit?*
- *Worauf kann ich (auf)bauen?*
- *Wie habe ich mich entdeckt?*
- *Wie feiere ich den Sommer?*
- *Wie gehe ich mit Körperlichkeit um, wie mit meinem Körper?*

Fragen für die Reise in den Westen:

- *Wie war Wachstum/Entwicklung für mich?*
- *Wie war meine körperliche Veränderung – vom Mädchen zur Frau? Vom Jungen zum Mann?*
- *Wie habe ich Grenzen getestet? Was darf man, was darf man nicht?*
- *Wie bin ich über Grenzen gegangen?*
- *Was waren Schattenseiten? Wer oder was hat mich da begleitet, unterstützt? Gab es Mentorinnen? Mit wem war ich unterwegs?*

Fragen für die Reise in den Norden:

- *Was für Konzepte von Erwachsensein lebe ich?*
- *Wie gehe ich mit Verantwortung um? Wofür mag ich Verantwortung nehmen, wofür nicht (mehr)?*
- *Wie praktiziere ich innere Einkehr? Was trägt mich da?*

Fragen für die Reise in den Osten:

- *Wie gehe ich mit Vergänglichkeit um?*
- *Wofür brennt mein Feuer? Wofür zünde ich mein Feuer an? Wo mag ich dafür sorgen, dass es nicht ausgeht? Und wie?*
- *Wie gehe ich mit Weisheit und intuitiven Wissen um? Wo hat die Weisheit von älteren Wesen Platz?*
- *Wie lebe ich den Sonnenaufgang?*
- *Wie und wo mache ich mir etwas vor? Lebe ich meine Wahrheit?*

7) Bei der Rückkehr von Maus lädt Waschbär sie ein, ihre Reisegeschichten zu erzählen. Aufmerksam hört er ihr zu. Ab und an fragt er nach, welche Bedeutung Maus dem Erlebten gibt. Und manchmal ist es hilfreich, dass sie beide gemeinsam forschen, wie das Erlebte mit dem Anliegen zusammenhängen könnte. Das Teilen der Geschichten, das Versprachlichen, kann für Maus das Erlebte verstärken, und manchmal können auch zuvor noch nicht gesehene Zusammenhänge entdeckt werden.

Alles zum Seitenmodell findest du im Wissens-Raum der Es-Welt (S. 78).

Eine weitere Möglichkeit besteht darin, die Vier Schilde mit dem Seitenmodell zu kombinieren. Diese Variation kann auch in einem Raum stattfinden und dann angeboten werden, wenn Maus beim Gang durch das Medizinrad in der Natur eine Kraft entdeckt hat oder ein Thema und damit im Medizinrad in Kontakt gehen möchte.

Vier Schilde – Variante Seitenmodell

1) Waschbär lädt Maus ein, sich in den Kreis, in die Mitte, auf die Position der Beobachterin zu stellen. Die Symbole für das Medizinrad sind so im Raum, dass Maus Platz hat, sich darin zu bewegen.
2) Maus nimmt wahr, spürt nach, aus welcher Himmelsrichtung, aus welchem Lebensalter, welchem Element, ein Sog kommt (sofern sie noch nicht konkret weiß, welche sie erforschen möchte).
3) Waschbär kann fragen, welche Seite sich da meldet. Und ob Maus vielleicht eine Gestalt wahrnimmt, vor dem inneren Auge sieht.
4) Maus spürt nach, welche Bilder in ihr auftauchen, und kann sich in die Richtung, zu dem Symbol im Medizinrad, hinwenden.
5) Waschbär fragt Maus, was sie sieht. Wenn Maus eine Gestalt, eine Seite oder einen Anteil beschreibt, kann Waschbär ihr seine Hand anbieten, die Maus als Repräsentanz für diese Seite anschauen kann.
6) Waschbär begleitet Maus während der ganzen Zeit ihrer Begegnung mit der Seite im Medizinrad. Er kann immer wieder nachfragen, was sich gerade zeigt, was die Seite macht, was sie vielleicht bräuchte oder gerne von Maus hören würde.
7) Maus ist eingeladen, diese Begegnung nach den Rückmeldungen für Stimmigkeit aus ihrem Organismus zu gestalten und den inneren Bildern zu folgen. Sie gibt Waschbär Rückmeldung, ob und wie die Hand als Repräsentanz für die Seite unterstützend ist.
8) Maus weiß, wie lange die Begegnung dauert, was erforderlich ist im Kontakt mit der Seite. Waschbär vertraut auf diese Choreografie von Maus und ist gleichzeitig als Ressource für Fragen begleitend präsent.
9) Es endet, wenn es endet, das spürt Maus. Waschbär kann sie abschließend fragen, ob sie noch etwas bräuchte, um die Begegnung stimmig zu beenden.

Dazu ein Fallbeispiel aus unserem Erfahrungsschatz:

Eine Frau hat im Westen entdeckt, dass es gerade jetzt in ihrem Leben eine Seite gibt, die sie aus ihrer Pubertät kennt. Eine zornige, sehr wütende Seite, die das Leben ungerecht findet. Die sie beschützt, die für Gerechtigkeit sorgen will, die nicht zulassen kann, was gerade passiert. Als sie sich in den Kreis stellt, wird ihr klar, dass sie mit dieser

Seite des Westens Kontakt aufnehmen möchte. Sie wendet sich dem Westen zu, ihr Blick fällt auf das Symbol der Erde, sie macht sich das Thema »über Grenzen gehen, Grenzen spüren« des Westens bewusst. Die Begleiterin fragt sie, was sie gerade sieht. Vor ihrem inneren Auge taucht eine Gestalt auf. Eine Kriegerin, zornig, die Pfeil und Bogen hat und auf sie zielt. Ihr wird bewusst, wie sehr sie sich verbogen, wie sehr sie eigene Bedürfnisse missachtet hat. Ihr fallen die starken, für sie ungewöhnlichen Kopfschmerzen der letzten Monate ein. Sie würde gerne näher an die Kriegerin herantreten, aber diese gibt ihr unmissverständlich zu verstehen, dass sie keinen Schritt weitergehen darf. Die Begleiterin fragt sie, was sie gerne tun würde, was es hier brauchen würde, was diese Seite vielleicht von ihr möchte, damit sie ihr nicht mehr mit so viel Zorn begegnen muss. Die Frau fragt die Kriegerin, was sie braucht. Diese antwortet ihr, sie brauche gar nichts, sie müsse endlich etwas sehen. Die Frau spürt ihre Beine kaum noch, dafür den Impuls, auf die Knie zu gehen. Sie kniet nieder vor der Kriegerin, sagt ihr, dass es ihr leid tue, dass sie alle ihre Bemühungen, sie zu schützen, ignoriert hat. Dass sie die Autonomie und die eigenen Bedürfnisse vernachlässigt hat, dass sie andere die eigenen Grenzen überschreiten ließ. Die Kriegerin lässt den Bogen sinken, sie nickt ihr zu. Spontan erinnert sich die Frau an einen Indianerfilm, Winnetou, an eine Geste. Sie steht auf, bringt die Faust aufs Herz, streckt den Arm aus und berührt dann wieder ihr Herz. Die Kriegerin tut es ihr gleich. Beide stehen einander gegenüber. Die Kriegerin schaut ihr in die Augen, der Frau laufen Tränen über ihr Gesicht. Sie stehen noch ein paar Momente so, bis sich die Kriegerin setzt und die Frau das Gefühl hat, dass es nun gut ist zwischen ihnen. Sie tritt aus dem Kreis. Als die Begleiterin sie fragt, was sie wahrnimmt und wie es sich nun anfühlt für sie, antwortet sie, dass es nun sehr friedlich in ihr sei. Und rund. Ihr Kopfweh hat ebenfalls nachgelassen.

ZwischenWelten

Maus war am Berg angekommen. Sie hatte Tränen in den Augen vor Anstrengung ... und vor Wut, weil der Berg es ihr so schwer gemacht hatte. »Medizinmacht, ha«, dachte sie, »schöne Medizinmacht. Ich wünschte, ich hätte dieses vermaledeite Rauschen ignoriert. All die Anstrengung, all der Kampf ... Ich hätte die bleiben sollen, die ich war ... die ich bin ... Wer bin ich denn ... Maus bleibt eben Maus ... Ich kann nichts anderes sehen als Maus eben sieht ...«

Und sie kletterte auf den letzten Stein, oben am Gipfel. Angekommen. Auf dem höchsten der heiligen Berge. Sie atmete aus. Unter sich sah sie den Fluss, weit in der Ferne. Den Fluss, dessen Rauschen sie gehört hatte und das zum Ausgangspunkt ihrer Reise geworden war. Ihr Rauschen, das Zeichen, das einen Unterschied gemacht hatte. Für sie, Springende Maus, unterschieden von den anderen Mäusen, unterschieden von den Alltagsdingen.

Der Fluss ... Sie folgte ihm mit den Augen ... und sie sah, dass er auf eine weite blaue Fläche zufloss. Sie kniff die Augen zusammen. Was war das?

Da gibt es etwas, das noch größer ist als der Fluss, der sich ein Bett schafft, der große und kleine Teile der Welt mit sich trägt, der mächtig ist ... Wohin geht er? Was ist noch größer als er? Maus schauderte.

Sie hörte plötzlich die Stimme von Frosch in ihrem Inneren: »Alles ist mit allem verbunden. Das Große besteht aus dem Kleinen, das Kleine verbindet sich mit dem Großen. Atmest du aus, atmet ein anderes Lebewesen ein. Berühre ich deine Hand, lässt sich im Allerkleinsten nicht mehr sagen, welches Teilchen zu dir gehört. Und welches zu mir. Was bin ich, was bist du. Alles Eins. Der Fluss gibt sich dem Meer hin. Das Meer empfängt ihn und nimmt ihn auf. Das Meer gibt seine Wassertropfen über die Sonne in den Himmel, der Regen aus den Wolken fällt in den Bergen zu Boden und gibt sich dem Fluss hin. Hingabe. Loslassen. Sich aufgeben, um in etwas anderem aufzugehen. Kannst du es sehen, Maus? Kannst du es spüren? Du kannst loslassen, du kannst dich hingeben, du kannst siegen, ohne zu kämpfen.«

Maus blickte aufs Meer. Je länger sie es betrachtete, umso näher schien es zu kommen. Sie meinte, Salzluft zu schmecken.

»Ich habe ein Gefühl ... es ist noch sehr klein in mir ... Ich gebe auf, lasse los ... Ich gebe mich hin ... und ich glaube, dann bin ich ganz da. Dann ist es kein neuer Versuch mehr. Dann ist es.

Und es macht nichts, ob die anderen es auch so sehen, ob es gesehen wird, gehört, das Rauschen. Weil ich bin dann da. Ich bin hier. Ich.

Ich fühle es in mir. Das Große. Die heiligen Berge. Das Meer.

Ich werde vom Berg anders hinabsteigen als ich ihn erklommen habe. Ich werde mäandern. Nach dem Eilen, hinauf ans Ziel, werde ich den Weg genießen. Es wird ein schöner Weg heim. Mein Weg. Meine Zeit. Meine ganz eigene Art.

Ich glaube, ich kann Waschbär am Fluss hören … und Frosch. Wie wenn sie warten würden …«

Und sie hörte im Inneren Frosch lachen. Er lachte und lachte. Und in diesem Lachen war die ganze Welt. Und Maus tauchte in seine Wellen ein.

Und Alles-war-Eins.

Für Sekunden.

6 Integration

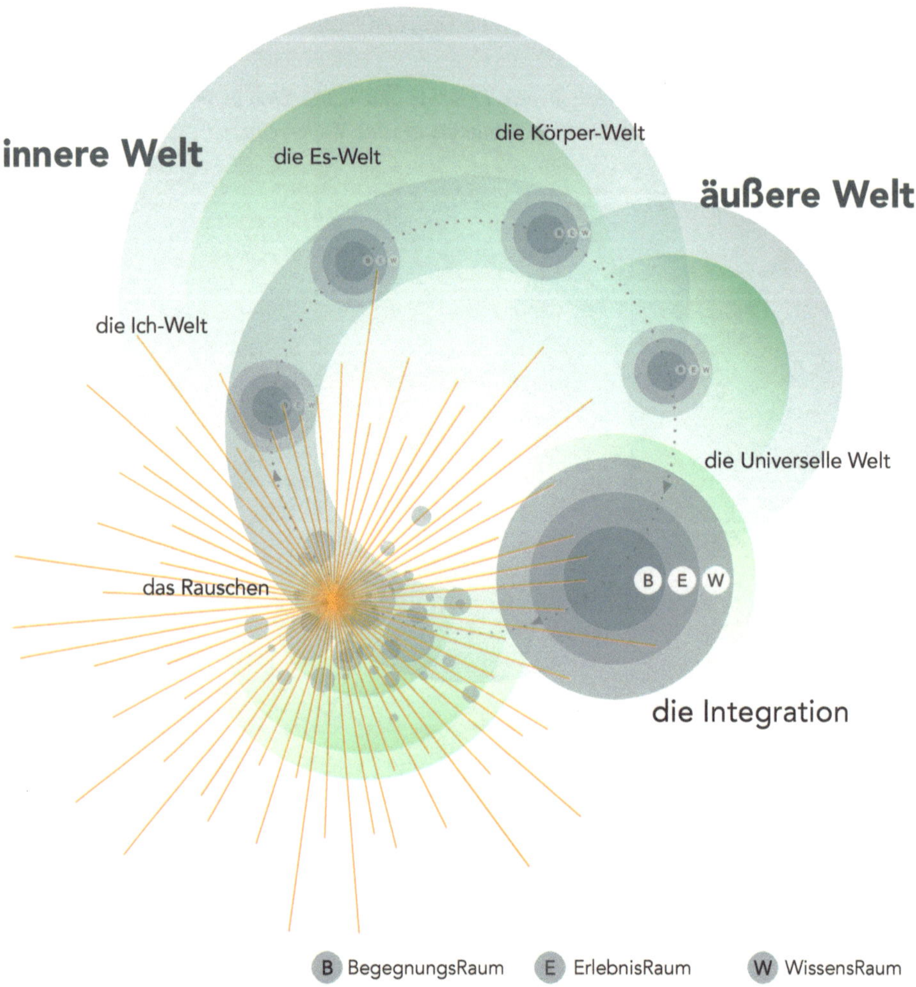

Abb. 20: Die Reise durch das Buch: Integration

WissensRaum

Du hast vermutlich bereits verschiedene Konzepte, Wirkmodelle oder Wirkhypothesen kennengelernt, wie Veränderung und Entwicklung »passiert«. Dass es Entwicklungsprozesse gibt, die sich langsam entfalten, dass es manchmal Sprünge gibt und dass man nie genau wissen kann, wann die Veränderung tatsächlich stattfindet.

Und oftmals nicht weiß, wodurch genau sie möglich wurde. Hier in der Integration möchten wir dir von unseren Erfahrungen erzählen, die wir als Begleiterinnen von Veränderungs- und Entwicklungsprozessen erlebt haben.

Mit den folgenden Statements möchten wir dir wieder einen Überblick über den WissensRaum anbieten:

1) Veränderungen haben ihr ganz eigenes Tempo und ihre eigene Logik.
2) Wenn sich in uns etwas verbindet …
3) Entwicklung ist eine Heldinnenreise!
4) Wir brauchen Räume, in denen das Neue erlebbar werden kann.
5) Find others with hearts like yours!
6) Und dann hören wir irgendwann mit Sicherheit wieder ein Rauschen …

Veränderungen haben ihr ganz eigenes Tempo und ihre eigene Logik

In der Psychotherapieforschung gibt es inzwischen einige Studien, die retrospektiv Ergebnisse feststellen, und manche Studien versuchen auch zu beschreiben, wann und wodurch der »Kipppunkt« des psychischen Systems zustande kommt. Maja Storch beschreibt es in ihrem Selbstmanagementtraining mit der Rubikon-Metapher: Es gibt einen Punkt im Prozess, wo es kein Zurück mehr gibt, wo die Veränderung (wenn man den Gang über den Fluss geht) nicht mehr aufzuhalten ist. Wo ein gefühltes Davor und ein Danach entsteht. Manchmal direkt im Prozess merkbar, manchmal retrospektiv benennbar: Ja, das hat einen Unterschied gemacht, und ab da ging es nicht mehr wie vorher.

Psychotherapieforschung belegt auch, dass die Methode, die therapeutische Schule für den Therapieerfolg der Klientinnen nicht relevant ist. Sehr wohl jedoch für die Therapeutinnen. Methoden und Konzepte können Sicherheit geben, und sichere Therapeutinnen, die ihrer Methode vertrauen, die überzeugt sind von ihrer Methode, sind zuversichtlich, dass diese ihren Klientinnen auch nutzen wird (Reiband 2010). Laut den bisher durchgeführten Studien stellt den größten Effekt für den Therapieerfolg die Beziehungsqualität dar: Wenn es »stimmt« zwischen Waschbär und Maus, dann wird Veränderung wahrscheinlicher, können sich Prozesse eher, leichter, in die gewünschte Richtung entwickeln.

Im BegegnungsRaum zu Reisebeginn findest du dazu einige Ideen (S. 32).

Die Beschäftigung mit einem Problem kann den Stress im System erhöhen, Veränderungen können zu Stress führen, weil wir uns ins Unbekannte aufmachen. Dieser Stress kann vom System, von unserer Maus, immer wieder reguliert werden, und zwar in Resonanz mit der erlebten Zuversicht, der Wertschätzung, dem Zutrauen, das Waschbär in sie setzt – sprich: Das Wagnis von Veränderung kann von der Haltung des Waschbären bei der Begleitung beeinflusst werden.

Spannend dabei finden wir, dass Mäuse manchmal »umdrehen«, wenn sie sich im Prozess von Waschbären nicht »gehalten« fühlen. Michael Bohne beschreibt das in seiner sympathisch-flapsigen Art mit »wenn die Klientin den Schrecken in den Augen der Therapeutin sieht, dann werden die Therapieziele eher nicht gleich erreicht«.

Ideen für dein »Standing« findest du in der »Taschentuch-Trance« (S. 35) und in der »Haltung-Halten-Trance« (S. 40) im BegegnungsRaum zu Beginn der Reise.

Eine ganz andere Art, über diese Ideen nachzudenken, sie in dir wirken zu lassen, stellt für uns das Lied »Invitation« dar. Den Text und einen Link dazu findest du im ErlebnisRaum dieser Welt (S. 184).

Wir könnten meinen, dass wenn der Stress im System so hoch wird und die Zuversicht so gering, dass er durch etwas »Neues« nicht reguliert werden kann, dann kehrt das System, aus diesen guten Gründen, wieder in den alten, ursprünglichen, bekannten und vertrauten (und somit weniger stressenden) Zustand zurück. Diese Gedanken finden wir für uns Waschbären sehr nützlich, weil sie uns nochmals verdeutlichen, wie zentral unser »Standing« ist, wie hilfreich für Mäuse, wenn wir voller Zuversicht auf den Prozess blicken. Und wir davon überzeugt sind, dass unser Gegenüber alles an Bord hat, was sie braucht, und wir sie dabei unterstützen, all ihre wertvollen Kompetenzen und Ressourcen auch (wieder) zu finden und vollumfänglich zu nutzen. Wir also darauf vertrauen, dass Selbstregulation zu jeder Zeit in unserem Gegenüber vorhanden ist und wirkt.

Wie du vielleicht bereits in der Körper-Welt gelesen hast, fokussieren neue Ansätze in der Forschung auf Prozessverläufe anstelle von punktuellen Mittelwertsvergleichen. Sie untersuchen, wie Veränderungen in Systemen passieren und wann es zu Veränderungen kommt. Günter Schiepeck, ein Psychotherapieforscher, der mittels moderner, komplexer statistischer Verfahren Systemlogiken erforscht (»Synergetik der Psychotherapie«), beschreibt diese Veränderungsmomente als »Ordnungsübergänge« (Strunk u. Schiepek 2014, S. 85). Bei einem Ordnungsübergang verliert das alte Verhalten an Stabilität, und das neue Verhalten hat eine andere Qualität, sodass das alte immer unwahrscheinlicher wird. Da das neue Verhalten erst auf Grundlage von Selbstorganisationsprozessen entsteht, wenn es die Bahnung des alten Verhaltens verlassen hat, steht das endgültige Muster des neuen Verhaltens im Moment des Ordnungsübergangs noch nicht fest. Das weitere Verhalten des Systems kann sich an diesem Punkt ganz unterschiedlich entwickeln.

Wenn du dir vorstellst, du schaust auf einen See, und es zieht ein Sturm auf. Der Wind wühlt das Wasser auf, der Sand in Ufernähe wird herumgewirbelt, kein Steinchen bleibt auf dem anderen. Legt sich der Wind wieder, dauert es noch eine Zeit, und dann, Moment für Moment, hat jedes Steinchen und Sandkorn und jeder andere kleine Partikel wieder einen neuen Platz gefunden, und das Wasser wird wieder klar.

Wir können also sagen, dass wir zwar Veränderung anregen können, anstreben, wir aber vorher nicht wissen und nicht vorhersagen können, was genau dabei herauskommt. Oder hereinkommt.

Wenn sich in uns etwas verbindet …

Wenn du bereits in der Es-Welt warst, wird dir der Text über das Seitenmodell vielleicht noch in Erinnerung sein. Dort haben wir unsere Gedanken zu diesem sehr besonderen Blick auf die innere Welt dargestellt und dir auch eine methodische Anregung zur Verfügung gestellt, wie wir mit unseren inneren Ambivalenzen, unseren Seiten, arbeiten können.

Du findest das Seitenmodell im WissensRaum der Es-Welt beschrieben (S. 78).

Wir haben gesagt, dass jede noch so kleine Veränderung Auswirkungen auf das Erleben, auf die innere Welt hat. In der Begleitung von Menschen fokussieren wir ganz allgemein darauf, dass sich etwas im Erleben von Menschen verbindet, neu organisiert oder beruhigt.

In der Sprache des Seitenmodells gesprochen, könnten wir sagen, wir arbeiten mit unserem Gegenüber daran, dass …

- … Seiten, die bisher miteinander in Konflikt waren, miteinander auf eine neue Art kooperieren.
- … Seiten, die bisher bekämpft wurden, ihre guten Gründe offenbaren dürfen, dafür gesehen und sogar gewürdigt werden, und von da an »mitkommen« dürfen.
- … beschützende Seiten es erlauben, dass das von ihnen Beschützte sichtbar werden darf und sie ihren »Schutzauftrag« Stückchen für Stückchen aufgeben, sie endlich etwas »lockerlassen« dürfen.
- … Bedürfnisse und Sehnsüchte von Seiten, die bisher noch nicht berücksichtigt werden konnten, offengeblieben sind, nun auf der Ebene der inneren Welt Wichtiges nachgereicht bekommen.
- … sich Seiten zu einem stimmigen »Sowohl-als-auch« verbinden, die zuvor als »Entweder-oder-Entscheidungen« erschienen waren.
- … untröstbare Seiten untröstbar bleiben dürfen. Dass es gut sein kann, an diese Seiten keinen Veränderungsanspruch zu stellen. Es war schlimm, und es darf schlimm bleiben, wenn es sein soll, auch für immer (Phänomen des letzten Zeugen im System).

Diese Aufzählung erhebt nicht den Anspruch auf Vollständigkeit, sie stellt jenen Ausschnitt dar, der uns besonders häufig begegnet.

Wie ist das bei dir?

Wir möchten dir im folgenden Abschnitt unsere Überlegungen zur Integration im Sinne des Seitenmodells anhand von Beispielen aus unserer Praxis darstellen. Hierbei möchten wir nicht die gesamte Fallvignette beschreiben, sondern auf die Prozesse der Integration fokussieren, auf die Momente, wo sich etwas verbindet, etwas heimkommt, etwas rund oder ganz wird. Was können wir äußerlich beobachten, und wie beschreiben Menschen, was innerlich spürbar wird?

Kooperation der Seiten

In diesem Klienten kämpfen zunächst seit langem zwei Seiten gegeneinander:

Die eine Seite fordert ihn in der Sekunde auf, in der er sich einmal hinsetzt, um sich zu entspannen und Ruhe zu gönnen, »etwas zu tun«: Etwas leisten, immerzu arbeiten, ist die Grundlage für die Existenzberechtigung in diesem System (»Nur wer etwas leistet, ist etwas wert!«). Als guter Grund dieser Seite zeigt sich die Bestätigung, die Anerkennung, die er als Jugendlicher am bäuerlichen Hof der Großeltern für sein »Anpacken« erfahren hat. In dieser Welt bekam er Zugehörigkeit über Leistung, insbesondere über körperliche Arbeit. In dieser Welt wurden Menschen, die keine »richtige Arbeit« ausüben (nicht körperlich arbeiten), abgewertet – andere Leistung zählte nicht. Diese Seite duldet insbesondere dann kein Stillsein, wenn das Wetter schön ist (»Wer bei schönem Wetter nichts tut, macht sich schuldig«).

Die andere Seite wünscht sich Ruhe und Erholung und Zeit für sich. Diese Seite wurde vor ein paar Jahren erstmals intensiv spürbar mit einem körperlichen Zusammenbruch.

Bisher hat er einiges versucht, um Arbeit anders zu strukturieren, sich Auszeiten zu nehmen und Erholungspausen einzuplanen. All das gelingt ihm nur für kurze Zeit, dann übernimmt die leistungsorientierte Seite wieder das Ruder und lässt ihn nicht zu Ruhe kommen. Man könnte sagen, er versucht – assoziiert mit der »leistungsorientierten Seite« – unwillkürlich, mit den Mitteln dieser Seite für Ruhe und Entspannung zu sorgen.

Von der Beobachtungsposition aus generiert er im Laufe des Prozesses konkrete metaphorische Beschreibungen der beiden Seiten. Wofür sie kämpfen, was ihre guten Gründe sind, wo und wie sie zu ihm stehen.

Durch die auch bildhafte Beschreibung der Seite, die ihm bisher keine Ruhe lässt und die sich nun als Jugendlicher zeigt, der nur durch Arbeit Anerkennung bekommt, ändert sich seine Haltung zu sich selbst. Von außen wird Rührung sichtbar, ein Ausatmen im Organismus, er lehnt sich zurück und sitzt anders da. Er beschreibt das innere Bild, das entsteht: Er sieht sich stehend, die beiden Seiten, seine beiden »Berater«, links und rechts neben sich.

Links eine Gestalt, die sehr ruhig und gelassen auf einem Kissen sitzt. Zufrieden mit sich und der Welt, mit einem satten Lächeln, wissend, dass alles gut ist, wie es ist. Rechts ein ca. 12-jähriger Junge, immer in Bewegung, ein bisschen unsicher, weil er es so gerne richtig machen möchte, und immer am Außen orientiert. Der Junge schaut ihn jetzt an, ein bisschen abwartend.

In ihm selbst wird eine Ruhe spürbar, und ihm kommt die Idee von »Wintermomenten« in den Sinn, die er damals auch am Bauernhof erlebt hat, in denen Ruhe erlaubt ist. Über dieses Bild nähern sich die beiden Seiten an, dürfen nebeneinanderstehen und schauen einander zum ersten Mal an.

Dieser Moment ist für ihn sehr besonders, und er beschreibt das Gefühl als Zuversicht, dass ein innerer Frieden möglich sein könnte. Er atmet aus, das Gesicht sieht entspannter aus, die Mimik wird weicher, die Augen wirken größer, und der ganze Körper wirkt gelassener, beruhigter. Die Metapher »Wintermomente« scheint ein »Ja« im Organismus zu erzeugen, ist stimmig für beide Seiten, und scheint ein passender Kontext für eine neue Kooperation von den beiden Grundbedürfnissen »Zugehörigkeit« und »Autonomie« zu sein, die nun in weiterer Folge erforscht werden kann.

Wobei das nun wieder auch ein neues Rauschen sein könnte, ein neuer Sog, der einen neugierig machen kann …

Mitnehmen der bisher bekämpften Seite

Eine Klientin stellt überrascht fest, dass alleine der Gedanke an ein Vorstellungsgespräch, das in einem Monat stattfinden wird, sie in Angst und Schrecken versetzt. Obwohl sie schon viel Erfahrung in ihrem Beruf gesammelt hat und Präsentationen in ihrem bisherigen Team überhaupt kein Problem für sie waren. Sie möchte aber unbedingt zu diesem Gespräch gehen, da der Job genau das wäre, was sie sich für ihren nächsten Karriereschritt vorstellt.

Eine Seite in ihr versucht zuerst, ihr gut zuzureden und ihre Kompetenzen wieder in den Vordergrund zu rücken, und verweist auf ihre langjährigen Erfahrungen mit Vorträgen und Präsentationen vor anderen Menschen. Nachdem das alles nicht wirklich fruchtet, wird diese Seite aber richtig ungeduldig und böse und beginnt, die panische Seite in ihr abzuwerten und richtiggehend zu beschimpfen. Mit dieser Haltung kommt sie, um sich Unterstützung zu suchen.

Nun stellt sich heraus, dass bei der Beschreibung der panischen Seite die Figur einer Siebenjährigen auftaucht, die vor der gesamten Klasse von der Lehrerin – einer Klosterschwester – gedemütigt wurde. Diese Kleine wurde damals von der ganzen Klasse ausgelacht. Als die Klientin die Not dieser Seite sieht, ist sie sehr berührt und weint.

Auf die Frage, was diesem kleinen Mädchen in dieser Situation damals geholfen hätte, meint sie, es wäre gut gewesen, wenn noch jemand dabei gewesen wäre, der auf ihrer Seite, an ihrer Seite gewesen wäre. Im inneren Bild probiert sie zunächst aus, ob ihre Mutter diese Ressource sein kann. Es wird jedoch schnell deutlich, dass ihre Mutter hier nicht schützend, nicht stark genug ist.

In einem weiteren Suchprozess taucht unwillkürlich die Figur eines Teufels auf, der es mit der Klosterschwester aufnehmen kann. Im inneren Bild wird deutlich, dass sie durch den Teufel in dieser Situation gut geschützt ist und sich sicher fühlt.

Zur Verankerung sucht sich die Klientin einerseits ein Symbol für den Teufel und findet die Zahlenkombination 666, die sie sich in einem kreativen Prozess zum Einstecken selbst gestaltet. Andererseits imaginiert sie sich ein inneres Bild, wie sie die Siebenjährige an der Hand mit zum Vorstellungsgespräch nimmt und sich beide gut geschützt durch den Teufel der »Prüfungssituation« stellen.

So gut aufgestellt, gelingt es der Klientin, das Vorstellungsgespräch zu meistern und die Stelle zu bekommen.

Veränderung des Schutzauftrags der Beschützerinnen

Eine Klientin am Ende ihrer Ausbildung steht vor der Frage, welchen Job sie annehmen soll, wo sie sich noch bewerben könnte und wie überhaupt ihre nächsten Schritte im Leben aussehen sollen. Sie hat viele Ideen und auch Möglichkeiten, fühlt sich jedoch auf der Stelle tretend und irgendwie über den Dingen schwebend. Sie beschreibt sich als festgefahren und oft gar nicht der Lage, einen klaren Gedanken zu fassen – was sie so nicht von sich kennt. Eigentlich sei sie eine, die immer klare Pläne und viel Struktur im Leben hat.

Eine Seite in ihr besteht darauf, dass sie sich nun endlich und auch ein bisschen endgültig entscheiden soll. Sie weiß auch, dass es nun Struktur und Klarheit bräuchte, damit es gut für sie weitergehen kann. Diese Seite insistiert nahezu darauf, nun endlich die Dinge in die Hand zu nehmen. Eine andere Seite äußert sich durch ein Gefühl von Im-Nebel-stehen und durch ein Nein zu allem, was die andere Seite vorschlägt. Diese Seite macht sich vor allem körperlich als Angst, die im Bauch sitzt, bemerkbar. Die Klientin nimmt diese Seite als gar nicht fassbar wahr, als etwas, das sich ihrem Hinschauen auch entzieht, wenn sie zu fragend wird.

Im Prozess entsteht ein Moment, in dem die Klientin immer wieder auf eine bestimmte Stelle im Raum schaut. Auf Nachfragen berichtet sie von einer Seite, die dort gestaltlos stehen und zu ihr sagen würde: »Ich beschütze dich, und das mache ich schon dein ganzes Leben lang. Und ich kann das auch noch weiter so tun. Aber es wäre gut, wenn du jetzt hinschaust«.

Es entsteht eine Bewegung, ein Oszillieren, zwischen sich Hinwenden und der Erlaubnis, sich auch wieder abwenden zu dürfen. Diese Bewegung bringt eine große Beruhigung in den Körper der Klientin, die Angst nimmt ab. Es zeigt sich, dass hinter der Beschützerin noch eine andere Seite wartet. Ebenfalls gestaltlos, jedoch jünger, die nach einiger Zeit sehr zaghaft, ganz leise, die fast hoffnungsvolle Frage stellt, ob es tatsächlich sein könnte, dass es jetzt wirklich, tatsächlich, einmal um sie gehen könnte. Und gleichzeitig taucht bei der beschützenden Seite die Hoffnung auf, dass sie vielleicht nicht wieder alles alleine machen muss. Was sie natürlich könnte. Aber nicht mehr will. Die Klientin zeigt sich sehr berührt und beruhigt, ihre innere Welt und die starken Ambivalenzen, die sie zuvor so ratlos gemacht hatten, nun anders zu verstehen. Ein erster großer Schritt ist geschafft.

Nachreichen von Bedürfnissen in der inneren Welt

Ein Klient lebt schon seit langem mit einer schweren Krankheit. Diese äußert sich dadurch, dass sich die Haut am ganzen Körper verhärtet. Gleichzeitig berichtet er über intensive, verbale Wutausbrüche, die seinen Alltag und seine sozialen Beziehungen sehr belasten.

Die wütende Seite zeigt sich, wenn er sich verletzt fühlt, insbesondere in Situationen von sozialer Ausgrenzung. Diese Seite hat sehr feine Antennen und nimmt jede kleine Nuance von Ausgrenzung deutlich und intensiv wahr. Die Wut zeigt sich lautstark und lässt nach eigener Aussage »verbrannte Erde« in seinem Umfeld zurück. Die zweite Seite zeigt sich erst nach einiger Zeit im Prozess der Begleitung. Diese Seite ist eine massiv verletzte Seite, die alles mögliche von klein auf an erleben musste. Sie ist alterslos, da es in nahezu jedem Lebensalter zu Verletzungen kam.

In diesem längeren Prozess der Begleitung zeigt sich ein Moment von Integration durch folgendes metaphorisches Bebildern, als die Frage nach der Form der Verletzung dieser Seite gestellt wird. Als Bild taucht eine riesige, offene Stichverletzung am Bauch auf. Auf die Frage nach Ideen, was diese Verletzung brauchen könnte, zeigt sich, dass Desinfektion hilfreich wäre. Und eine Heilsalbe für die schon harten Ränder. Die Wunde braucht guten Schutz und gleichzeitig auch Luft zum Atmen, weshalb sie einen dünnen Schutz, wie ein Vlies, bekommt.

Dieses liebevolle Zuwenden, das Wahrnehmen der Größe und Tiefe, und wie lange diese offene Wunde – unversorgt – schon da ist, hat einen Unterschied für den Klienten gebracht. Er beschreibt es als ein »gutes Mit-sich-Sein«. Es wird ihm klar, dass so eine Wunde nicht nur einmal Zuwendung braucht, sondern diese Verletzung immer wieder Aufmerksamkeit und liebevolle, kümmernde Wundversorgung nötig hat.

Genauso wird ihm deutlich, dass so eine große Wunde auch Zeit braucht, um langsam von innen heilen zu können. Und dass eine sichtbare Narbe bleiben darf, und bei so einer Wunde auch bleiben muss, und dass das in Ordnung und verständlich ist. Diese Gedanken stimmen ihn sehr versöhnlich mit sich.

Verbinden von vormals Widersprüchlichem

Eine Klientin ist hin- und hergerissen zwischen der Entscheidung zu kündigen oder noch im Job zu bleiben.

Eine Seite in ihr ist dauerbeschäftigt, sie kreist permanent um alles, was noch zu erledigen ist, und checkt auch am Wochenende E-Mails. Sie findet immer irgendetwas, das noch zu tun ist, und möchte alles sofort erledigen. Nachdem in der Arbeit der Klientin immer etwas zu tun ist, was sich diese Seite schnappen könnte, lässt sie sie nie zu Ruhe kommen. Diese Seite hat bisher dafür gesorgt, dass die Klientin sehr jung Karriere gemacht hat und einen gut bezahlten und für ihr Alter sehr anspruchsvollen Job hat. Eine andere Seite würde gerne woanders hin, stellt sich das Leben ganz anders vor, und fragt sich immer öfter, wofür sie studiert hat und ob das wirklich alles ist, um dass es gehen sollte im Leben. Wenn diese Seite sich bemerkbar macht, wird die Klientin unmittelbar sehr traurig und fühlt sich leer und erschöpft. Diese Seite würde gerne kündigen und ein anderes Leben führen, ohne eine Idee zu haben, wie das aussehen könnte.

Die Klientin findet für die beiden Seiten jeweils ein Tier, das die jeweilige Seite stimmig repräsentiert. Die erste Seite zeigt sich als Adler, der beständig über allem kreist, immer auf der Suche nach dem, was es zu tun geben könnte. Die andere Seite zeigt sich als Tiger, der sehr stark und kräftig ist, jedoch nicht genau weiß, wo er hin soll mit dieser Kraft.

Da die Klientin bei ihren Erzählungen intensiv beide Hände gestikulierend einsetzt, wird sie gebeten, für jede Seite, Adler und Tiger, eine Bewegung zu finden. Mal zu schauen, was da ganz unwillkürlich aus dem Körper für ein Wissen kommen mag. Wie es gerade ist, und wie es sein könnte.

Aus ihr heraus entsteht für die Adler-Hand eine kreisende Bewegung, Handfläche nach unten gerichtet, die sich dann langsam der ruhigen Hand des Tigers annähert, die mit der Handfläche nach oben in der Luft schwebt. Beide Hände beschreiben eine sich immer mehr annähernde Bewegung, die eine kreisend, die andere eine leichte Vorwärtsbewegung, in die Stückchen für Stückchen immer mehr Synchronizität kommt.

Die Klientin zeigt sich überrascht und dann berührt, wie stark sie diese nun spürbare Verbindung der beiden zuvor so widersprüchlichen Kräfte, Seiten, in sich erlebt. Sie berichtet, dass im inneren Bild nun der Tiger voran geht, begleitet vom Adler über ihm, der den Weg voraussieht und aufpasst.

Ohne noch genau zu wissen, wie sie sich nun entscheiden wird, spürt sie, dass sich über das Weiterführen dieses Ankers, dieser Bewegung und der Bilder, neue Ideen entwickeln werden.

Umgang mit untröstbaren Seiten

Eine Klientin hat ihr Kind verloren, als es drei Monate alt war. Sie kommt in eine Begleitung zwei Jahre nach dem Tod des Kindes.

Eine Seite in ihr lebt weiter hier in dieser Welt und managt den Alltag. Das gelingt ihr auch ganz gut, nach mittlerweile zwei Jahren. Sie arbeitet wieder, ist nach wie vor in Beziehung, und von außen sieht es so aus, als wäre das Leben wieder einigermaßen in Ordnung. Eine andere Seite will gar nicht ohne dieses Kind auf dieser Welt, sondern bei ihrem Kind sein. Für diese Seite ist das Leben seit dem Tod ihres Kindes zu Ende. Sie sieht überhaupt keinen Sinn, sich wieder in dieses Leben einladen zu lassen, wofür auch. Und sie ist einsam, weil ihre Trauer keinen Platz in der äußeren Welt hat.

In der Begleitung wurde für diese Seite über eine Trance gemeinsam ein Ort gefunden und gestaltet wird, an dem Wertschätzung, Wohlwollen und Würdigung zu Hause sind (WWW-Trance). An diesem Ort darf alles bleiben, wie es gerade ist. Kein Anspruch auf Veränderung, auf Trost oder Besserung. Die Klientin geht fortan immer wieder an diesen von ihr kreierten inneren Ort.

Du findest die WWW-Trance im ErlebnisRaum dieser Welt (S. 185).

Aus all diesen Beispielen und noch weiteren aus unserer therapeutischen und Coaching-Praxis wird für uns so deutlich, wie sehr sich alle Seiten in uns wünschen, gesehen zu werden und sein zu dürfen, wie sie sind. Und heimzukommen, in uns. Zugehörig zu uns in der inneren Welt. Und dass wir selbst ihnen Heimat anbieten und geben können. Auch das ist eine Art der Bezogenen Individuation: Ich sorge für mich, indem ich mir selbst, diesen Seiten von mir, Beziehung anbiete. Zugehörigkeit, eine innere Heimat. Integrieren, verbinden, heimkommen.

Entwicklung ist eine Heldinnenreise!

Menschen – und Mäuse –, die sich dem Abenteuer Leben stellen, sind Heldinnen und Helden! Und die Heldinnenreise folgt einem »Drehbuch«, einen immer recht ähnlichen Ablauf, der in vielen Kulturen beschrieben wird, in Mythen und Geschichten.

Sich das zu verdeutlichen halten wir für ein hilfreiches Reframing: Die Heldin hört das Rauschen, macht sich auf und entscheidet sich, das nicht mehr hinzunehmen. Etwas zu verändern, aufzubrechen, in ein anderes Leben, ihr Schicksal (wieder) selbst in die Hand zu nehmen. Auch wenn es schwer ist, auch wenn es bisher gute Gründe gab, auf genau diese Art zu leben. Die Heldin riskiert etwas, sie macht sich auf ins Unbekannte. Sie geht das Wagnis ein, nach ihrer Reise nicht mehr dieselbe zu sein. Das hat oft einen Preis, genau wie das Beibehalten des Ist-Zustands einen haben kann. Dieser ist jedoch bekannt und vertraut, was es nicht leichter macht, jedoch gewisser, vertrauter, und oftmals auch auf eine bestimmte Art sicherer. Wenn

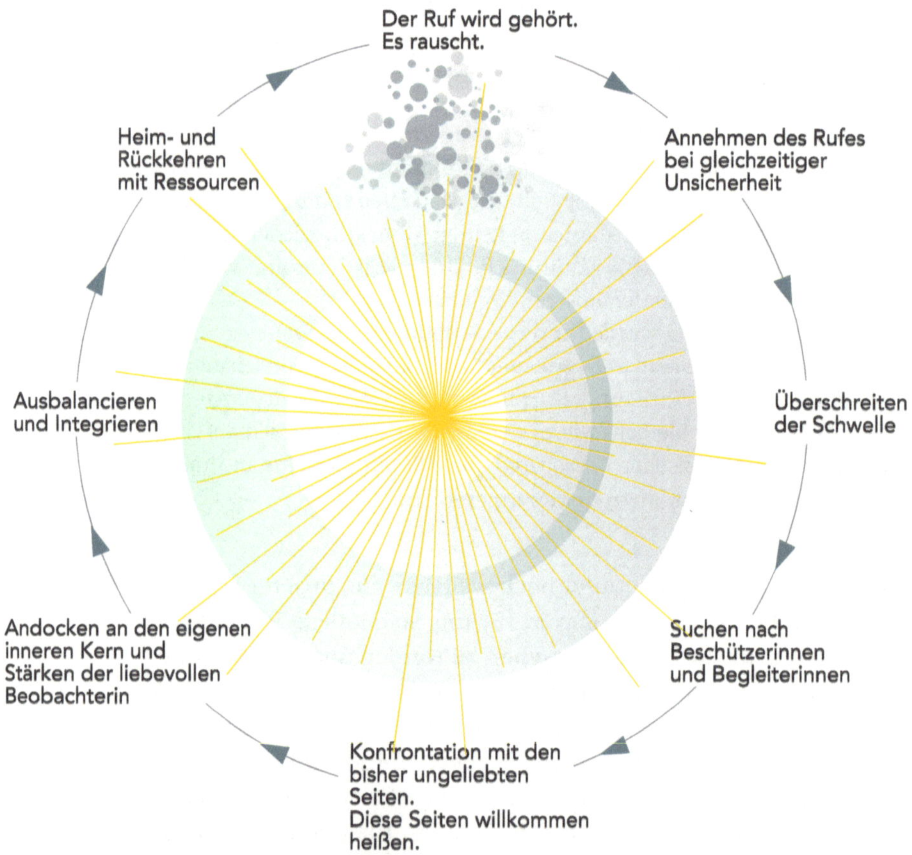

Abb. 21: Heldinnenreise

wir als Waschbären Mäusen dieses Modell anbieten, dann um zu verdeutlichen, dass sie bereits über sehr viel Mut verfügen, und Selbstliebe, da sie sich auf die Reise machen.

Wir haben die Stufen, die Phasen des Modells der Heldenreise, das wir bei Stephen Gilligan und Robert Dilts (Gilligan u. Dilts 2013) kennengelernt haben, ein wenig für unseren Kontext des Hypnosystemischen Erlebnisbuchs umformuliert (siehe Abb. 21) und möchten dir diese gerne auch wiederum mithilfe unserer Maus näherbringen. Schau doch, wie es bei dir ankommt und wie unsere Bilder für dich nützlich sein können, oder auch, welche Worte und Bilder dir da, für dich stimmiger vorkommen.

- Der Ruf wird gehört – es »rauscht«: Maus nimmt wahr, dass »etwas anders ist, etwas da ist, was zuvor nicht war«.
- Annehmen des Rufs bei gleichzeitiger Unsicherheit: Auch wenn Maus noch nicht weiß, was dabei herauskommt, ja sogar große Angst haben kann, spürt sie, dass es nun an der Zeit ist, das Rauschen zu erforschen.
- Überschreiten der Schwelle: Maus macht sich auf den Weg, sie entscheidet, den ersten Schritt zu setzen.
- Suche nach Begleiterinnen: Maus sucht und findet einen Waschbären, der ihr ein Gegenüber auf ihrer Reise ist.
- Konfrontation mit bisher ungeliebten Seiten und willkommen heißen: Maus lernt, sich selbst zu beobachten, ihre innere Welt anzuschauen, den Seiten zu lauschen und nach deren Bedürfnissen, Ängsten und Sehnsüchten zu forschen. Sie kann die dahinterstehenden guten Gründe ihrer Beschützerinnen sehen und diesen manchmal sogar danken.
- Andocken an den eigenen heilen Kern und Stärken der inneren liebevollen Beobachterin: Maus findet (wieder) Zugang zu sich selbst und einen liebevollen Umgang mit ihren Ambivalenzen, Ressourcen, Kompetenzen und Möglichkeiten. Sie spürt, dass es eine Kraft in ihr gibt – und oftmals auch außerhalb, in der Welt, dem Universum –, die immer weiß, was gut für sie ist. Und mit der sie sich verbinden kann.
- (Aus-)Balancieren und Integrieren: Maus hat (wieder) Zugriff auf verschiedene Optionen, wie sie ihre Reise gestalten möchte. Sie kann auf ihre ganz eigene Art siegen, ohne zu kämpfen. Sein, ohne machen zu müssen. Die Reise ist ein Teil von ihr geworden. Ihre höchstpersönliche Geschichte.
- Heim- und Rückkehr mit Ressourcen: Maus findet Wege, ihre inneren Prozesse in ihre Welt(en) zu tragen. Sie ist eine andere geworden auf ihrer Reise, hat neue Ressourcen entwickelt, sich ein Stück weit neu erfunden. Die Heimkehr ist der Moment, wo sich auch entscheidet, ob äußere Welten verändert werden müssen.

Das Modell der Heldinnenreise verwenden wir sowohl für ein Reframing als auch für die Einladung zur Standortbestimmung:

- Wo stehe ich gerade als Reisende?
- Welche Stationen habe ich bereits bewältigt, mich welchen Herausforderungen gestellt?
- Was liegt vor mir und was wäre dafür hilfreich, was könnte ich da brauchen?

Je nach eigener Neigung können wir dazu Geschichten von Heldinnen[29] und Helden erzählen – auch von ihrem Scheitern, oftmals im ersten Anlauf, und wie sie sich nicht beirren ließen und dann doch gestärkt aus dieser Erfahrung hervorgingen, ihr Ziel erreicht haben.

Du findest die Vier Schilde im BegegnungsRaum der Universellen Welt beschrieben (S. 161).

Wenn dir das Konzept der Vier Schilde gefallen hat, dann kannst du dieses ebenso anbieten, um Veränderungs- und Entwicklungsprozesse in den Raum zu bringen (siehe Abb. 22).

Zusätzlich zu den vier Himmelsrichtungen, die den großen Lebensabschnitten Kindheit, Jugend, Erwachsenenalter und hohes Alter (Tod und Geburt) zugeordnet sind, können die Übergänge dazwischen benannt werden (Redl 2014). Übergänge können wir beschreiben wie Schleifen, in denen wir eine Zeit lang bleiben, in denen es noch keinen Sprung in die nächste Phase gibt, aber auch kein Zurück mehr.

Schau dir dazu die Übung »Den Weg gehen« im Begegnungs-Raum dieser Welt an (S. 192).

Menschen, die sich herausfordernden Entwicklungsfragen gegenübersehen, beschreiben diesen Zustand oftmals mit sprachlichen Metaphern wie z. B. »Ich dreh mich im Kreis«, »Ich trete auf der Stelle«, »Ich bin blockiert und komm nicht voran«, »Ich steh mir selbst im Weg« etc.

Wenn wir dieses Modell anbieten, dann laden wir zu einer Beschreibung von »Bisherigem« und »Neuem« ein, und zur Idee, dass es gute Gründe gibt, dass der »Sprung« oder »Schritt« noch nicht erfolgt. Weil noch etwas reifen muss, integriert oder geklärt werden. Die Begrifflichkeit einer »Werdezeit« bis zu einem Übergang kann wiederum entlastend sein und beruhigen.

Wir verwenden für diese »Werdezeit« auch gerne die Metapher des Schmetterlings. Die Natur bietet viele Beispiele für gelungene Übergänge und Entwicklungs- oder Reifungsprozesse. Die der »Schmetterlings-Werdung« finden wir besonders schön: Die Raupe spürt, weiß,

29 Für kleine Heldinnen möchten wir an dieser Stelle auf das Buch »Goodnight Stories for Rebel Girls« (Favilli u. Cavallo 2017) hinweisen. Die Autorinnen haben hier in inzwischen mehreren Bänden kurze Biografien von Frauen zusammengetragen, um der »History« die »Herstory« hinzuzufügen. Empfehlenswert auch für Erwachsene, Frauen und Männer.

wann es Zeit ist, ihre Nahrungszufuhr zu erhöhen und sich dann einen guten Platz zu suchen, um sich zu verpuppen. In der Puppe verweilt sie dann wiederum so lange, bis der Umbauprozess von der Raupe zum Schmetterling vollständig abgeschlossen ist. Von außen ist nicht sichtbar, was im Innen an Veränderung passiert. Und es gibt einen Zeitpunkt, an dem sich bereits Zellen der Raupe zu Schmetterlingszellen verändert haben und es genauso noch Zellen gibt, die noch Raupenzellen sind. Entweder und oder genau wie sowohl als auch.

Wenn der Tag kommt, an dem es ist Zeit ist, die Puppe als neuer Schmetterling zu verlassen, beginnt das gewordene Tier mit dem Schlüpfen. Es bricht auf in eine neue Welt. Würde man dem kleinen Schmetterling dabei helfen, diesen von außen betrachtet mühsamen Prozess des Aufbrechens, des Sich-Herauswindens, des Sich-Entfaltens, abzukürzen, wäre ein tragisches Schicksal die Folge. Ein Schmetterling, dem das Aufbrechen der Puppe abgenommen wurde,

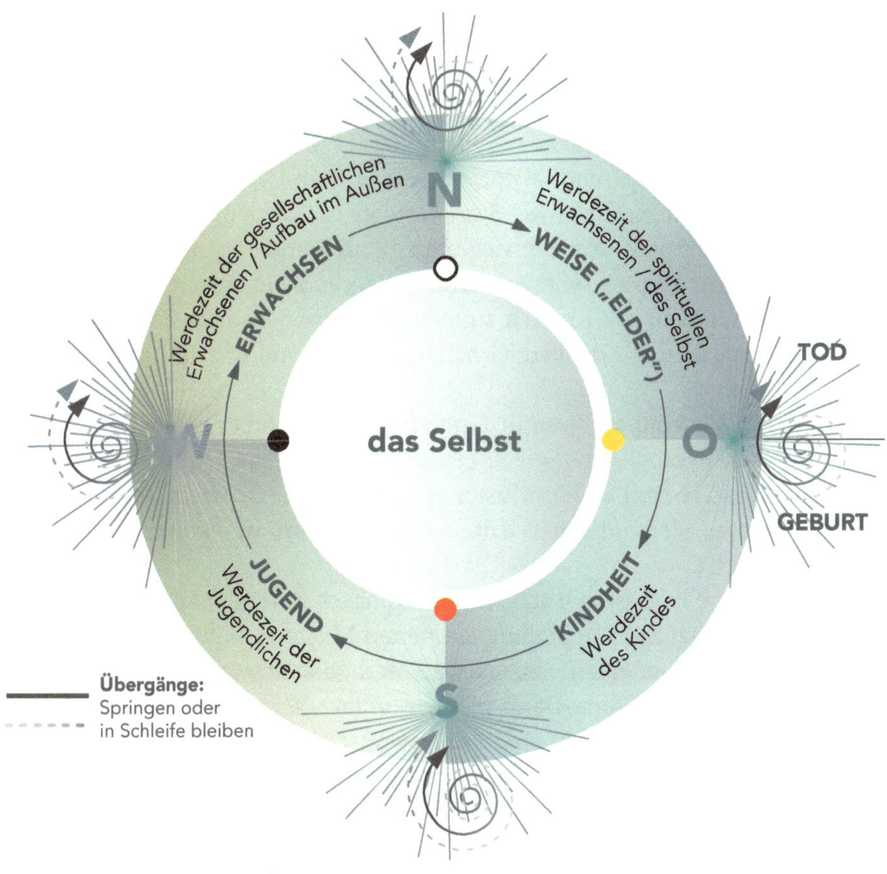

Abb. 22: Vier Schilde: Übergänge

ist nicht in der Lage zu fliegen. Nimmt man ihm die Mühen dieser letzten Phase der Metamorphose ab, so nimmt man ihm die Möglichkeit, seine Flügel zu stärken, die Initialbewegung der Muskulatur in den Flügeln kann nicht ausreichend stattfinden. Er wird nicht mehr in der Lage sein zu fliegen. Und ist somit nicht in der Lage, sich den Herausforderungen dieser neuen Welt als »Tier der Lüfte« zu stellen.

Vom Schmetterling können wir viel über »Werdezeit«, über den richtigen Moment von Entwicklungs- und Veränderungsprozessen lernen – und über Vertrauen ins Leben. Vertrauen in die Selbstregulation von lebenden Systemen. Und wie wichtig es ist, als Begleiterinnen zum einen präsent zu sein und gleichzeitig unsere möglicherweise vorhandene Seite, die so gerne helfen möchte, unserem Gegenüber eine Mühe abnehmen oder einen Prozess abkürzen oder beschleunigen möchte, liebevoll an der Hand zu nehmen und gemeinsam darauf zu vertrauen, dass alles zur richtigen Zeit erfolgt. Und wir nicht ziehen müssen.

Du findest im BegegnungsRaum dieser Welt eine Übung, die du sowohl auf das Modell der Heldinnenreise als auch auf die Idee der Übergänge und Werdezeiten der Vier Schilde beziehen kannst (S. 188).

Wir brauchen Räume, in denen das Neue erlebbar werden kann

Menschen sind »Gewohnheitstiere«, heißt es immer so schön. Und »unser Gehirn ist wie ein Kleinbürger«, heißt es manchmal, es arbeitet energiesparend. Wenn wir diese Prämissen ernst nehmen wollen, dann macht es viel Sinn darüber nachzudenken, wie wir unsere Erkenntnisse aus Entwicklungs- und Veränderungsprozessen verankern können, wie wir deren Integration in unsere äußeren Welten und in die inneren unterstützen können. Den Begriff der Anker haben wir dir bereits nähergebracht, und wie du damit arbeiten kannst.

Mehr zur Idee von Ankern findest in den WissensRäumen der Es-Welt (S. 78) und der Körper-Welt (S. 102).

Wir können diese in Embodiments verkörpern, bebildern, vertonen, Symbole finden etc. Letztendlich geht es darum, ein bedeutsames Element in ein Muster zu integrieren. Oder ein Muster durch dieses Element umzudeuten – je nachdem, was konkret das Anliegen ist.

Die in diesem Buch bereits mehrfach zitierte Maja Storch (Storch 2015) hat zur Integration von neuen Mustern in ihrem Zürcher Ressourcenmodell eine ausgefeilte Methodik entwickelt: Mittels der sogenannten Wenn-Dann-Pläne werden alternative konkrete Verhaltensweisen für das bisher unerwünschte Verhalten entwickelt und dann Schritt für Schritt umgesetzt. Anstelle bisher »Wenn ich meine 10-Uhr-Pause mache, dann rauche ich eine Zigarette« nunmehr: »Wenn ich meine 10-Uhr-Pause mache, dann stelle ich mich mit einer Tasse Tee auf den Balkon.«

Den Begriff der Räume haben wir dir ebenfalls angeboten. Was brauche ich äußerlich, damit ich in die für mich günstigen inneren Räume komme?

Find others with hearts like yours!

Es mag dir vielleicht seltsam vorkommen, aber manchmal kann es bei großen Veränderungen sinnvoll sein zu überlegen, wer im Außen dir eine Stütze sein könnte beim »trainieren, experimentieren und ausprobieren« der neuen, gewünschten Verhaltensweisen oder Haltungen. Menschen, die eine ähnliche Haltung haben wie wir, machen es uns insbesondere anfangs leichter, unsere »neue«, »veränderte« Seite zu zeigen. Nicht umsonst sind in fast jede umfassende Weiterbildung Peergroups integriert. Wirken Selbsthilfekonzepte (wie z. B. die Anonymen Alkoholiker) insbesondere über die Treffen mit anderen, über den Zusammenhalt und die Unterstützung der Gruppe. Gruppen können dann als neue äußere Räume, Kontexte und Welten erfahren werden. Gruppentherapiekonzepte haben die Idee, neues Verhalten gleich direkt auszuprobieren bzw. Unterstützung und Feedback von Menschen mit ähnlichen Themen zu bekommen.

Die Gesellschaft anderer, die auf einer ähnlichen Reise sind wie wir oder diese unterstützen, ist ein wichtiger Wirkfaktor bei der Integration von Forschungsergebnissen zum eigenen Rauschen. Was wäre unsere Maus ohne den Frosch? Der sie ermutigt, der zuversichtlich ist, dass sie ihr Ziel erreicht und auf sie neugierig wartet, damit sie ihm von ihrer Reise erzählt.

Hör dir dazu den Song von Robbie Williams »I love my Life« an (und da besonders die Textzeile: »Find the others with hearts like yours«).

Und dann hören wir irgendwann mit Sicherheit wieder ein Rauschen …

Manchmal gehen Mäuse in Veränderungsprozesse mit der Idee, dass es dann »endlich« gut sein solle. Eine Entscheidung soll getroffen werden, etwas verändert, und dann soll es gut sein, richtig, und zwar für immer. Der Wunsch ist nachvollziehbar, insbesondere wenn Entscheidungen einen hohen Preis haben. Gleichzeitig ist es hilfreich und nützlich, uns immer vor Augen zu halten: Nach dem Rauschen ist vor dem Rauschen. Entwicklung findet immer statt. Zumeist unbewusst, auf Ebene des Körpers kontinuierlich, alle sieben Jahre, so sagt man, sind alle unsere Zellen erneuert. Psychische und emotionale Entwicklung findet manchmal auch sprunghaft statt. Manchmal mit Begleitung, manchmal von selbst, überraschend, ungeplant.

Als Waschbären können wir Mäusen mit der Zuversicht begegnen, dass immer genau *die* Entwicklung, *die* Veränderung, stattfindet, die in diesem Moment stattfinden kann. Insofern ist sie immer auch abgeschlossen, in diesem Moment, und gleichzeitig ist genauso gewiss, dass eine neue Herausforderung, eine neue Chance für Wachstums mit dem nächsten Rauschen, das wir wahrnehmen, in unser Leben kommen wird. Und das kann auch Sicherheit geben, und Zuversicht, dass wir uns unser Leben lang entwickeln können, dass unser ganzes System auf Potenzialentfaltung angelegt ist. Und dann schließt sich der Kreis.

ErlebnisRaum

Im ErlebnisRaum der Integration möchten wir dich gerne einladen, ein bisschen in dich hineinzuhorchen, nachzuspüren, wie es dir mit dir selbst gerade so geht. Du findest dafür gleich anschließend einen (Lied-)Text, »The Invitation«. Die WWW-Trance führt dich dann an einen Ort, an dem alle deine Seiten, auch die untröstbaren, einfach sein dürfen. Da sein dürfen. Und mit der Übung zur Erforschung von gelungenen Übergängen kannst du an deine persönlichen Muster des Gelingens anknüpfen. An all die Momente und Situationen, in denen es dir bisher schon gelungen ist, zu »springen«. Und an die Kompetenzen, die du dafür bereits in dir hast, und an die Ressourcen, die dir zur Verfügung stehen. Sei gespannt, was da alles bereits vorhanden ist in dir, das vielleicht nur darauf wartet, wieder ins Bewusstsein geholt zu werden.

Die Einladung

Aus der Tradition der Native Americans stammt der nachfolgende Liedtext, der dich einlädt, über deinen Umgang mit deinen eigenen Bedürfnissen zu reflektieren.

The Invitation

It doesn't interest me what you do for a living. I want to know what you ache for and if you dare to dream of meeting your heart's desire.

It doesn't interest me how old you are. I want to know if you will risk looking like a fool for love, for your dream, for the adventure of being alive.

It doesn't interest me what planets are squaring your moon. I want to know if you have touched the center of your own sorrow, if you have been opened by life's betrayals; or if you have become shriveled and closed from fear of further pain! I want to know if you can sit with pain – mine or your own, without moving to hide it or fade it or fix it. I want to know if you can be with joy – mine or your own; if you can dance with wildness and let the ecstasy fill to the tips of your fingers and toes without cautioning us to be careful, realistic, or to remember the limitations of being human.

It doesn't interest me if the story you are telling me is true. I want to know if you can disappoint another to be true to yourself; if you can bear the accusation of betrayal, and not betray your own soul.

It doesn't interest me who you know or how you came to be here.
I want to know if you will stand in the center of the fire with me and not shrink back.

It doesn't interest me where, or what, or with whom you have studied. I want to know what sustains you from within when all else falls away. I want to know if you can be alone with yourself; and if you truly love the company you keep in the empty moments.

Oriah, Mountain Dreamer, Indian Elder

Du kannst dir den Text auch gesungen von Peter Makena[30] anhören.

Die WWW-Trance

In unseren gelebten Welten gibt es kaum Räume, wo nichts zu tun ist. Manchmal gestalten wir uns sogar unsere freien Zeiten sehr aktiv. Und oft ist das Thema des Tuns: Verbesserung, Optimierung, Wachstum, Entwicklung und anderes mehr. Diese Trance lädt dazu ein, einen inneren Ort entstehen zu lassen, an dem möglich wird, alle unsere Seiten einfach so sein, so bleiben zu lassen, wie sie sind. Auch jene Seiten, die wir eben nicht akzeptieren wollen oder können. Auf diesen Hintergründen ist die WWW-Trance entstanden.

Du findest die WWW-Trance als Audio-File auch auf der Website: www.hypnosystemischer-erlebnisraum.at

Mit dieser Trance laden wir dich ein, für dich einen Ort, einen Raum zu finden, an dem Wertschätzung, Wohlwollen und Würdigung spürbar wird.

WWW-Trance

Nimm dir ein bisschen Zeit. Finde einen Platz, von dem aus du gut deinen Fokus nach innen richten kannst. Vielleicht sitzt du oder du liegst. Vielleicht gehst du gerade – ganz egal, wo du gerade bist, nimm dir Zeit.

Manchmal finden wir ganz wie von selbst genau die richtige Position – genau die passende Art, um gut in Kontakt zu gehen mit unserem inneren Wissen, den Bildern, Farben, den Tönen und Klängen, mit dem, was du gerade empfindest und dein Organismus gerade wahrnimmt.

Spür einfach nach ... nimm dir Zeit ...

30 Peter Makena »The Invitation«. Verfügbar unter https://www.youtube. com/watch?v=EhP_h_AjmQU [15.03.2020].

Vielleicht spürst du deinen Atem, wie er ganz wie von selbst deinen Brustkorb oder deine Bauchdecke bewegt – einatmen und ausatmen – ohne dass du etwas bewusst tun musst, ganz wie von selbst – heben und senken ...

Und bestimmt hörst du noch Geräusche um dich herum, und vielleicht sogar fallen dir Dinge aus deinem Alltag ein, das ist genauso in Ordnung und darf auch sein ...

Und gleichzeitig vertieft sich deine Aufmerksamkeit immer mehr in deiner inneren Welt.

Und du kannst neugierig sein, welcher Ort, welcher Raum vor deinem inneren Auge vielleicht jetzt schon auftaucht. Ein Ort, der durchdrungen ist von Wertschätzung, Wohlwollen und Würdigung. Nimmst du ihn ganz nah bei dir wahr oder eher etwas weiter weg?

Ist es ein Platz, ein Ort in der Natur? Ein Platz, den du kennst? Oder ein Ort in deiner Fantasie ... Das kann ganz schön spannend sein, was da so auftaucht – wie von selbst, ohne dass du etwas tun musst ...

Wertschätzung, Wohlwollen und Würdigung ...

Und vielleicht macht es dich neugierig, dir deinen Ort einmal genau anzuschauen und dich umzuschauen.

Was siehst du an deinem Ort von Wohlwollen, Wertschätzung und Würdigung? Welche Farben sind da? Und wie schaut er aus, dieser Ort? Vielleicht ist da Natur ... Pflanzen? Wiesen?

Vielleicht aber taucht vor deinem inneren Auge auch ein Zimmer auf, ein Raum mit Wänden, Fenstern und Türen ... schau doch ...

Und wie ist es für dich, da an diesem Ort zu sein und all das zu sehen? Wie regiert da dein Körper? Wie bist du da gerade, an diesem Ort?

Und manchmal, manchmal sind da Töne und Klänge oder auch Geräusche, die wie zu Orten dazugehören. Hör doch mal, wie klingt dein Ort?

Wie klingt Wohlwollen, Wertschätzung und Würdigung für dich? An dem Ort, der durchdrungen ist davon? Sind es eher laute Laute oder mehr leise Laute? Klänge der Natur? Oder ist es ein Lied, das du hier hörst? ...... Hör doch ...

Und wie erlebst du das? An deinem Ort, deinem Platz zu sein mit all den Klängen und mit dem, was du hörst und siehst, was du wahrnimmst ...

Wo spürst du diese Atmosphäre von Wertschätzung, Wohlwollen und Würdigung am deutlichsten?

Wie ist es auf deiner Haut? Angenehm warm oder eher kühl? Spürst du ein Kribbeln oder eher ein sanftes, fast zärtliches Berührtsein?

Oder wird es auch in deinem Körper erlebbar? Im Bauch oder im Brustbereich?

Wohlwollen, Wertschätzung und Würdigung ...

An deinem Ort, der ganz durchdrungen davon ist …

Wo Wohlwollen, Wertschätzung und Würdigung da ist, wie es genau für dich stimmig ist …

Und wenn du da jetzt gut bist und diese Luft gut atmen und spüren kannst, dann möchtest du jetzt vielleicht jene Seite von dir herholen, die sich gerade so untröstbar erlebt. Du kannst sie einladen, an deiner Seite in diesem Raum, an diesem Ort zu sein.

Untröstbar da – neben dir und mit dir.

Und wie ist es für dich, dass genau diese Seite jetzt da ist, da sein darf, ohne anders sein zu müssen. Wie spürt es sich an? Wie erlebst du es?

Gemeinsam da sein … einfach so … nichts tun müssen …

Du nicht und auch nicht diese Seite …

Eingetaucht in einen Raum von Wertschätzung, Wohlwollen und Würdigung …

Und vielleicht möchtest du genauso ein bisschen verweilen …

Einfach nur sein …

Gönne dir hier an dieser Stelle so viel Verweilzeit mit dieser Seite, wie dir gerade gut tut … Wohlwollen. Würdigung. Wertschätzung.

Und du selbst wirst den Impuls spüren, den Moment wahrnehmen, dich nochmals gut umzuschauen, nochmals fein hinzuhören und nochmal einzutauchen, um dann, gemeinsam mit deiner untröstbaren Seite, den Weg zurückzugehen. Den Ort mit all seinen Farben, Klängen und Empfindungen da zu lassen, in dem Wissen, jederzeit wieder da hin zu können. Den Weg wieder zurück an diesen Ort hier in der äußeren Welt zu finden … Vielleicht mit dem Versprechen oder auch nur der Idee, wiederzukommen …

Ganz in deinem Tempo und ganz auf deine eigene Art …

Reflexionsfragen zur Erforschung von gelungenen Übergängen

- Wie ist es dir bisher gelungen, Übergänge zu meistern?
- Was hat dich »springen« lassen?
- Wann ging es wie von selbst?
- Wann hast du länger in der »Schleife« zugebracht?
- Und wofür war das vielleicht gut? Und für wen?

Schau mal, wie die folgenden Fragen für dich klingen. Du kannst sie zur Erforschung deiner Ressourcen nutzen, die du zur Verfügung hast, wenn du auf der Heldinnenreise bist und Veränderungen anstehen, wenn Übergänge gestaltet werden und du dem Rauschen folgst in eine neue Phase deines Lebens:

- Was trägt dich? (Fokus auf die Erde/den Boden)
- Was hält dich? (Fokus auf den Rücken/Halt)
- Was schützt dich? (Fokus auf Herz/Brust/Vorderseite des Körpers)
- Was verbindet dich? (Fokus auf Himmel/Kopf/nach oben)

BegegnungsRaum

Gute Gründe für die WWW-Trance, die du schon aus dem ErlebnisRaum kennst

Wenn Menschen in unsere Praxen kommen, dann haben sie sich zumeist entschieden, etwas verändern zu wollen. Ein Rauschen zu erforschen, sich auf die Reise zu begeben und neue Wege zu gehen. Mit Seiten, die sich derzeit als wenig unterstützend für diese Veränderungswünsche zeigen, soll ein anderer Umgang gefunden werden, so, dass es »gut« ist. Wir haben beobachtet, dass Veränderungswünsche, egal ob diese von Mäusen oder auch von engagierten Waschbären ausgehen, manchmal mit der Idee verknüpft werden, dass so, wie es jetzt ist, etwas nicht stimmt, nicht richtig ist und daher anders werden und sein sollte.

Manche Begleitungsprozesse zeigten uns auch auf, dass die Idee, dass alles »gut« werden kann und dann einem (auf Dauer) »glücklichen« Leben nichts mehr im Weg steht, für alle Beteiligten eine Überforderung darstellen kann. Wir haben die Erfahrung gemacht, dass menschliche Entwicklung so – zumindest nicht immer – verstanden werden kann. Oft begleiten uns Seiten lebenslang. Wobei: Gerade wo wir hier »lebenslang« schreiben, wissen wir gleichzeitig, dass es diesen Beweis – zum Glück – noch nicht gibt. Es gibt Seiten, die bedürftig sind, die immer wieder auf ihre Anliegen aufmerksam machen möchten, die nicht an Heilung glauben, die es sogar wichtig finden, dass ihre Anliegen nicht in Vergessenheit geraten und als »geheilt« oder »gestillt« keine Beachtung mehr finden. Die aus guten Gründen untröstbar bleiben wollen. Mit und für diese Seiten möchten wir Beachtungsräume kreieren und sie einladen, unverändert bleiben zu dürfen und gar nicht »besser« werden zu müssen. In diesen Räumen gibt es gar keine Veränderungsideen. Nur Ideen von so sein und bleiben dürfen und können.

Auf diesen Hintergründen ist die WWW-Trance entstanden. In unseren gelebten Welten gibt es kaum Räume wo nichts zu tun ist. Manchmal gestalten wir uns sogar unsere freien Zeiten sehr aktiv. Und oft ist das Thema des Tuns Verbesserung, Optimierung, Wachstum, Entwicklung und anderes mehr.

Diese Trance lädt dazu ein, einen inneren Ort entstehen zu lassen, an dem möglich wird, alle unsere Seiten einfach so sein, so bleiben zu lassen. Jene, die wir nicht akzeptieren können und auch jene Seiten, die eben auch nicht akzeptieren wollen oder können.

Die Weg-Trance

Manchmal kommen Menschen zu uns in die Praxen, die schon lange Ziele oder Veränderungswünsche haben und hegen, diesen aber im Erleben keinen Schritt näherkommen oder auch den letzten Schritt, die letzte »Hürde« nicht nehmen. Oftmals ist diese Erfahrung mit einem Gefühl von Frustration oder sogar Ärger gegen sich selbst verbunden. Begleitet wird das Erleben manchmal als »Ich steh mir selbst im Weg« oder »Ich komm nicht weiter!« oder auch »Irgendwas blockiert mich«.

So, wie wenn unsere Maus zwar weiß, dass sie die heiligen Berge erreichen möchte, auch eine Sehnsucht und einen Sog dahin spürt, und dennoch ein Zögern bleibt und sie den nächsten oder sogar letzten Schritt dahin nicht geht.

Produktinformation

Alle bewusste Reflexion, warum und wofür dieses »nicht weitergehen, nicht weiterkommen, nicht ankommen« stehen könnte und einen guten Grund haben könnte, hat bisher dennoch nicht zum gewünschten Ergebnis geführt, wenn auch die Hypothesen und Ideen, die dazu aufgetaucht sind, durchaus sinnvoll und logisch scheinen.

Wir laden dabei dazu ein, den Fokus nicht auf das Ziel zu richten – weil die Ziele oft schon recht klar und auch gut sichtbar und spürbar in der Zukunft stehen. Wir richten unseren Blick auf den Weg und erforschen, wie dieser Weg derzeit gerade auf der Ebene der inneren Bilder beschaffen ist, so, dass ein Weiterkommen nicht möglich bzw. sogar gefährlich sein könnte und so das Stagnieren und Anhalten, zumindest für eine Seite, derzeit eine kluge Entscheidung ist.

Didaktisches Skript – Weg-Trance

1) Auftragsklärung – wofür machen wir diese Übung – Produktinformation.
2) Waschbär bittet Maus, den Fokus auf das Thema zu leiten und im Raum jene Richtung zu benennen, in der das Ziel in etwa erahnt werden kann. (Hierbei ist nicht wichtig, dass der genaue Platz im Raum festgelegt wird. Es braucht hier nur eine ungefähre Richtung, damit Waschbär und Maus eine kleine Orientierung bekommen und gemeinsam in diese Richtung ihren Blick und ihre Aufmerksamkeit richten können.)

3) Dann beginnen Waschbär und Maus gemeinsam, den Fokus auf den Weg zu legen, der sich nun zwischen Maus und der Richtung, in der das Ziel verortet wurde, auftut. Waschbär lädt Maus ein, über alle Sinneskanäle diesen Weg zu beschreiben und erlebbar zu machen. Mögliche Landschaften und Wetterbedingungen können als Kontext noch dazu fokussiert werden. Es kann ein Teil des Weges sein – und das Ziel kann aus den Augen verloren werden –, und es kann der ganze Weg sein – mit dem Ziel im Blick. Alles, was auftaucht, ist in Ordnung. Der Fokus liegt immer am Weg, es geht nicht darum, das Ziel zu erreichen.
4) Maus beschreibt, was da vor ihrem inneren Auge und Ohr, vor ihrer inneren Nase auftaucht und entsteht.
5) Und dann geht Maus den Weg: Schritt für Schritt. Waschbär begleitet diese Schritte mit dem Interesse daran, wie es sich für Maus anfühlt, jetzt gerade diesen einen Schritt zu gehen, und welche Auswirkungen es auf Maus hat, wenn Unterschiedliches auf diesem Weg auftaucht und ihr begegnet. Wie ihr Organismus auf das Erleben des Weges und des Gehens reagiert.
6) Am Weg taucht manchmal etwas auf, was es Maus schwer macht, den nächsten Schritt am Weg zu gehen. Das kann auf visueller Ebene sein – etwas »steht im Weg« – oder auch auf Ebene des Organismus – eine große Müdigkeit oder Angst taucht auf. Ganz egal, was es ist, Waschbär begleitet Maus, lädt sie ein, gut nachzuspüren, wie sie es erlebt, gerade nicht weiterzugehen, und fragt nach Impulsen, die möglicherweise in Maus auftauchen, wie es weitergehen könnte.
7) So gehen Maus und Waschbär in genau dem passenden und stimmigen Tempo weiter bis zu dem Punkt, wo Maus einen Platz, einen Ort, eine Stelle an ihrem Weg entdeckt, wo sie – für jetzt gerade – verweilen mag und es auch gut ist, hier zu bleiben.
8) Zum Abschluss regt Waschbär Maus an, das Erleben an dieser Stelle zu verankern. Dies kann auf der Ebene von Symbolen sein, auf den Ebenen der Sinneskanäle oder auch eine Geste oder Körperhaltung.
9) Nach der Reise kann es für manche Mäuse Sinn machen, das Erlebte noch ins gelebte Leben zu übersetzen und Fragen zu stellen wie »Und was kann das jetzt für mein Ziel bedeuten?« Für andere Mäuse mag es hilfreicher und stimmiger sein, die Bilder nachwirken zu lassen und neugierig zu beobachten, welche Auswirkungen sich im Alltag zeigen.

Im Folgenden möchten wir die Weg-Trance anhand eines Fallbeispiels beschreiben, da es uns zum Verständnis wesentlich erscheint.

Eine Frau benennt als Ziel, wieder einen Platz für sich zu haben, gut in Beziehung sein zu können, genau so, wie sie ist, und mit alledem, was sie ausmacht. Dieses Ziel verfolgt sie schon seit geraumer Zeit, hat viel dafür getan und versucht. Einiges ist ihr gelungen, und dann geht es ihr wieder zu langsam. Gleichzeitig hat sie das Gefühl, auf der Stelle zu treten und nicht voranzukommen. Sie weiß genau, wo sie hinmöchte, doch immer, wenn sie den für sie stimmigen Weg zum Ziel zu gehen beginnt, kommt sie nicht weiter.

Als Zielrichtung orientiert sie sich nach links oben und schließt dann die Augen.

»Wenn du dir nun einen Weg von Hier nach Dort vorstellst: Was taucht da vor deinem inneren Auge auf? Auf welcher Art Weg bist du da?«

Sie beschreibt einen Wiesenweg, in einem Tal, der in Richtung Berge führt. Hinter der Bergspitze blitzt der erste Sonnenstrahl hervor. Sie geht los, auf dem Wiesenweg.

»Was passiert da so, wenn du da so gehst? Was siehst du? Was ist das für eine Wiese? Was gibt es da sonst noch?«

Der Weg auf der Wiese wird zu einem Weg durchs Gras, das immer höher wird, bis es schließlich bis zu ihren Schultern reicht. Den Weg am Boden kann sie nicht mehr sehen, aber spüren.

»Wie ist das so, auf diesem Weg zu sein? Wie erlebst du das?«

Sie beschreibt ihn als weichen Weg, und auch das Gras an den Schultern bildet einen Korridor, durch den zu gehen, fast wie geführt zu werden, sie als angenehm erlebt.

»Wie geht der Weg weiter? Schritt für Schritt, um den Weg auch gut zu spüren ...«

Sie wird plötzlich aus dem hohen Gras auf eine Almwiese entlassen. Dort ist ein kleiner Bach, rechts von ihr. Links von ihr steht ein sehr großer Baum mit mächtiger Krone, den sie aus anderen Trancen kennt. Sie spürt keinen Impuls, zu diesem Baum hinzugehen, findet es jedoch schön, dass dieser Ort auch hier zu Verfügung stehen würde, sollte sie ihn brauchen.

»Ist das Ziel gerade sichtbar? Und wie gehst du weiter?«

Sie sieht die Berge und im Moment keinen Weg und bleibt stehen.

»Wie ist das für dich da zu stehen? Wie erlebst du das?«

Sie kommt dann auf die Idee, am Bach entlang zu gehen, der sich Richtung Berge schlängelt.

»Wie geht es weiter?«

Vor ihr taucht eine Wand auf aus grauem, glattem Fels. Die Wand wirkt auf den ersten Blick nicht überwindbar. Sie bleibt stehen.

»Wie geht es weiter?«

Zunächst bleibt sie stehen, schaut sich um, ein bisschen ratlos, weil es scheinbar nicht weitergeht.

»Ist das Ziel von diesem Platz aus sichtbar?«

Sie spürt, dass die Berge mit der Sonne noch da sind, auch wenn sie sie jetzt gerade nicht sehen kann.

Sie bleibt stehen, schaut sich weiter um und betrachtet die Wand. Auf einmal bemerkt sie eiserne Aufstiegshilfen, die in den Fels gehauen sind. Sie beginnt, die Wand hinaufzuklettern. In der Wand ändert sich das Wetter, es kommt ein Sturm auf, und sie fragt sich, ob es eine gute Idee war, in die Wand einzusteigen. Das Wetter wird wieder besser, es war nur ein kurzer Sturm.

»Wie geht es weiter? Was siehst du jetzt?«

Sie klettert über den Rand der Wand und kommt zu einer Bergwiese mit einem kleinen Almsee. Jetzt wird wieder ein kleiner Weg sichtbar, der zum See führt, und um den See herum. Sie sieht den Berg mit der hervorblitzenden Sonne, zu dem kein Weg führt. Dem Weg um den See herum zu folgen, macht ihr keinen Sinn, da er nur im Kreis führt. Es ist stimmig für sie, nicht mehr weitergehen zu wollen, und sie setzt sich an das Ufer des Sees, zieht die Wanderschuhe aus und streckt die Beine aus.

»Wie spürt sich das an, jetzt da zu sein, genau an diesem Ort?«

Sie schaut auf den See und bemerkt, dass sich der Berggipfel im blauen See spiegelt und die Sonne hinter dem Berg nun aufgeht. Alles wird hell und warm.

»Beschreib mir den Ort, wo du gerade bist: Was gibt es da alles?«

Sie schaut sich um und entdeckt ein Reh auf der anderen Seite des kleinen Sees. Das Reh steht am Seeufer und trinkt. Als es zu ihr hinübersieht, erkennt sie, dass dem Reh das Wasser in Strömen aus der Nase rinnt. Es schaut ihr in die Augen, mit gehobenem Kopf, ganz still.

In ihrem Körper spürt sie eine tiefe Ruhe und angenehme Schwere, wie wenn alles in ihr auf den Boden sinkt. Sie sagt, dass es gut ist, da zu bleiben. Es ist gut, so wie es ist.

Sie muss nicht auf den Berg gehen, es ist alles da. Sie könnte es machen, aber sie muss nicht auf den Berg gehen, da alles da ist.

Den Weg gehen

Wir sind räumliche Wesen, alles ist in uns verkörpert, alles im Raum repräsentiert. Den Raum einzubeziehen kann also immer auch eine Möglichkeit sein, eine zusätzliche Ressource zu nutzen.

Produktinformation

Wir haben gute Erfahrungen damit gemacht, einen neuen Weg auch »real« zu gehen, eine Schwelle »zu überschreiten«, den »ersten Schritt« zu machen, in eine bestimmte Richtung weiterzugehen oder »sich auf den Weg« zu machen. Also das Prinzip der Wortwörtlichkeit auch im Raum anzuwenden. Ausprobieren kann man das unser Gegenüber mit kleinen Experimenten lassen wie beispielsweise »Was vermuten Sie, wo hier im Raum läge Ihre Zukunft?« Gunther

Schmidt bringt an dieser Stelle oft Beispiele aus unserer Sprache: Wir haben unsere Vergangenheit hinter uns, unsere Zukunft vor uns – niemand würde sagen, dass er seine Zukunft hinter sich gelassen hat. Positionierung im Raum macht viel Sinn und kann noch einmal viel Kraft für Integrationsprozesse bringen.

Gute Gründe

Im Coaching begegnen wir oftmals Menschen, die gedanklich schon alle Szenarien von Entscheidungen durchgespielt haben – kognitiv. Diese Methode kann sehr nützlich sein, um zu erleben, wie sich eine getroffene Entscheidung an*fühlt*. Was man dafür braucht, oder ob es überhaupt möglich und sinnvoll ist.

Nicht selten bleiben Menschen vor der Schwelle stehen und sagen, dass sie diesen Schritt nicht gehen können. Dann können wir neugierig und wertschätzend nach den guten Gründen fragen, die sie derzeit daran hindern. Für Mäuse kann es sehr stärkend sein zu erleben, dass sie nicht unfähig sind, sich zu entscheiden (oder zu verändern), sondern sie es sich aus guten Gründen bisher noch nicht erlaubt haben, oder auch es aus guten Gründen Sinn macht, da zu bleiben, wo sie gerade sind.

Didaktisches Skript – Den Weg gehen

Waschbär bietet Maus das Modell der Heldinnenreise an (z. B. über Fragen nach der Position, dem Erleben von Maus – »Wo stehst du da gerade?«) oder das Modell der Vier Schilde (z. B. über Fragen nach dem Übergang oder der Werdezeit, in der sich Maus gerade erlebt). Beide Modelle können im Raum aufgebaut (z. B. über Karten) oder am Flipchart gezeichnet werden.

Die Modelle findest du beschrieben im BegegnungsRaum der Universellen Welt (S. 159) sowie im WissensRaum dieser Welt (S. 168).

1) Auftragsklärung – wofür machen wir diese Übung – und Produktinformation.
2) Waschbär lädt Maus ein, sich mittels somatischer Marker einen Platz im Raum zu suchen und die Richtung festzulegen, in die sie schauen und dann gehen möchte. Sie suchen gemeinsam ein Symbol für die Schwelle, die Maus überschreiten muss, um den Übergang zu meistern (oder die gefundene Lösung zu integrieren, einen bestimmten Weg zu gehen etc.). Wir verwenden als Schwelle gerne eine Wurzel, ein verschlungenes, schönes Holz.
3) Waschbär fragt Maus: »Welche Ressourcen könntest du für das Überschreiten der Schwelle gut brauchen?« Maus benennt diese und positioniert sie (imaginativ) rund um sich. Sie kann auch Symbole für diese Ressourcen auswählen und mitnehmen, wenn diese

im Raum verfügbar sind (Eine Spezialvariante mit menschlichen Repräsentantinnen dieser Ressourcen bieten wir in unseren Seminaren an – diese gehen dann den Weg gemeinsam mit Maus über die Schwelle).

4) Waschbär fragt weiter: »Wie möchtest du über die Schwelle gehen? Gibt es davor noch etwas zu tun, zu sagen oder sich von etwas zu verabschieden?« Maus ist eingeladen, den Schritt zu imaginieren, den sie gehen möchte. Ihre ganz eigene Art. Gemeinsam mit den Ressourcen, die sie zuvor imaginiert hat.
5) Maus geht dann über die Schwelle, geht den ersten Schritt in die neue Richtung, auf dem Weg, für den sie sich entschieden hat. Sobald sie den Übergang »passiert« hat, fragt Waschbär sie: »Wie möchtest du diesen Schritt feiern? Macht es Sinn, hier einmal innezuhalten? Schau mal, ob es etwas gibt, was du an dieser Stelle gerne machen oder sagen möchtest. Vielleicht dich bei dir bedanken, oder bei einer Seite, oder Ressource, die dich da besonders unterstützt hat. Oder bei jemand anderem, in der äußeren Welt.«
6) Und Waschbär kann Maus dann einladen, sich noch einmal umzudrehen, zurückzublicken, dorthin, von wo sie gekommen ist. Manchmal kann die Frage noch unterstützend sein: »Wie ist es dir gelungen, diesen (weiten, schwierigen, einzigartigen etc.) Weg zu gehen? Was daran macht dich zuversichtlich, auch noch die nächsten Schritte gut unterwegs zu sein?«
7) Maus wird eingeladen, dann wieder nach vorne zu schauen: »Was wäre gut für die ersten Schritte auf dem (neuen) Weg? Wie möchtest du die gehen? Welche Ressourcen könntest du (noch) brauchen? Gibt es vielleicht eine Metapher dafür, wie du deinen Weg gerne gehen möchtest (als wer)? Wie ist es, so unterwegs zu sein? Was kannst du sehen, wahrnehmen, spüren, hören etc.?«
8) Waschbär kann Maus einladen, die Haltung einzunehmen oder eine Geste, die für sie ihre ganz eigene Art verkörpert, diesen Weg zu gehen. Manchmal machen Mäusekörper das wie von selbst bereits, und Waschbär braucht es dann nur noch bemerken und für Maus bewusst machen …

Variante Entscheidungen:
Alternativ kann Waschbär auch einladen, zwei Wege, zwei Optionen, mit Seilen zu legen: Wo führen sie hin, wie ist der Weg? Wie fühlt es sich an, sich für den einen Weg zu entscheiden? Und wie für den anderen?

ZwischenWelten

Maus und Frosch sitzen einander gegenüber. Maus streckt ihre Pfote aus, nahezu gleichzeitig mit Frosch, der ihr seine Hand mit den kleinen Welten am Ende jedes Fingers entgegenhält.

Verbunden sitzen sie. In Stille.

Maus ist Frosch, Frosch ist Maus.

Ein ewiger Kreislauf. Von lauschen, forschen, sich auf die Suche machen und finden – Gewissheit.

Frosch-Maus zwinkert sich zu. Ein tiefes Lächeln im Gesicht.

»Und jetzt, Maus-Frosch «

»Jetzt gehe ich zu meinem Volk. Oh, ich freue mich auf meine Behausung. Und ich bin gespannt, wie es ist. Was ich neu sehen werde, was ich bekannt erlebe. Und wie sich die Mäusedinge anfühlen, jetzt. Ja, tatsächlich.«

Maus wunderte sich ein bisschen über ihren letzten Satz.

»Und was wirst du ihnen sagen?«

»Ich werde ihnen erzählen, wenn sie fragen, wie ich die heiligen Berge gesucht und gefunden habe.

Wie ich gehofft und gebangt habe, wie ich mich verzweifelt gefragt habe, ob ich die Berge jemals finden werde.

Wie ich es kaum gewagt habe, loszuziehen. Wie ich verbunden war mit ihnen, den anderen Mäusen, in großer Loyalität. Die es beinahe verhindert hätte, dass ich meinen Weg gehe. Meinem Herzen folge.

Wie ich niemals alleine war am Weg. Wie ihre Liebe, ihre guten Taten, ihre berechtigte Sorge und ihr Kümmern um die Mäusedinge des Lebens mich immer begleitet haben auf meinem Weg. Meinem ganz eigenen Weg, einzigartig und frei. Und verbunden mit den Geschenken derer, die vor mir waren. Und dankbar für das kleine Quäntchen Möglichkeitsraum, das mir schon offener stand als ihnen noch zuvor.

Wie ich meinen Körper gefordert habe, und er mich gefördert hat, befördert, immer wieder auf meinen Weg. Wie ich gespürt habe, was mich von innen zusammenhält, wenn im Außen alles zusammen- und wegbricht. Wer ich bin, wenn niemand mehr da ist, der mir das sagt.

Und wie ich manche Schleife gegangen bin. Wie er mühsam war, mein Weg, wie ich gezweifelt habe. Wie ich mich auf die Berge gemüht habe.

Wie ich geweint habe, am Gipfel, am vermeintlichen Ziel angekommen.

Und wie ich es kaum glauben konnte, was ich da gesehen habe.

Wie ich intuitiv spürte, dass ich von den Bergen nicht in derselben Art und Weise hinabsteigen kann, wie ich hinaufgeklettert bin. Tempo, Tempo, weiter, nach vorne, nach oben. Immer weiter, zum Ziel.

Wie ich von den Bergen ins Tal geblickt habe. Zum Meer. Und wie mir klar wurde, dass ich nun hinab mäandern möchte. Im ganz eigenen stimmigen Tempo.

Zu dir, an den Fluss. Bis zum heutigen Tag.«

»Und wenn sie dich nicht fragen?«, fragte Frosch und rückte dicht an Springende Maus heran. Sie blickten nun beide zum Fluss. Mit dessen Rauschen alles begonnen hatte.

Maus dachte einen Moment nach.

»Das habe ich mich auch schon gefragt«, antwortete sie. »Und weißt du was? Es macht nichts. Ich will nichts mehr von ihnen. Ich freue mich, wenn sie fragen. Ich bin sie, und sie sind ich. Ohnehin. Alles Mäuse mit ihrer ganz eigenen Geschichte. Berge im Außen, Berge im Inneren.

Ich weiß, wer ich bin. Welches Herz ich habe. Ich muss gar nichts mehr machen.

Ich bin.

Ich.«

Frosch sah Maus liebevoll an. Waschbär kam vom Fluss und setze sich an Maus' andere Seite.

»Hast du deine Antworten gefunden, Maus?«

Maus lächelte ihre beiden Begleiter an.

»Ich denke ja. Für den Moment.«

Frosch-Maus-Waschbär sahen die Sonne untergehen, über dem mächtig rauschenden Fluss.

Frosch singt: »May all beings be free from danger. May all beings be free from fear. May all beings be happy. May all beings live in peace.

May the fire of love unite us. May Your golden song delight us. May the spirit of Your grace live in every heart[31].«

Etwas geht zu Ende, dachte Maus. Und etwas fängt an.

Ein ewiger Kreislauf. Beeindruckend. Erstaunlich. Magisch. Voller Einblicke, Ausblicke, Umbrüche, Durchbrüche. Rauskommen und Reinkommen.

Das Leben.

Bemerkt. Verstanden. Bebildert. Verkörpert. Verbunden. Heimkommen. Immer wieder. Neu. Jetzt.

31 Peter Makena »In Every Heart«. Verfügbar unter https://www.youtube.-com/watch?v=4I9_Yoc6OCo [14.03.2020]

Nachwort

Liebe Martina, liebe Vera,

euer Buch habe ich mit Genuss und Gewinn gelesen. Eigentlich gar nicht nur gelesen, sondern ihr habt mich als Leserin tatsächlich so einladen können, dass ich mit euch und euren Gedanken auf eine gemeinsame Reise gegangen bin. Euch ist es aus meiner Sicht wunderbar gelungen, Theorie und Praxis, Inhalt und Form, Verbales und Nonverbales, Analoges und Digitales so zu verknüpfen, dass ein *Gesamtkunstwerk* daraus geworden ist.

Für die hypnosystemische Landschaft gibt es nun eine feinsinnige Zusammenschau – einen Überblick in Bezug auf deren Quellen und die gelebte Praxis sowie einen Ausblick in universell verbundene Möglichkeitsräume. Als zwei Autorinnen, die diesem Ansatz mit spielerisch anmutender Leichtigkeit eine *gehirngerechte Passform* zwischen Buchdeckeln ermöglichen, würdigt ihr das Werk von Gunther Schmidt, dem konzeptionellen Sinnstifter der Hypnosystemik, und ergänzt es zugleich fundiert mit eigenständigen Gedanken.

Ich danke euch für euren Mut, euer Durchhaltevermögen und eure Demut, dem eigenen Rauschen so zu vertrauen, dass es euch führen durfte ... und dafür, dass ihr euch bewusst dafür entschieden habt, euch auch *gemeinsam im Dialog* auf den Weg zu machen. Dieser Prozess des Abgleichs untereinander, das Ringen um eine angemessene Form, der Tanz der Gedanken in und aus einer stimmigen Haltung – all das merke ich eurem Werk an. Es redet nicht über Hypnosystemik, sondern ist selbst deren gelebter Ausdruck.

Maus, Waschbär und Frosch sind sicherlich auch glücklich, so in die Wissens-Literatur des Abendlandes Einzug halten zu dürfen.

Mit deren tierisch weisen Unterstützung gelingt es euch, menschlich kluge Gedanken im nichtlinearen Raum so zur Reife zu bringen, dass die Komplexität des Lebens nicht künstlich reduziert, sondern eher intelligent gewürdigt wird. Wenn die Maus ihr Rauschen hört, es ernst nimmt und ihm folgt, dann kreiert ihr im Buch eine poetische *Zwischenwelt*, die als Basiserzählung das Buch ganz fein zusammenhält.

Für diese Betonung des von mir so oft benannten Zwischenraums bin ich euch besonders dankbar – des Raumes zwischen allem, was lebt, den wir eben nicht sehen und gedanklich durchdringen können, dessen Qualität sich allerdings an den *Auswirkungen in unseren Organismen* zeigt. Erleben wir uns in einer warmen, verbundenen Welt oder eher in einer kalten, fragmentierten, unverbundenen? Welche Beiträge können wir selbst dazu beisteuern, dass eher die erstere sich ereignen wird? Euer Buch hat sich in mir als Resonanz-Körper – als verkörpertes räumliches Wesen – beim Lesen warm angefühlt. Und wenn ich hochrechnen darf: Ich glaube sehr, dass es zukünftigen LeserInnen-Generationen ebenso ergehen wird.

Und ich habe mich bei meiner Lesereise oft gefragt, wodurch euch das wohl – natürlich aus meiner Sicht – gelungen sein könnte. Folgenden Satz, den ihr von Gunther Schmidt zitiert, möchte ich dafür als gedankliche Basis nehmen.

Er sagt: »Das Problem ist niemals das Phänomen an sich, sondern immer die Beziehung, die wir zum Phänomen einnehmen.« Ich würde den Satz für diesen Kontext gern abwandeln und sagen: »Der Prozess des Schreibens, die Nutzung der Sprache ist niemals das beobachtbare Phänomen an sich, sondern immer die Beziehung, die wir zum Phänomen des Schreibens und Sprechens einnehmen.«

Unter anderem während unserer gemeinsamen Seminarzeiten konnte ich beobachten, dass ihr echt lustvoll forschend, dabei bewusst *warmherzige Sprache* nutzend, euch auf den Weg der Entfaltung eurer Gedanken gemacht habt; eurem Rauschen gefolgt seid – wie die Maus – und damit eine universelle Wirklichkeitswelt betreten habt, die sich bei jedem kreativen Akt folgerichtig zeigt. Und ihr habt ganz bestimmt eure Gipfelbesteigung intensiv erlebt, durchlebt und in Selbstähnlichkeit ein *Erlebnisbuch* gestaltet, das die LeserInnen in ihre eigenen kreativen Räume (ver)führen kann und wird.

Jedenfalls bin ich mir ziemlich sicher: Auch als Mitglieder unseres sysTelios-Transfer-Netzwerkes werdet ihr zusammen mit eurem Buch sowohl in der sogenannten Außenwelt als auch in der Innenwelt des »sysTelios-Wesens« selbst die hypnosystemische Idee bei ihrer eigenen Potenzialentfaltung vorantreiben. Hört ihr das *Rauschen …?*

Ich freue mich auf den weiteren gemeinsamen Weg!
Eure Mechthild
Siedelsbrunn, am 31. Juli 2020

(Mechthild Reinhard,
Mitbegründerin und langjährige Co-Geschäftsführerin
des sysTelios Gesundheitszentrums Siedelsbrunn)

Anhang

Verzeichnis der didaktischen Skripte

Verzeichnis der Trancen und »Einladungen«

Abbildungsverzeichnis

Literatur

Antonovsky, A. (1997): Salutogenese. Zur Entmystifizierung der Gesundheit. Tübingen (dgvt), 3. Aufl.

Arvay, C. G. (2015): Der Biophilia-Effekt. Heilung aus dem Wald. Wien (Edition a).

Bauer, J. (2014): Das Gedächtnis des Körpers. Wie Beziehungen und Lebensstile unsere Gene steuern. München (Piper), 3. Aufl.

Bohne, M. (2019): Klopfen mit PEP. Prozess- und Embodimentfokussierte Psychologie in Therapie und Coaching. Heidelberg (Carl-Auer), 4. Aufl.

Damasio, A. R. (1997): Descartes' Irrtum. Fühlen, Denken und das menschliche Gehirn. München, Leipzig (List), 3. Aufl.

Favilli, E. u. F. Cavallo (2017): Good night stories for rebel girls. 100 außergewöhnliche Frauen. München (Carl Hanser), 17. Aufl.

Foster, S. u. M. Little (2012): Visionssuche. Das Raunen des Heiligen Flusses. Sinnsuche und Selbstfindung in der Wildnis. Uhlstädt-Kirchhasel (Arun), 5. Aufl.

Foster, S. u. M. Little (2017): Die Vier Schilde. Uhlstädt-Kirchhasel (Arun), 4. Aufl.

Gilligan, S. u. R. B. Dilts (2013): Die Heldenreise. Auf dem Weg zur Selbstentdeckung. Paderborn (Junfermann).

Grinder, J. u. R. Bandler (2016): Therapie in Trance. Neurolinguistisches Programmieren (NLP) und die Struktur hypnotischer Kommunikation. Stuttgart (Klett Cotta), 17. Aufl.

Grunwald, M. (2012): Das Sinnessystem Haut und sein Beitrag zur Körper-Grenzenerfahrung. In: R.-.B. Schmidt u. M. Schetsche (Hrsg.): Körperkontakt: Interdisziplinäre Erkundungen. Uhlstädt-Kirchhasel (Arun), S. 29–54.

Krizian, R. (2016): Neurosystemisches Coaching: In-Body-Mind. Skript zum Lehrgang der Scola Bildungsakademie. Waldenburg.

Levine, P. A. (2018): Autoimmun-Erkrankungen. Weggis (Auditorium Netzwerk).

Nelson, R. D. u. G. Kindel (2018): Der Welt-Geist. Wie wir alle miteinander verbunden sind. Wien (edition a).

Porges, S. W. (2017): Sicherheit und Verbundenheit. Wirkweisen der Polyvagal-Theorie. Vortrag und Workshop mit Simultanübersetzung im Rahmen des Kongresses »Reden reicht nicht!?«. Heidelberg, 26.–29. Mai 2016 [DVD]. Müllheim (Auditorium Netzwerk).

Porges, S. W. (2017): Klinische Anwendungen der Polyvagal-Theorie. Ein neues Verständnis des Autonomen Nervensystems und seiner Anwendung in der therapeutischen Praxis. Lichtenau (G. P. Probst).

Porges, S. W. (2019): Die Polyvagal-Theorie und die Suche nach Sicherheit. Traumabehandlung, soziales Engagement und Bindung. Lichtenau (G. P. Probst), 3. Aufl.

Prior, M. (2004): MiniMax-Interventionen. 15 minimale Interventionen mit maximaler Wirkung. Heidelberg (Carl-Auer), 16. Aufl. 2019.

Redl, F. P. (2014): Übergangsrituale. Visionssuche, Jahresfeste, Arbeit mit dem Medizinrad. Klein Jasedow (Drachen), 2. Aufl.

Reiband, N. (2010): Klient, Therapeut und das unbekannte Dritte. Placeboeffekte in der Psychotherapie und was wirklich wirkt. Heidelberg (Carl-Auer).

Reinhard, M. (2019): Handout meiner Weiterbildung. Siedelsbrunn.

Rosenberg, S. (2018): Der Selbstheilungsnerv. So bringt der Vagus-Nerv Psyche und Körper ins Gleichgewicht. Kirchzarten (VAK), 8. Aufl.

Schmidt, G. (2004): Liebesaffären zwischen Problem und Lösung. Hypnosystemisches Arbeiten in schwierigen Kontexten. Heidelberg (Carl-Auer), 8. Aufl. 2019.

Schmidt, G. (2005): Einführung in die hypnosystemische Therapie und Beratung. Heidelberg (Carl-Auer), 8. Aufl. 2020.

Schmidt, G. (2007): Handout meiner Weiterbildung. Siedelsbrunn.

Schmidt, G. (2014): Handout meiner Weiterbildung. Siedelsbrunn.

Schubert, C. (2016): Was uns krank macht – was uns heilt. Aufbruch in eine neue Medizin. Das Zusammenspiel von Körper, Geist und Seele besser verstehen. Munderfing (Fischer und Gann).

Stierlin, H. (2003): Die Demokratisierung der Psychotherapie. Stuttgart (Klett-Cotta).

Storch, M. (2015): Rauchpause. Wie das Unbewusste dabei hilft, das Rauchen zu vergessen. Bern (Hogrefe), 2. Aufl.

Storch, M. u. F. Krause (2005): Selbstmanagement – ressourcenorientiert. Grundlagen und Trainingsmanual für die Arbeit mit dem Zürcher Ressourcen Modell (ZRM). Bern (Hans Huber), 3. Aufl.

Storch, M., B. Cantieni, G. Hüther u. W. Tschacher (2010): Embodiment. Die Wechselwirkung von Körper und Psyche verstehen und nutzen. Bern (Hans Huber), 2. Aufl.

Storch, M. u. W. Tschacher (2014): Embodied Communication. Kommunikation beginnt im Körper, nicht im Kopf. Bern (Hans Huber, Hogrefe).

Strunk, G. u. G. Schiepek (2014): Therapeutisches Chaos. Eine Einführung in die Welt der Chaostheorie und der Komplexitätswissenschaften. Göttingen (Hogrefe).

sysTelios Akademie (2017): sysTelios Transfer 2017. Siedelsbrunn.

Trenkle, B. (2016): Die Löwen-Geschichte. Hypnotisch-metaphorische Kommunikation und Selbsthypnosetraining. Heidelberg (Carl-Auer), 7. Aufl.

Über die Autorinnen

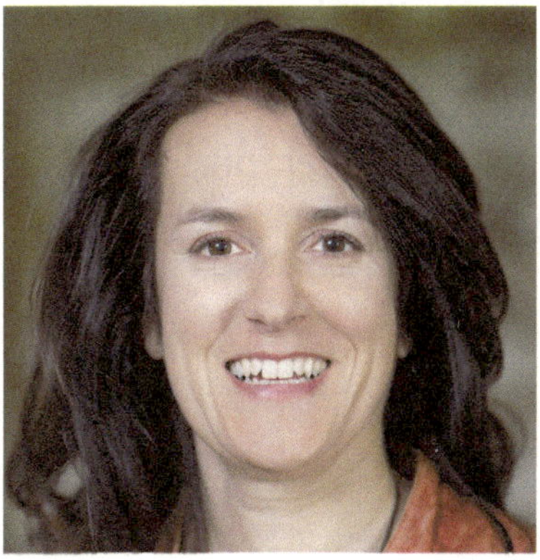

Martina Gross, hypnosystemische Psychotherapeutin und Supervisorin in freier Praxis; Leiterin des Hypno-Synstitut Wien; Lehrtrainerin der Milton Erickson Gesellschaft; Arbeitsgebiete und Schwerpunkte sind Psychotherapie, Einzel- und Teamsupervision sowie Coaching.

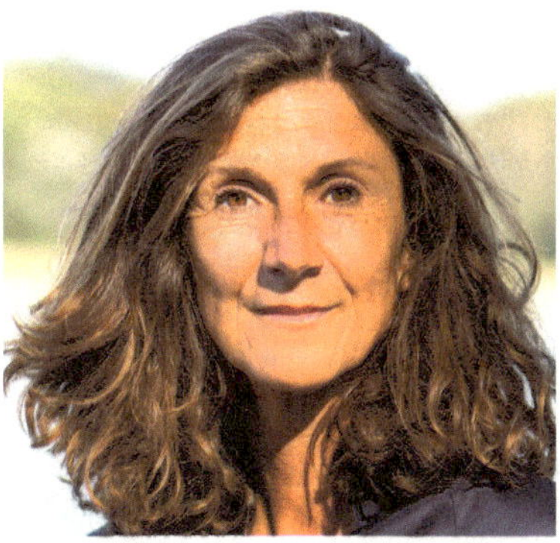

Vera Popper, Dr. rer. nat., hypnosystemische Psychologin in freier Praxis; Organisationsentwicklungsberaterin und Coach in eigenem Beratungsunternehmen; Arbeitsgebiete und Schwerpunkte sind Coaching, Organisations- und Teamentwicklung sowie psychologische Therapie.

Gemeinsame Seminartätigkeit im deutschsprachigen Raum und auf den Inseln Korfu (Griechenland) und Bimini (Bahamas) für unterschiedliche Kontexte und Berufsgruppen (PsychotherapeutInnen, BeraterInnen, PsychologInnen, Coachs, ÄrztInnen, PädagogInnen). www.hypnosystemischer-erlebnisraum.at